影像学基础与诊断应用

YINGXIANGXUE JICHU YU ZHENDUAN YINGYONG

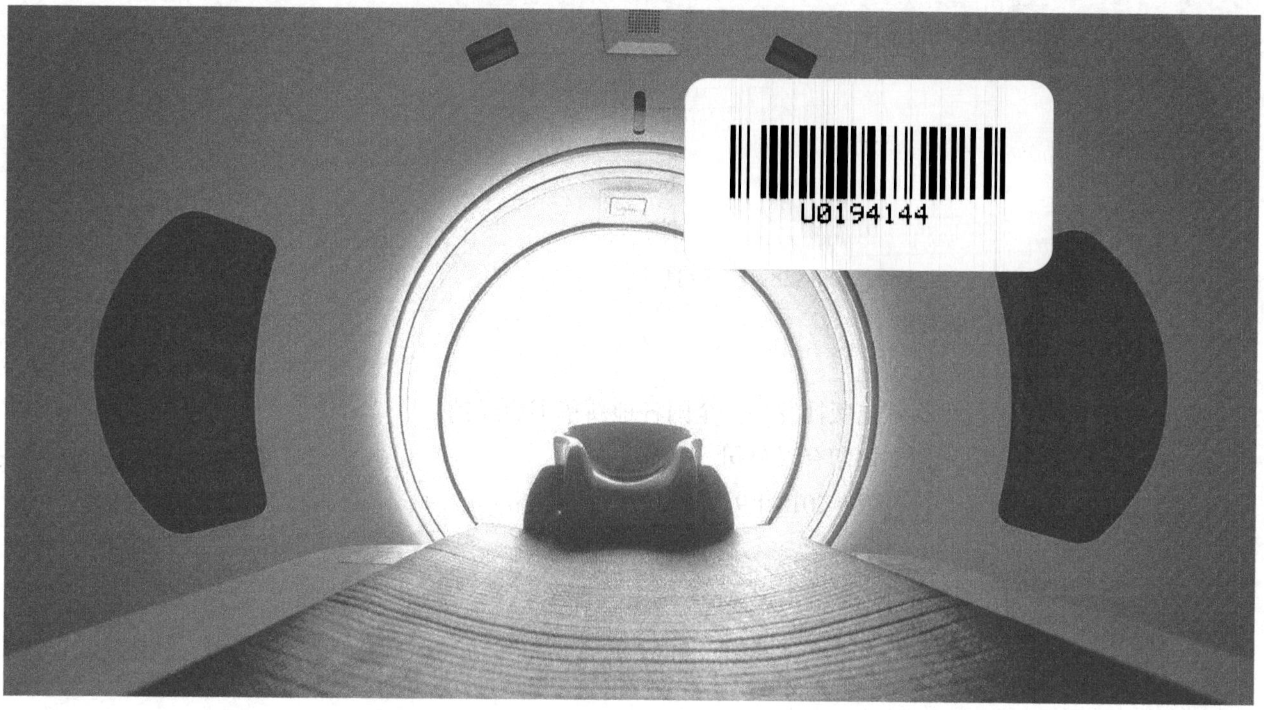

主 编 马彦高 邱金霞 张春峰 王 静 杨西敏

科学技术文献出版社
SCIENTIFIC AND TECHNICAL DOCUMENTATION PRESS
·北 京·

图书在版编目（CIP）数据

影像学基础与诊断应用 / 马彦高等主编. — 北京：科学技术文献出版社, 2018.9
ISBN 978-7-5189-4717-1

Ⅰ. ①影… Ⅱ. ①马… Ⅲ. ①影象诊断 Ⅳ. ①R445

中国版本图书馆CIP数据核字(2018)第201519号

影像学基础与诊断应用

策划编辑：曹沧晔　　责任编辑：曹沧晔　　责任校对：赵　瑗　　责任出版：张志平

出 版 者　科学技术文献出版社
地　　址　北京市复兴路15号　邮编 100038
编 务 部　(010) 58882938，58882087（传真）
发 行 部　(010) 58882868，58882870（传真）
邮 购 部　(010) 58882873
官方网址　www.stdp.com.cn
发 行 者　科学技术文献出版社发行　全国各地新华书店经销
印 刷 者　济南大地图文快印有限公司
版　　次　2018年9月第1版　2018年9月第1次印刷
开　　本　880 × 1230　1/16
字　　数　434千
印　　张　14
书　　号　ISBN 978-7-5189-4717-1
定　　价　148.00元

前 言

医学影像学在临床上应用非常广泛，对疾病的诊断提供了很大的科学和直观的依据，可以更好地配合临床的症状、化验等方面，为最终准确诊断病情起到不可替代的作用。近年来随着影像领域不断发展，影像检查技术和方法也在不断地创新，影像诊断已从单一依靠形态变化进行诊断发展成为集形态、功能、代谢改变为一体的综合诊断体系，是现代医学临床工作不可缺少的助手。

全书分篇重点讲述了医学影像学基础理论、放射影像学等相关内容，针对各系统常见疾病的的影像学检查方法、影像学征象、常见病变的诊断与鉴别诊断等均做了详细介绍。本书选材新颖，内容丰富，图文并茂，简明扼要，科学性与实用性强，易于掌握，适用于医学影像科及相关科室的医护人员参考阅读。

本书涉及专业范围较广，加之编写人员较多，在各章内容的深度与广度上可能不太一致，且限于时间有限，书中难免存在不妥之处，望广大读者不吝指正，以便再版时修正。

编 者

2018 年 9 月

目 录

第一篇 影像学总论

第二篇 放射影像学

第一篇

影像学总论

第一章

影像检查的临床应用

第一节　X线检查的临床应用

X线诊断是目前使用最多和最基本的影像学检查方法之一。胸部、骨肌系统及消化道仍主要或首选X线检查。阅片时，熟悉各种组织结构影像的正常及其变异以及基本病变的X线表现十分重要。只有认识正常及其变异X线表现，才能发现异常；只有认识基本病变的X线表现特征，才能合理解释影像表现的病理基础。

一、呼吸系统

由于肺与纵隔及周围结构具有良好的自然对比，X线检查仍为肺部疾病诊断的主要方法。X线检查主要应用于健康普查、胸部疾病诊断及随访。通过胸部健康普查，可早期发现症状不明显的疾病，如肺癌、肺结核等。呼吸系统疾病种类很多，X线检查多能发现病变，指明病变的部位、分布、数目、形态、大小、边缘和邻近器官关系，对多数胸部疾病可作出初步诊断或较明确诊断，对气胸及肋骨骨折等可作出明确诊断。随访复查可动态观察病变，判断其疗效，并可了解术后改变及术后复发情况。

X线检查应用限度：由于X线检查是互相重叠的综合影像及其密度分辨力的限度，一些部位如心影后或后肋膈角的小病灶有可能漏诊。一些病变的细节不如CT显示优越。多难以显示纵隔内的病变及其结构。

二、循环系统

1. 胸片　常规摄站立后前位片，由于心脏的四个心腔和大血管投影后前位片彼此重叠，常需加摄右前斜位（吞钡）、左前斜位或左侧位（吞钡）片观察。可初步观察心脏形态，估计各房室大小，观察评价肺血改变，并间接反映心功能情况，简单先天性心脏病如房间隔缺损等结合超声可作出诊断，可观察后天心脏病异常改变。但X线检查对各房室大小准确判定及复杂心血管畸形诊断有一定限度。

2. DSA　适用心脏大血管的检查。对心内解剖异常、主动脉夹层、主动脉瘤、主动脉缩窄或主动脉发育异常等显示清楚。对冠状动脉显示最佳，可显示冠状动脉狭窄或闭塞等异常改变。

三、乳腺

乳腺的各种影像学检查方法中，以钼靶X线摄影及超声检查为主，X线摄影为首选方法，两者结合检查最佳。X线摄影主要用于乳腺疾病普查、诊断，可早期发现、早期诊断乳腺癌。X线摄影对乳腺内微小钙化检出很高，明显优于其他影像学检查方法。乳头溢液者可作乳腺导管造影检查。

X线摄影的局限性：对致密性乳腺，乳腺术后或成形术后发生的乳腺癌一般有5%～15%的假阴性，良性肿瘤或小癌灶可被遮盖而漏诊或误诊。对良恶性病变鉴别有时困难。

四、消化系统

主要用于胃肠道病变及急腹症。食管与胃肠道疾病首选气钡双重对比造影检查。气钡双重对比造影可显示食管与胃肠道位置、轮廓、腔道大小、内腔及黏膜病变情况，对器质性病变可显示病变部位、分布、数目、形态、大小、边缘、病变与正常区的分界、病变与邻近器官关系。因此，对起源于黏膜的病变，如溃疡、炎症、良恶性肿瘤；起源于黏膜下的病变，如食管胃底静脉曲张、间质性良恶性肿瘤；以器官形态结构改变为主的病变，如疝、套叠、慢性不全性扭转、憩室等；受腔外病变影响发生的改变；以功能改变为主的病变，如吞咽困难、失弛缓、反流及反流性损害等食管与胃肠道疾病，双重对比造影均可作出明确诊断及鉴别。急腹症如肠梗阻、胃肠穿孔等适用于腹部X线片检查。血管造影用于胃肠道出血的检查和介入治疗。

X线检查限度：对一些早期或很小的病变可漏诊。对食管与胃肠道肿瘤的腔壁受浸润程度、病变与邻近器官组织关系和远隔脏器的转移情况价值不大。

五、泌尿与生殖系统

包括腹部平片、静脉尿路造影、逆行尿路造影。腹部平片仅用于显示泌尿系阳性结石。静脉尿路造影为泌尿系病变常用检查方法，主要用于观察泌尿系先天发育异常，肾盂、肾盏及输尿管解剖形态改变，明确先天发育异常所致肾、输尿管数目、位置、形态和大小异常等。可显示泌尿系梗阻所致肾盂积水、输尿管扩张性改变，证实尿路结石部位，了解有无阴性结石。可显示泌尿系结核所致肾盂、肾盏破坏及输尿管、膀胱异常改变。可显示尿路上皮及肾实质肿瘤产生的充盈缺损及肾盂、肾盏变形、破坏等。逆行尿路造影为静脉尿路造影补充。

X线检查限度：局限于肾实质内病变的发现及定性困难。

六、骨骼与软组织

骨与周围软组织之间，骨皮质与骨松质之间对比鲜明，骨关节大多数疾病X线片是首选、基本的检查方法。X线片尤其DR片对比度、清晰度及空间分辨力较高，能清楚显示骨、关节结构。

（1）先天性骨关节发育畸形及变异、骨关节发育障碍多可做出诊断。

（2）骨、关节外伤时可清晰显示骨折线、骨折片、骨折愈合时骨痂形成情况。

（3）骨关节感染，包括结核、化脓性骨髓炎可清楚显示病理变化过程。

（4）良性骨肿瘤和肿瘤样病变可显示骨肿瘤的骨破坏、先期钙化带改变，显示肿瘤骨的分化程度和肿瘤软骨钙化的良恶性征象。

（5）对全身性骨疾病，如对遗传、营养、代谢、内分泌骨病的细微骨质改变有一定价值。

X线平片限度：软组织对比差，难以区别肌肉、软骨、韧带、肌腱及液体等组织结构。头面骨、脊柱及骨盆等解剖结构复杂部位难以观察。不易发现一些骨关节疾病的早期改变。不能显示骨髓及软组织某些病变及其范围。

七、中枢神经系统及头颈部

由于CT及MRI的普遍应用，普通X线应用越来越少。

（1）平片可显示颅骨破坏、颅骨骨折、颅内钙化、鼻旁窦、咽后壁软组织、电子耳蜗术后、眼眶异物定位、甲状腺肿块有无钙化及引起气管改变等。

（2）口腔全景摄片是用于显示牙齿及颌骨病变的首选检查方法，能一次完整显示全口牙及上下颌骨结构。

（3）IADSA对显示颈段和颅内动脉均清楚，用于诊断动脉狭窄或闭塞、动脉瘤、血管发育异常。

（马彦高）

第二节　CT检查的临床应用

CT检查由于其突出的优点即具有很高的密度分辨力，而易于检出病灶，特别是能够很早发现小病灶，因而广泛用于临床。尤其近年来，螺旋 CT 的应用以及多种后处理软件的开发，使得 CT 的应用领域在不断地扩大，其应用范围几乎涵盖了全身各个系统。

一、呼吸系统

1. 肺部 CT 是肺部病变诊断的主要技术，结合 HRCT 和 CT 增强扫描可以对大部分病变进行定性诊断。肺炎、肺结核、外伤、支气管扩张、转移瘤以及肺尘埃沉着病等在胸片上不能肯定时，CT 常可以确定诊断；CT 血管造影是肺栓塞最佳确诊手段，尤其是 16 层及以上的多层螺旋 CT；肺癌的诊断也主要依据 CT 检查，并可以进行术前较为准确的分期。

2. 胸膜 CT 因其密度分辨力高，显示胸膜病变有独特优势，是目前胸膜病变最好的检查方法，平扫为主，尤其薄层扫描，MPR 后处理重建对显示胸膜病灶有独特优势，对胸膜病变和其周围脏器病变的定位鉴别也有良好作用，增强 CT 对胸膜病变定性诊断有重要帮助。

3. 纵隔 CT 对脂肪、钙化和水样密度敏感，有助于囊性和实性、良性和恶性肿瘤及肿瘤钙化的显示；有助于淋巴结的定位和分组。但 CT 空间分辨力较低，纵隔内血管和肿瘤、淋巴结的进一步区分需要注射碘对比剂方可显示。

螺旋 CT 扫描比普通 CT 扫描具有更为显著的优点。螺旋 CT 具有后处理成像的功能，可在任一位置进行回顾性重建，因此，可选择病变中心成像，达到精确描绘病变形态、准确测量密度、免受容积效应影响的优点。对肺底横膈及附近病变，利用 MPR 可确定病变的部位及与胸膜的关系。应用 SSD、最小密度投影和 MPR 可进行气道成像。对肺内孤立结节的诊断，通过 SCT 快速扫描，避免了呼吸伪影，故对瘤肺界面的观察更清晰。MPR 对肿块分叶、毛刺、胸膜凹陷等征象显示得更精确，对肿块或空洞内结构显示得更细致，故对肺内的良恶性结节的鉴别诊断优于常规 CT。

二、循环系统

常规 CT 对显示心包积液、增厚、钙化有一定帮助。日渐发展成熟的 MSCT 血管造影在主动脉和肺动脉等疾患中的应用基本可取代 DSA，并初步满足冠心病的筛查。心脏冠状动脉成像及心脏功能评价：由于 5s 完成心脏扫描，使得冠状动脉检查成功率接近 100%，在冠状动脉血管病变的筛查、冠状动脉支架和搭桥血管评价等方面极具优势。MSCT 可直接反映心内畸形、瓣膜病变及出血改变，适用于复杂的心血管畸形、一些后天性心脏病、大血管和周围血管病变、心包和心脏肿瘤等。

三、乳腺

CT 密度分辨力高，可清晰显示乳腺内的解剖结构，对观察致密型乳腺内的病灶、发现胸壁异常改变以及腋窝和内乳淋巴结肿大等要优于 X 线片。

限度：CT 平扫对鉴别囊、实性病变的准确性不及超声；CT 对微小针尖状钙化，特别是当钙化数目较少时，显示不及 X 线片；对良恶性病变的鉴别诊断也无特殊价值。此外，CT 检查的射线剂量比普通 X 线摄影大，检查费用高。因此，仅作为乳腺疾病的补充检查手段。

四、胃肠道

目前对胃肠道疾病的诊断，X 线检查仍是首选的影像检查技术，特别是腔内生长的病变。对于胃肠道壁及壁外生长的病变 X 线钡餐造影诊断价值有限。对于胃肠道的恶性肿瘤，在 X 线诊断基础上，CT 对于恶性肿瘤的临床分期、治疗方案和预后的估计，具有一定的临床价值。

CT 仿真结肠镜是近年来迅速发展的二门新的医学影像技术，是一种无创、快速、有效的结直肠病变的检查方法，能立即提供肠腔内变异、肠周围的情况以及整个腹部的状况；CT 扫描完毕后在工作站进行薄层重建，采用多种后处理方式获得各种二维和三维的图像，多方位、多角度观察肠壁、肠腔或肠外病变，形成全面的结肠影像，但不作为常规应用。

五、肝脏、胆系、胰腺和脾

（1）CT是肝脏疾病最主要的影像学检查方法：通过观察肝的大小、形态、边缘、密度的改变可作出病变的评价。CT对占位性病变的定位诊断比较明确，结合对比增强多期扫描为占位性病变的诊断和鉴别诊断提供重要的依据。

（2）CT不是胆结石的诊断首选方法，但对肝外胆管结石的定位诊断与鉴别诊断具有重要价值。对于先天性胆管囊肿、胆管梗阻、胆管肿瘤，CT检查也是一种非常有效的手段。

（3）CT的图像分辨力高、清晰度好，是腹部实质性脏器病变最重要、可靠的检查方法。对胰腺、脾脏占位性病变的定位诊断比较明确，结合对比增强多期扫描常可作出定性诊断。

六、泌尿系统

CT检查是泌尿系统影像学检查最主要的方法，也是最常应用的方法之一，广泛用于泌尿系统疾病诊断。对于多数泌尿系统病变，包括肿瘤、结石、炎症、外伤和先天性畸形，CT检查有很高的价值，不但能作出准确诊断，且能显示病变范围，因而有助于临床治疗。

近年来随着螺旋CT技术的快速发展，CT尿路造影作为一种新的检查方法在泌尿系统疾病的应用价值上已得到认可。一次检查所获得的信息量大，整体解剖显示好，适应范围广，有助于整个泌尿系统疾病的诊断和鉴别诊断。CT尿路造影多期动态轴位像结合多平面重建、曲面重建和容积显示等多种后处理直接显示泌尿系统病变的部位、范围、周围组织侵犯及与邻近组织关系。它同时克服了静脉肾盂造影、逆行造影、普通CT和MRI等的缺点，为临床明确病因提供了重要的参考价值，对临床治疗方案的选择具有积极的指导作用。

七、生殖系统

（1）在男性生殖系统中，CT主要用于检查前列腺病变，此外还可用于评估睾丸恶性肿瘤的腹膜后淋巴结转移。在前列腺检查中，能明确显示前列腺增大，但对良性前列腺增生和早期前列腺癌的鉴别有一定限度。对于晚期前列腺癌，CT能作出诊断并能较准确显示肿瘤侵犯范围及是否有骨骼、淋巴结等部位转移。

（2）在女性生殖系统中，CT检查具有较高的诊断价值，主要用于检查盆腔肿块，了解肿块与周围结构的关系，判断肿块的起源和性质；对于已确诊的恶性肿瘤，CT检查还可进一步显示病变范围以及有否转移，以利于肿瘤分期和治疗方案的选择；用于恶性肿瘤治疗后随诊，以观察判断病变疗效及有无复发等。

（3）不足之处：CT检查有辐射性损伤，在产科领域中属禁用，对于育龄期女性患者要慎用；对某些小病灶的显示还不够满意，如不能清楚显示子宫内较小的肌瘤；定性诊断也有限度，甚至难以与盆腔其他肿瘤或非肿瘤性病变鉴别。

八、肾上腺

目前公认CT是肾上腺病变的最佳影像检查方法。

1. 优点在于

（1）易于发现肾上腺肿块、肾上腺增生和肾上腺萎缩。

（2）能显示肾上腺病变的一些组织特征，如脂肪组织、液体、钙化等成分。有助于病变的定性诊断。

（3）依据病变对肾上腺功能的影响与否进行分类，根据不同类型病变的CT表现，多数肾上腺病变经CT检查能够作出准确诊断。

2. 不足之处

（1）对于肾上腺区较大肿块，特别是右肾上腺区，CT检查有时难以判断肿块的起源。

（2）对于某些非功能性肾上腺肿瘤，CT 定性诊断有困难。

九、腹膜后间隙

CT 检查时，窗技术使用合适时，可以清楚地显示腹膜后间隙及其筋膜，是腹膜后间隙病变检查的最佳成像技术。多层螺旋 CT 及重建技术可以三维立体地显示病变的空间位置和与邻近脏器的解剖关系。

十、骨骼肌肉系统

螺旋 CT 对于骨骼肌肉的检查也有明显的优越性。螺旋 CT 扫描速度快，检查时间短，特别适用于创伤和危重症者及难在较长时间内保持固定姿势的患者。MPR 和三维显示在骨骼肌肉系统有独特的应用价值。对解剖结构较复杂的部位，如肩关节、脊柱、骨盆、腕关节和踝关节等，易于显示粉碎性骨折骨碎片及其移位情况，有利于手术治疗方案的制订。易于显示细微的骨破坏。对病变内部的结构显示优于 X 线平片。

CT 在多数情况下能较好地显示软组织解剖结构，鉴别软组织感染及肿瘤，能分辨病变范围，通过测量 CT 值对脂肪、出血和钙化等定性，增强扫描了解肿块的强化程度和血供情况，有利于肿块定性诊断。

十一、中枢神经系统

CT 检查对中枢神经系统疾病的诊断具有较高的价值，应用相当普遍。

1. 颅脑　CT 对于骨及钙化显示效果好，用来显示外伤后的骨折，各种病变所致骨结构改变以及钙化最适用。另外，CT 显示颅内出血、梗死、肿瘤、炎症、脱髓鞘疾病效果也很好。但由于后颅凹骨质伪影的干扰，在显示幕下病变、轻微炎症及脱髓鞘病变方面，CT 价值有限。

2. 脊柱　CT 对骨改变分辨力高于 X 线片，但显示整体结构不如 X 线片，对椎间盘显示准确，对椎管内肿瘤和脊髓损伤显示不如 MRI。

十二、五官及头颈部

1. 颅底　CT 检查时，高分辨技术应为常规检查方法，观察颅底骨质及孔道改变检查效果佳，发现软组织病变后行软组织算法重建，增强检查要选用常规 CT 技术。对于颅底病变的全面诊断，常有赖于 CT 和 MRI 检查的综合应用。

2. 眼及眼眶　CT 的应用拓宽了眼部病变的诊断范围，广泛用于眼眶外伤及异物定位、骨质改变、钙化及其他病变。能显示眼球和眼眶病变的大小、位置和结构，尤其骨质的细微变化。

3. 鼻部　CT 主要作用是显示病变范围和累及的结构、骨折。

4. 咽喉　CT 能清楚地显示咽喉部，病变的部位、范围和对病变定位以及病灶和邻近结构如血管、颅底骨、神经和淋巴结的关系，弥补了平片和造影对病变深部无法显示的缺陷。MSCT 三维重建显示解剖结构更加清楚。

5. 耳部　耳部结构细小复杂，而且大部分是骨结构或骨气混合结构，因此 HRCT 是耳部首选检查方法。

6. 口腔颌面部　CT 对牙齿及颌骨病变显示较为清楚，特别是专门的曲面体层摄影能一次完整显示全口牙及上、下颌骨。对于软组织病变，CT 能提供较多的诊断信息。

7. 颈部　CT 对确定颈部肿块部位、形态、大小和显示肿块侵犯范围及对肿块定性方面比较有优势。

（马彦高）

第三节　MRI 检查的临床应用

一、呼吸系统

MRI 可多方位成像，对于鉴别肺内外病变、纵隔内外病变、膈上下病变，了解病变起源有很大帮助。由于纵隔内的脂肪组织、血管及气管具有良好的对比性，MRI 易于观察纵隔、肺门的肿块与邻近血管、气管的解剖关系，显示纵隔肿瘤的部位和侵犯范围。MRI 对鉴别纵隔肿块为血管性或非血管性、实性或囊性、侵袭性或非侵袭性很有价值。

二、循环系统

MRI 具有多方位多序列成像方法，对于心脏和大血管疾病的检查具有较高的诊断价值。可发现心肌梗死的瘢痕、室壁瘤和心腔内血栓；对于肥厚性心肌病及扩张性心肌病的诊断和鉴别诊断具有较大优势；不用对比剂即可显示真、假腔及病变范围和内膜破口；能较好地显示一些复杂的先天性心脏病；对心内及心旁肿块显示优于 CT；还可做心脏功能的评价和定量分析。

三、乳腺

MRI 对软组织分辨力较高，对发现乳腺病变较敏感。多方位成像对病变定位更准确，对乳腺高、深位病灶显示较好，对多中心、多灶性病变的检出以及对胸壁侵犯的观察和腋窝淋巴结的显示较敏感。可观察乳腺假体位置及其并发症。能鉴别乳腺囊、实性病变，对乳腺癌的诊断有重要价值，对病灶大小、形态、数目和位置的显示明显优于其他检查技术。但由于对钙化不敏感，诊断常需结合 X 线检查。

四、消化系统

MRI 对肝、胆、胰、脾、肾以及肾上腺病变的诊断价值较高。在恶性肿瘤的早期阶段，肿瘤对血管的侵犯以及肿瘤的分期方面具有明显优势。在胆道系统方面，MRCP 显示较清晰。

五、泌尿生殖系统

由于 MRI 具有较高的软组织分辨力和三维成像，能直观地显示卵巢、子宫、前列腺、精囊腺、膀胱等组织结构。畸胎瘤、子宫肌瘤、子宫内膜异位症、卵巢囊肿等病变在 MRI 上的信号较具特征性，定性及定位诊断准确率较高。在泌尿系统方面，MRU 成像技术更易于对病变的显示和做出诊断。

六、骨骼与肌肉系统

MRI 已成为关节、骨髓、肌肉、肌腱、韧带等病变的影像学检查主要手段之一。对于骨髓内病变，半月板损伤，关节软骨病变，滑膜病变，骨小梁骨折，肌腱、韧带断裂以及骨关节周围软组织病变具有重要的诊断价值。

七、中枢神经系统

MRI 是目前中枢神经系统方面最佳检查手段之一，包括脑和脊髓，是 MR 应用最早也是最为成熟的部位。主要体现在以下几方面。

（1）由于没有颅底骨骼伪影，MRI 对于脑干、幕下区、颅颈交界区、脑膜等病变的显示明显优于 CT。

（2）对于微小肿瘤，MRI 能多参数、多方位成像，对微小病变的显示更为敏感，如垂体微腺瘤、小听神经瘤、小脑膜瘤等。

（3）MRI 对急性脑梗死、亚急性、慢性血肿诊断价值较高。尤其是超急性脑梗死在 DWI 上呈高信号。出血血肿在不同时期信号改变亦不相同。

（4）在脊髓外伤、脊髓炎、脊髓先天性异常、脊髓空洞症以及脊髓肿瘤等的诊断上优于其他检查，是脊髓病变首选或主要影像检查技术。

（5）MRI 平扫 + 增强以及 MRA、MRV 对脑血管病变，如动脉瘤、动静脉畸形、海绵状血管瘤等的诊断具有较高的价值。

八、头颈部

MRI 的应用大大提高了眼、鼻窦、鼻咽腔、喉、耳以及颈部软组织病变的检出、定位、定量与定性能力，它能很好地显示病变内部以及病变与周围组织结构的关系。如对鼻咽癌放疗后评价有较高的价值：在放疗早期（3 个月内）黏膜肿胀、鼻窦炎等。后期（半年后）出现纤维化、瘢痕等萎缩征象。如果是纤维化，T_2WI 应为低信号；如果是肿瘤复发，T_2WI 应是高信号。增强扫描：纤维化无强化，肿瘤则轻、中度强化。

总之，由于 MRI 以射频脉冲作为成像的能量源，无电离辐射，因而对人体安全、无创。另外，MRI 对脑、脊髓和软组织分辨力极佳，无骨骼伪影的干扰，能很好地显示其他检查不易发现和观察的微小病变，但对钙化、急性出血、肺组织和皮质骨等显示没有 CT 敏感。

（马彦高）

第二章

影像图像的解读

第一节　影像图像特点

一、X 线图像的特点

（1）X 线图像是灰阶图像，图像上的黑白灰度反映的是组织的密度。密度可分为低、中、高，它虽和组织结构密度概念不同，但两者具有一致性。

（2）X 线图像是 X 线穿透身体某部位的总和投影，如正位胸片，包括胸部所有组织和结构。

（3）X 线束呈锥形投照，所以，图像的中心部分有放大，边缘部分不仅有放大，还有原来的形状失真。

二、CT 图像的特点

1. 与普通 X 线比较具有的优势　①横断面成像，无重叠；②容积数据可重建得到矢状、冠状及三维图像，且可以多角度观察，定位更准确；③密度分辨力高，并能进行密度测量。

2. 与 MRI 比较具有的优势　①成像速度快，对危重患者能迅速检查；②对骨骼和钙化显示较清晰；③对冠状动脉及病变的显示，CTA 优于 MRA；④可以检查带有心脏起搏器或体内带有铁磁性物质而不能行 MR 检查的患者；⑤CT 检查价格相对低廉。

3. CT 检查的限度　①空间分辨力不及普通 X 线；②当病变密度与周围正常组织密度相近或相等时，难以发现；③由于部分容积效应和周围间隙现象的作用，一些微小病变 CT 扫描可能会遗漏，两种组织间密度差异较大时，小于扫描层厚的病变密度和边缘失真；④碘过敏患者不宜行 CT 增强扫描。

三、MRI 图像的特点

MRI 图像同 CT 图像一样，也是数字化图像，是重建的灰阶图像，因此具有窗技术显示和能够进行各种图像后处理的特点。不过与 CT 不同的是，MRI 图像上的灰度并非表示组织和病变的密度，而是反映它们的弛豫时间长短，代表的是 MRI 信号强度。用高、低信号表示，除此以外，MR 还具有以下几方面特点。

1. 多参数成像　任何一个层面必须有 T_1WI 和 T_2WI 两个基本成像，在此基础上加扫相应序列成像，有助于显示正常组织与病变组织，有助于诊断及鉴别诊断。

2. 多方位成像　MRI 可获得横断面、冠状面、矢状面及任何方向断面的图像，使病变组织与周围器官组织之间的结构显示清楚，有利于病变的三维定位。

3. 流动效应　在 SE 序列中，由于血管内血液的快速流动，MR 接收不到信号，使流空的血管腔呈黑影，称为流空现象。当然，流动血液的信号还与流动方向、流动速度以及层流和湍流等有关。在某些状态下，流动的血液也可表现为明显高信号。

4. 人体正常组织及部分病理组织在 T_1WI 和 T_2WI 上的灰度　分别如表 2－1、表 2－2 所示。

表 2-1　正常组织在 T_1WI 和 T_2WI 上的灰度

	脑白质	脑灰质	脑脊液	脂肪	骨髓质	纤维韧带	骨皮质	脑膜
T_1WI	白灰	灰	黑	白	白	稍黑	黑	黑
T_2WI	灰	白灰	白	白灰	灰	黑	黑	黑

表 2-2　病理组织在 T_1WI 和 T_2WI 上的灰度

	水肿囊液	脂肪	蛋白胆固醇	亚急性出血	甘油酸酯	钙化
T_1WI	黑	白	灰白	白	白	黑
T_2WI	白	灰白	白	灰白	黑	黑

（马彦高）

第二节　读片方法

一、阅读影像图片前的注意要点

（1）对照申请单和图片核实患者姓名及检查号，防止“张冠李戴”。

（2）明确检查目的和所用的成像技术是否适于该疾病的检查与诊断。

（3）评价图像质量，观察位置是否正确，例如，腹部立位平片，应包括双侧膈肌顶部，以免遗漏膈下游离气体而导致消化道穿孔的漏诊；四肢长骨应包括周围的软组织和邻近的关节部分；图像应具有适当的投照条件和良好的对比度，如一张胸片，应清晰地显示肺纹理、纵隔、气管、肋骨及胸壁的软组织等，片内不应该有伪影等。

二、全面观察

对所得到的图像，包括所有体位、所有层面、所有检查方法和图像进行全面、系统的观察，不应有遗漏。例如，在阅读胸片时，应由外向内依次观察胸壁、肺、肺门、纵隔、心脏、横膈，自肺尖至肺底，自肺门到肺周，两侧逐一对比有顺序地进行观察。全面观察还包括对比观察：即对不同检查时间的图像、不同成像技术和检查方法的图像以及同一图像的对称部位进行两侧对比观察。对于胸部 CT 图片，首先认识肺窗、纵隔窗片，每张片重点观察的结构，逐层观察。对于 MRI 图片，应分清成像方位，是轴位、冠状位还是矢状位，是 T_1 加权像还是 T_2 加权像等。

三、重点分析

在全面观察过程中，发现异常表现，详细描述病变的部位、大小、形态、密度（信号）、边缘、周围情况等，是否强化以及强化的程度等。

（马彦高）

第三节　读片内容

一、部位

一些病变有特定的发生部位或好发部位，如听神经瘤只发生在内耳道和桥小脑角区，肺结核好发于上叶尖后段和下叶背段，而骨肉瘤则好发于长骨干骺端，如颅内肿瘤，脑膜瘤多位置表浅，位于脑外，转移瘤易于发生在脑内皮、髓交界区，而胶质瘤常位于脑内较深的部位。

二、数目与分布

原发性肿瘤多为单发，而转移性肿瘤常为多发，血行播散型肺结核多发而广泛分布，其中急性粟粒型肺结核，病灶两肺大小、密度、分布均匀。

三、形状

大叶肺炎实变期，病变形状多与肺叶一致，而肺部恶性肿瘤多呈结节状、球状或分叶状。

四、大小

对诊断有一定的参考价值，如骨样骨瘤直径常小于1.5cm，肺结核球直径多为2～3cm。在乳腺疾病中，触诊到肿块明显大于图片测量的大小，则往往提示恶性肿瘤。

五、边缘

一般而言，良性肿瘤、慢性炎症或病变愈合期，边缘锐利；而在恶性肿瘤、急性炎症或病变进展阶段，边缘常模糊不清。

六、密度

可反映病变内部的组织结构，在X线或CT图像上显示其组织密度，如高密度为骨骼与钙化，低密度为脂肪或气体，中等密度为软组织或液体。病变可以是局限性，也可以是弥漫性，例如骨质普遍密度减低，见于骨质疏松或软骨病；肺野密度普遍性减低，见于肺气肿等。

七、信号

在MRI上，同一组织在不同的图像上显示不同的信号强度，例如含水囊肿在T_1WI上为均匀低信号，而在T_2WI上为均匀高信号，脂肪组织在T_1WI上为高信号，而在T_2WI上信号仍较高，钙化或骨骼在T_1WI及T_2WI上则均为低信号或无信号。

八、邻近器官与结构的变化

邻近器官或结构可受病变压迫或侵蚀，如肺门肿块，可引起相应肺叶阻塞性肺炎或阻塞性肺不张，靠近胸膜的病变可牵拉胸膜，恶性病变可直接侵犯邻近器官或组织。

九、器官功能的改变

观察器官功能如心脏大血管的搏动、膈的呼吸运动和胃肠道蠕动的改变。

（邱金霞）

第三章

影像诊断的步骤及原则

第一节　影像诊断步骤

一、了解影像学检查的目的

诊断医师在认真阅读申请单简要病史的基础上，了解患者作影像检查的目的，不同患者的检查目的各不相同，有的为初诊检查，目的是进行疾病的诊断或排除某些疾病；有的是临床诊断较为明确，再作影像学检查目的是进一步证实，并确定病变的数目和范围，以利于治疗方案的选择；有的是治疗后复查，以观察治疗效果；有的是临床诊断不清，需要影像学检查提供帮助；还有的是为了进行健康体检。

二、明确图像的成像技术和检查方法

由于检查的目的不同，选择的成像技术和检查方法、图像观察的重点内容以及诊断的要点也就有所不同。应该明确所分析的图像为哪一种成像技术和检查方法，确定图像的质量是否合乎要求，分析图像是否能够满足检查目的的需要，只有符合这些条件，才能够进一步观察分析，做出的诊断才具有较高的临床价值。

三、全面观察和细致分析

通过上述全面观察，辨认出异常表现，并确定病灶的部位、大小、形态和数目，根据病理变化进一步分析，分析这些异常表现反映的是不同疾病的病理及病理生理改变还是同一种疾病的变化过程，是原发还是继发的关系，找出主要的一面，有利于病变的定性诊断。还可以根据多种检查结合在一起，相辅相成，互相印证，以使诊断更为准确。

（邱金霞）

第二节　影像诊断原则

一、掌握正常影像表现

虽然解剖与正常影像表现是两个概念，但正常影像表现是直接建立在解剖基础之上的，如不了解解剖，就无从谈起掌握正常影像表现。当然，还要考虑年龄、性别和个体差异，结合成像原理和图像特点。另外，对解剖变异也是必须掌握的内容，否则就可能当成异常影像表现。

二、认识异常影像表现

异常影像表现是建立在病理解剖和病理生理基础之上的，只有把它们结合在一起，才能作到透过现

象看本质，不要把重叠解剖结构误认为异常，如胸片上乳头阴影等。只有正确认识异常表现才能得出正确的影像诊断结果。另外，有一种异常影像，既不具备解剖基础，也不具备病理基础，而是一种伪影，如检查部位体表重叠物或设备原因造成的阴影，只有认识它才能避免一些误诊现象。

三、异常表现的分析归纳

在图像上，确定为异常表现后，要进行分析、归纳，明确它们所反映的病理变化和意义，患者进行影像检查时，可能仅应用一种成像技术中的某一种检查方法，也可能应用一种成像技术中的多种检查方法，还有可能应用多种成像技术中的不同检查方法，归纳就是将这些检查图像上所观察到的异常影像表现结合在一起，进一步对照和分析，评估它们所反映的病理变化及意义，以利于最后的诊断。

四、结合临床资料进行诊断

任何疾病的影像表现都建立在病理解剖或病理生理基础之上，并能产生相应的临床表现，所以，影像诊断必须与临床表现及病理结果相一致，无论是临床医生还是影像科医生，都要不断强化影像诊断必须结合临床的意识。

（1）一部分疾病具有特征性影像表现，诊断比较明确。

（2）大部分疾病缺乏典型影像表现，即存在“同病异影”“异病同影”：所谓“同病异影”“异病同影”，就是说同一疾病在不同时期影像表现不一样，不同疾病具有相同的表现。例如，大叶性肺炎早期胸片无特殊表现，实变期可出现典型表现，应与肺不张鉴别，消散期应与浸润性肺结核鉴别。

（3）临床资料：包括患者的年龄和性别、职业史和接触史、生长和生活居住地、家族史以及患者的症状、体征和主要相关实验室检查结果，所有这些对作出正确影像诊断至关重要，这是因为：①对于不同年龄和性别，疾病发生的类型有所不同，例如发现肺门区肿块，儿童常考虑为淋巴结结核，而在老年人中央型肺癌的可能性大；②职业史和接触史：是诊断职业病和某些疾病的主要依据，如诊断矽肺应具备粉尘接触史，诊断腐蚀性食管炎应有服用或误服强酸、强碱史；③生长和生活居住地：对地方病的诊断有重要价值，如包虫病多发生在西北牧区，而血吸虫病以沿长江一带多见；④家族史：对一些遗传性疾病的诊断尤为重要；⑤临床症状、体征和主要相关实验室检查结果：常常是进行影像诊断的主要参考依据，如在胸部平片上发现纵隔增宽，临床上有重症肌无力表现，胸腺瘤的诊断则可确立；如发现颅骨多发性破坏，结合尿液检查本－周氏蛋白阳性，则可诊断多发性骨髓瘤。结合临床要作到既不要牵强附会，也不要武断，通常以病理诊断为标准，但在某些骨肿瘤的诊断中，强调临床、影像和病理诊断相结合，单靠哪一种诊断都是不准确的。

基于以上原因，强调影像诊断必须结合临床。

（邱金霞）

第三节　影像诊断结果

影像诊断结果是根据异常表现归纳、分析，结合临床病史资料综合的结果，通常有以下四种结果。

1. 确定性诊断　一些疾病具有特异性影像表现，经过检查不但能发现病变，并且能作出准确的定位、定量和定性诊断，能提供对制订治疗计划与估计预后有意义的资料。

2. 否定性诊断　即经过检查，排除了临床所怀疑的病变，如临床怀疑胃溃疡，胃肠钡餐检查未见龛影。但有一些疾病可能影像学检查难以发现异常，如急性化脓性骨髓炎早期 X 线片无异常发现，却不能否定疾病存在的可能性；某些疾病自发生至出现影像学异常表现需要一定的时间，如肠梗阻的影像学表现比临床症状晚 3～6 小时。因此，对于否定性诊断，要正确理解它的含义。

3. 符合性诊断　由于疾病存在着“异病同影”或影像表现不具有特征性，但所见异常影像表现符合临床诊断，如右上肺野出现片、条状不均匀阴影，临床提供大叶性肺炎病史，所以影像诊断的意见是符合大叶性肺炎（消散期）改变。

4. 可能性诊断　即经过影像检查，发现了一些异常表现，甚至能够确切显示病变的位置、范围和数目，但难以明确病变的性质，此时可提出几种诊断的可能性，在这种情况下，可以根据需要，建议其他影像检查、相关的临床或实验室检查，甚至影像学随诊、复查等。

（邱金霞）

第四章

影像报告的内容及价值

一、影像诊断报告的内容

（一）报告格式

尽管全国各家医院并未强调统一格式，但基本格式大致相同，包括一般项目、检查部位、检查技术和方法、影像所见、影像结论、报告医师签名和日期。

（二）报告内容

1. 一般项目　包括姓名、性别、年龄、住院号（门诊号）、病区、床号、影像号等。

2. 检查部位　主要是指临床医师申请的检查，如胸部 DR 或胸部 CT 等。

3. 检查技术和方法　是指所检查部位的具体技术和方法，如胸部 CT（平扫 + 增强）、头颅 MRI（T_1WI、T_2WI、FLAIR）等。

4. 影像所见　是报告的主要和核心部分。影像表现的描述直接反映报告者对异常表现的认识和诊断思维。

5. 影像结论　是根据影像表现，结合临床做出的诊断意见。

6. 报告医师签名　经具有执业资格的医师签名后，报告方为有效。

7. 报告日期　急诊报告日期要求具体到几时几分。

二、影像诊断报告的价值

影像诊断报告是患者病历内容的一部分，是临床医师诊断疾病和制订治疗方案的依据。一份高质量影像诊断报告，对临床诊断以及制订治疗方案具有重要的价值。不过作为诊断疾病的报告部分，对外不能单独作为医学证明之用。就报告本身而言，其结论可能有以下几种情况：①明确的诊断；②诊断不肯定，因为一部分疾病存在“同病异影”和“异病同影”现象，需要随访或进一步检查；③描述性报告，虽说有异常影像，但很难得出一种明确结论，可能这种表现不具有特征性，或者影像科医生无法知道病史的任何信息。所以，无论是临床医生还是患者，都应科学地理解影像诊断报告的含义。若床位主管医师发现影像诊断结果与现病史不符或有异议，应及时与报告医师沟通。

（邱金霞）

第五章

影像检查申请单的内容及重要性

一、影像检查申请单的内容

虽然影像检查申请单目前尚未纳入病历存档部分，但与报告一样，具有固定的格式和完整的内容。

（一）一般项目

包括患者的姓名、性别、年龄、住院号（门诊号）、病区、床号、影像号等。这些是患者将要进行影像检查的基本原始资料，是患者到影像科从登记预约到取（发送）报告一站式服务多个环节都需要核对的内容。

（二）临床简要病史

急诊检查需在病史中体现出来，同时标注“急诊”字样，以便患者进入快速检查通道。简要病史是申请单的核心部分，包括主要症状、体征、相关特殊检查结果以及重要的阴性体征。如发现颅骨多发性破坏，转移瘤、多发性骨髓瘤、甲状旁腺功能亢进都有可能，如果临床上能提供相关病史或实验室检查结果，如尿本-周氏蛋白阳性，影像诊断结果就可能明确。不能只写“病史如前”，更不能留下空白。有的过于简单，如“发热”，而无发热的程度、有无伴随症状等等；又如“咯血”，而无咯血的量、次数及有无咳嗽等等；对外伤的患者，申请了多个部位的骨骼检查，而病史中仅写“外伤”两字，没有写任何症状和体征；有的医院用电子病历，干脆把现病史统统粘贴过来，重点不突出，或默认以前住院的主诉，这些均不能有效表达申请检查的目的，结果给影像诊断带来了极大的困难。

（三）临床诊断与检查目的

临床的初步印象对选择有效检查至关重要，遵循合理检查原则，引导影像科医师达到正确诊断的目的。

（四）检查部位与检查方法

检查部位如头颅，方法是平扫+增强，检查部位与方法较多，各个医院开展的项目也多少不一，有的医院已在申请单上列出检查项目，但总是跟不上学科的发展和新技术的应用，这就需要临床医生和影像科医生不断沟通与交流。总之，检查部位填写应准确无误，无论是一个部位或多个部位或是多种体位，要避免患者重复检查或往返折腾。

（五）申请医师签名

没有医师签名的申请单等于无效申请单，签名不仅表明执业医师权限，也是一种责任，更重要的是便于影像科医生联系和随访。

（六）申请日期

申请单是有时效性的，急诊时效更短，如检查时间与申请时间间隔较长，其申请单中的病史就不够准确，无法做出正确的诊断结论。

二、影像检查申请单的重要性

影像检查申请单有别于医嘱单，它是临床主管床位医生和影像诊断医生对患者诊治的重要交流工具和信息来源，其提供的信息也是诊断依据的一部分，要求填写内容准确可靠，其一般项目包括姓名、性别、年龄、住院号等，是影像科检查、报告核对的原始资料部分，医师和患者应共同努力杜绝“张冠李戴”现象，以免日后发生不必要的纠纷。简要病史是申请单的核心部分，也是反映临床医生申请检查的目的和要求，主要症状和体征以及主要相关实验室检查结果，是影像诊断的依据，重要的阴性体征对鉴别诊断亦有重要价值。如果影像科医生不知道所做检查的目的，不了解病史，其诊断结果是不会正确的。

（张春峰）

第二篇

放射影像学

第六章

呼吸系统疾病X线诊断

第一节　弥散性肺部病变

一、亚急性或慢性血行弥散型肺结核

1. 临床特点　多见于成年患者，在较长时间内由于多次少量的结核菌侵入引起亚急性或慢性血行播散型肺结核。患者可有低热、咳嗽、消瘦等症状。病理上病灶多以增殖为主。

2. X线表现　如下所述。

（1）病灶主要分布于两肺上中肺野；分布不均匀，锁骨下区病灶较多；有时以一侧上中肺野为主。

（2）病灶结节大小极不一致，粟粒样细结节、粗结节或腺泡样结节同时混合存在。

（3）结节密度不均匀，肺尖、锁骨下区结节密度高，边缘清楚，可有部分纤维化或钙化；其下方可见增殖性病灶或斑片状渗出性病灶。

（4）病变恶化时，结节融合扩大，溶解播散，形成空洞，发展成为慢性纤维空洞型肺结核（图6－1）。

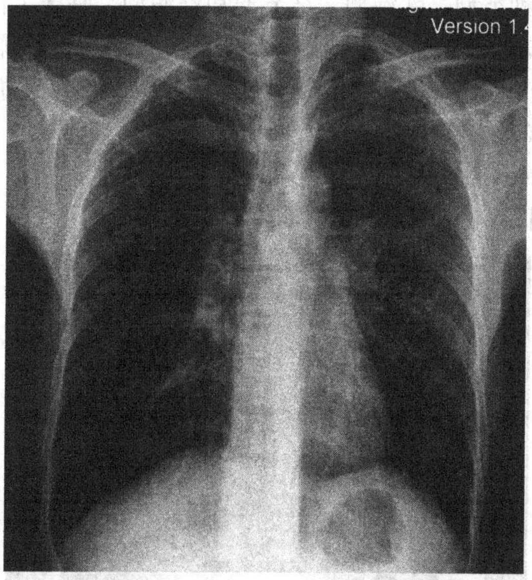

图6－1　亚急性血行播散型肺结核

粟粒样细结节大小不一致，分布不均匀，锁骨下区病灶较多，有部分纤维化及钙化

3. 鉴别诊断　亚急性或慢性血行播散型肺结核的特点是三不均匀（分布、大小、密度），多位于两肺上、中肺野，病灶结节大小不等，病灶可融合、干酪坏死、增生、钙化、纤维化、空洞。需与经常遇到的粟粒型支气管肺炎、尘肺病（肺尘埃沉着症）、肺泡细胞癌、粟粒型转移癌以及含铁血黄素沉着症等相鉴别，鉴别参照急性血行弥散型肺结核的鉴别诊断。

4. 临床评价　亚急性、慢性血行播散型肺结核起病较缓，症状较轻，X 线胸片呈双上、中肺野为主的大小不等、密度不同和分布不均的粟粒状或结节状阴影，新鲜渗出与陈旧硬结和钙化病灶并存，结合实验室检查一般诊断不难。胸部 HRCT 对于细微钙化影，有助于诊断（图 6－2）。

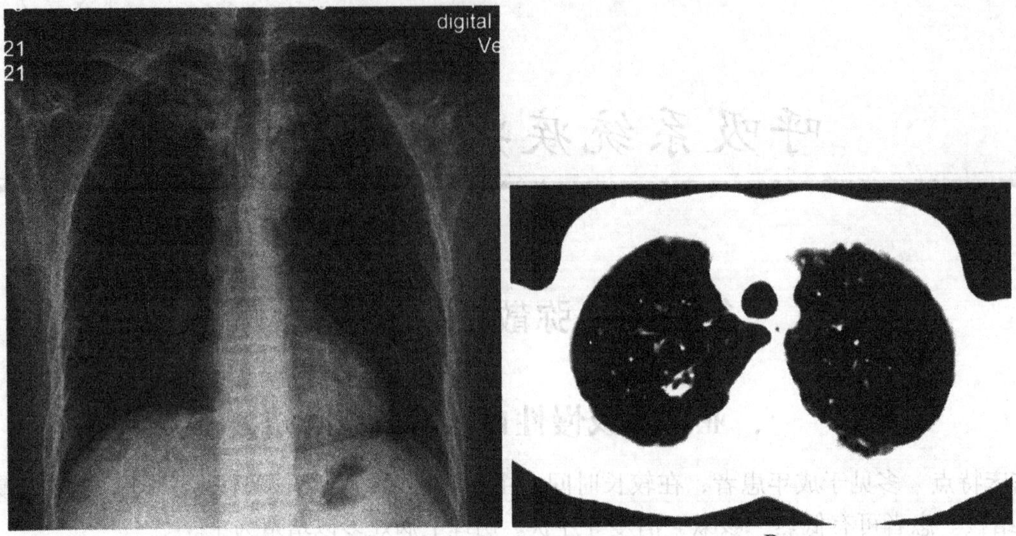

A　　　　　　　　　　B

图 6－2　血行播散型肺结核

X 线（A）显示两肺散在粟粒；CT（B）显示两上肺散在粟粒，右肺上叶可见小斑片状钙化

二、肺泡细胞癌

1. 临床特点　本病为多发性的细支气管肺癌，癌肿起源于细支气管上皮或肺泡上皮，女性多于男性，发病军龄 30～60 岁，病程进展快。有人认为是多中心性发展为癌肿，亦有人认为是支气管播散的癌肿。细支气管肺泡癌分为三种类型：弥漫型、结节型和浸润型，临床工作中以弥漫型多见。临床症状有胸痛、顽固性咳嗽、呼吸困难、痰液量多而呈黏稠泡沫状，易误诊为肺转移癌。

2. X 线表现　为两肺弥漫、大小不一的结节影，轮廓模糊，细如粟粒，粗的可似腺泡样结节，一般在肺门周围较多地密集，8%～10% 病例可伴有血胸。有时可表现如小叶性肺炎样浸润粗大斑片影（直径 1～2cm），边缘模糊。肺泡细胞癌有时亦可表现为巨大球状肿块影，边缘呈分叶状，直径大小为 2～6cm，类似周围型肺癌（图 6－3）。

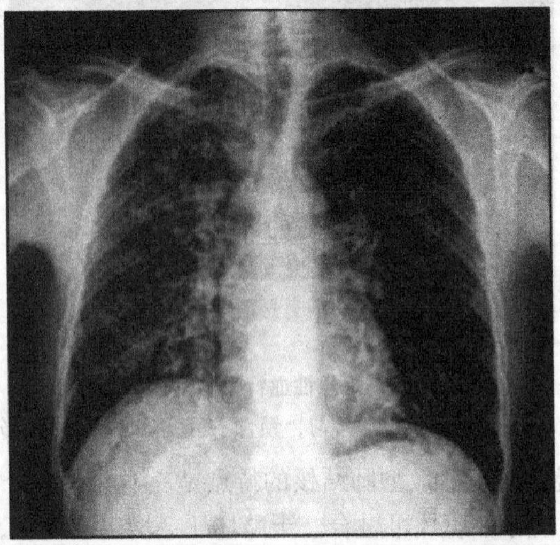

图 6－3　肺泡细胞癌

两肺弥散、大小不一的结节影，轮廓模糊，细如粟粒

3. 鉴别诊断　弥散型肺泡细胞癌需与粟粒型肺结核鉴别，后者病灶直径较小，多为1～2mm，且大小一致，分布均匀，密度相同；尚需与肺转移灶鉴别，对有肺外肿瘤病史的应首先想到转移瘤，其病灶可大可小，轮廓相当整齐，分布于两肺中下部，病灶无支气管充气征；亦需与尘肺鉴别，但其有职业病史，除弥漫性结节状病灶外，肺纹理明显增多紊乱，交织成网状，肺门影增大，甚至出现壳状钙化。此外，需与肺真菌病、肺寄生虫病、结节病相鉴别。

浸润型肺泡细胞癌病变与肺炎渗出性病变相似，但后者改变快，经过有效治疗后，短期内明显吸收消失。

4. 临床评价　结节型表现为孤立球形阴影，轮廓清楚，与周围性肺癌的X线表现相似，空泡征在此型肺癌较多见。浸润型与一般肺炎的渗出性病变相似，轮廓模糊。病变可呈片状，亦可累及一个肺段，甚至整个肺叶。病理上细支气管肺泡癌的组织沿肺泡壁生长蔓延，然后向肺泡内突入，肿瘤组织和分泌物可填塞和压迫肺泡腔和外围细小支气管，但较粗支气管腔仍保持通畅，因此在病变范围内通常夹杂未实变的肺组织，使其密度不均匀，并常见支气管充气征。弥漫型肺泡细胞癌表现为两肺广泛结节状病灶，直径多为3～5mm，密度均匀，边缘轮廓较清楚。病变有融合的趋势，形成团块状或大片状实变影，在实变阴影中可见支气管充气征。

三、特发性肺间质纤维化（Hamman－Rich综合征）

1. 临床特点　本病主要是原因不明的弥漫性肺间质纤维变，亦可能是一种自体免疫性疾病。由于主要病理改变有肺泡壁的炎性细胞增多，继以纤维化，故最近又称为纤维化性肺泡壁炎。患者男性多于女性，症状为进行性气短、咳嗽、胸闷、胸痛，如伴继发感染，可有发热、咳脓性痰，病程除少数急性者外，多数为数年至十数年的慢性过程，最后可导致肺动脉高压与右心衰竭而死亡。

2. X线表现　本病最早期的X线表现为细小的网织阴影，以下肺多见，此时患者可无症状，而肺功能检查已有异常表现，为肺弥散功能减退。后逐渐变为粗糙的条索状阴影，交织成粗网状影像，表现为两肺呈弥漫性索条状和网状影相互交织；肺纹理增多、增粗，延伸至外带，并呈广泛的蜂窝样结构，含有无数的、直径为3～10mm的囊性透亮区，囊壁多数较厚；有时亦可见到直径3～5mm的结节影，或呈细颗粒状的毛玻璃样阴影；晚期由于继发感染，可伴有炎症性的模糊片状影，以及右心室肥大的征象。如肺部出现弥散性肺间质纤维变的蜂窝样改变，而不能以肺源性疾病或尘肺解释时，应多考虑到本病的可能性。

3. 鉴别诊断　患者的胸片上突出表现为两侧中下肺野弥散性肺间质纤维化，而能产生肺部弥漫性间质纤维化的疾病很多，原发性弥漫性肺间质纤维化为其中一种，其病因尚未明确。对该病诊断必须慎重，首先要排除其他疾病导致的肺间质纤维化后，才可考虑本病的可能（图6－4）。

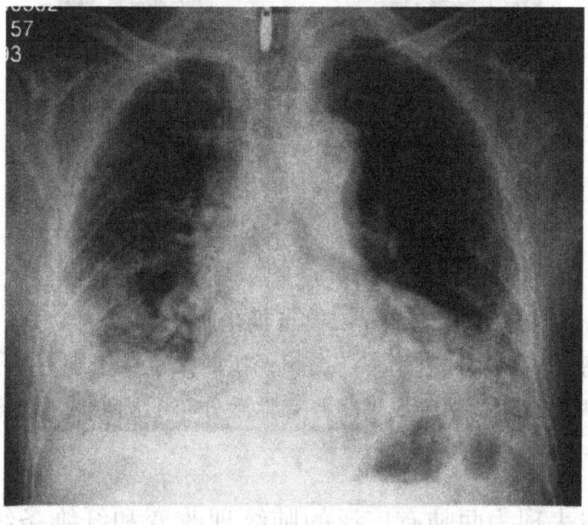

图6－4　特发性肺间质纤维化

X线见细小的网状阴影伴条索状影及有炎症性的模糊片状影，两下肺多见

4. 临床评价　由于本病的 X 线征象没有特征性，需结合临床表现，如患者有气急、咳嗽、体重减轻和乏力；一般痰量不多，可伴有血丝；可产生发绀和肺动脉高压，最后发展为肺源性心脏病，常有杵状指。肺功能检查最显著的改变为肺弥散功能减退。胸部 HRCT 检查有助于本病的诊断，可提出本病之可能，确诊往往依赖纤维支气管镜肺活检。

四、尘肺病（肺尘埃沉着症）

1. 临床特点　患者有长期接触粉尘的职业病史。病变以肺间质纤维组织增生为主，细支气管及血管周围纤维增生，肺泡壁及小叶间隔亦增厚，胸膜亦见增厚粘连，并有胶原纤维尘肺结节形成，肺门淋巴结轻度或中度肿大。临床上，患者可有胸痛、咳嗽、气短等症状。病变常自两下肺开始，逐渐向上肺发展。

2. X 线表现　两肺肺纹理普遍增多、增粗，扭曲紊乱，粗细不匀，并有蜂窝样网状纹理，纹理改变伸展至两肺外带，两肺纹理间并有弥散分布的圆形或不规整形致密斑点影，斑点大小不等，直径多在 2～6mm。结节的分布可以表现为均匀的成堆或不均匀的散在出现，有时可融合成团块状。两侧肺门影增宽而致密，可有蛋壳样钙化淋巴结影。网状影可出现于整个肺野，同时胸膜可增厚钙化（多见于矽酸盐肺），形成胸膜斑、胸膜钙化。胸膜斑好发于第 7 至第 10 肋侧胸壁及膈肌腱膜部，表现为胸膜壁层胼胝样增厚伴凸向肺野的圆形或不规则形结节，一侧或双侧，但不对称。胸膜斑内可有线状、点状或不规则形钙化。胸膜斑发生于膈肌腱膜及纵隔胸膜，致使心缘模糊、毛糙称蓬发心。肺和肋膈角胸膜极少累及，有时可有少量胸腔积液。矽酸盐肺患者易并发肺癌或胸膜间皮瘤，必须密切注意。

早期尘肺病（尘肺病Ⅰ期）结节影局限于中、下肺野的 1～2 个肋间隙范围内，往往是右肺先发现结节影。尘肺病Ⅱ期（尘肺病Ⅱ期）结节影大量增多，弥散于全肺野，自锁骨下区至膈面均有结节影，唯两侧肺尖区往往清晰而有气肿，结节极少或无。肺底区亦有气肿，两侧膈面常见有幕状胸膜粘连（图 6－5）。晚期尘肺病（尘肺病Ⅲ期）可见两上肺结节融合为直径 3～4cm 的纤维肿块影，两侧对称或不对称存在（图 6－6）。

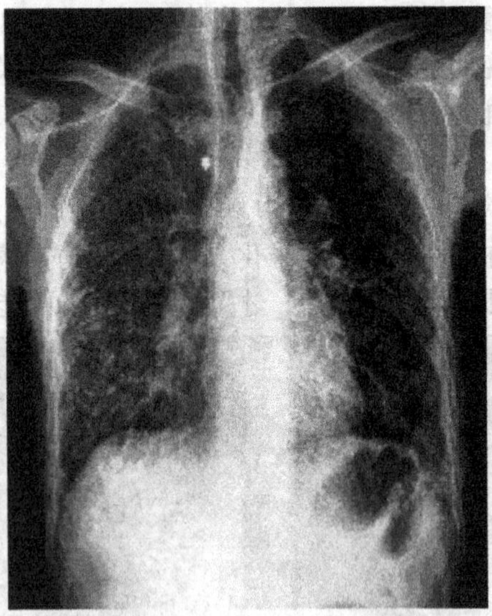

图 6－5　Ⅱ期尘肺

两侧肺门影增宽而致密，两肺肺纹理增多、增粗，扭曲紊乱，粗细不匀，并有蜂窝样网状纹理，纹理改变伸展至两肺外带，两肺纹理间并有弥漫分布的圆形或不规整形致密斑点影，斑点大小不等，直径 2～6mm

3. 鉴别诊断　尘肺病 X 线表现为两肺有广泛的肺纹理改变和纤维条纹以及网状阴影，使整个肺野都像蒙上一层窗纱，或如毛玻璃样。尘肺结节的分布呈散在性，形态可不规则，密度较高，边缘较锐利，肺内有散在局灶性肺气肿透明区域存在。如果 X 线片上出现如此改变，在未了解到职业史的情况下，尚需与急性粟粒型肺结核、肺炎、恶性肿瘤、寄生虫病、肺泡微石症、含铁血黄素沉着症等相鉴别。急性粟粒型肺结核的结节状影直径一般在 1 ~ 2mm。大小一致，分布均匀，密度相同，肺纹理增加不明确。肺炎临床有感染症状与体征，结节状影边缘模糊；细支气管癌的结节较本例患者结节大，直径一般为 3 ~ 5mm，痰细胞学检查可多次找到癌细胞，无粉尘接触史。血行肺转移瘤，一般结节较大，且分布肺外围较多，有肺外恶性肿瘤病史。寄生虫病根据疾病流行区、接触史、粪便培养、血清学检查可诊断。肺泡微石症的胸片，肺纹理不能显示，沙粒样钙质密度影，多孤立存在，不融合。含铁血黄素沉着症有原发和继发两种，前者发病年龄在 15 岁以下，反复咯血；后者多有心脏病史，尤其是二尖瓣狭窄的患者，有左心衰竭、肺静脉高压，可资鉴别。

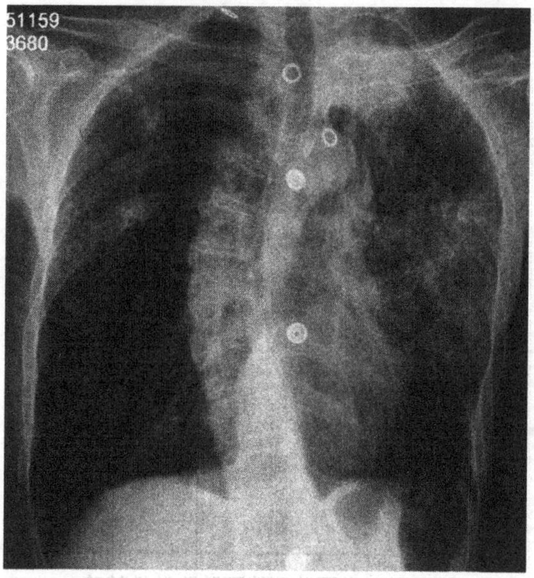

图 6 – 6　Ⅲ期尘肺

两肺肺纹理增多、增粗，扭曲紊乱，粗细不匀，并有蜂窝样网状纹理，纹理改变伸展至两肺外带，两肺纹理间并有弥漫分布的圆形或不规整形致密结节影，结节大小不等，部分融合为直径 3 ~ 4cm 的纤维肿块影

4. 临床评价　本病患者一般年龄较大，发病缓慢，患者身体情况尚可，主要表现有气急现象，有咳嗽，但痰不多。晚期患者有杵状指及肺源性心脏病症状。实验室检查一般无重要发现。当患者出现两肺弥漫性肺间质病变时，应详细询问其职业病史，如有明确的粉尘接触史，应想到本病的可能，及时移交给职业病鉴定相关机构。胸部 HRCT 检查对本病的鉴别诊断有帮助（图 6 – 7）。

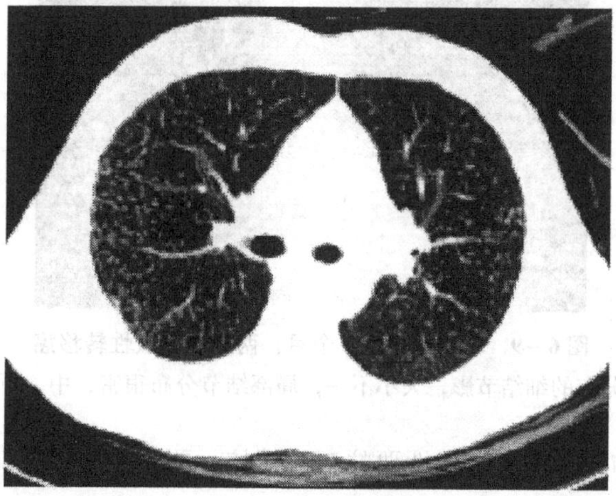

图 6 – 7　矽肺患者

示两肺粟粒型结节，密度较高，边界锐利

五、肺血行性转移癌

1. 临床特点　粟粒型肺转移癌最多见于血供丰富的原发肿瘤（如甲状腺癌、前列腺癌、绒毛膜癌，癌细胞直接侵入静脉系统→右心→肺毛细血管），或见于原发支气管肺癌，癌肿可贯穿于肺动脉，引起大量的癌细胞弥散。临床症状有咳嗽、咯血、呼吸短促、发绀。

2. X线表现　两肺有弥漫分布的细结节影，大小不一，结节分布很密，中、下肺较上肺多些，结节边界模糊，但肺尖区常无结节，这点可与粟粒型肺结核区别。肺纹理一般性增强，可合并胸腔积液（图6－8、图6－9）。

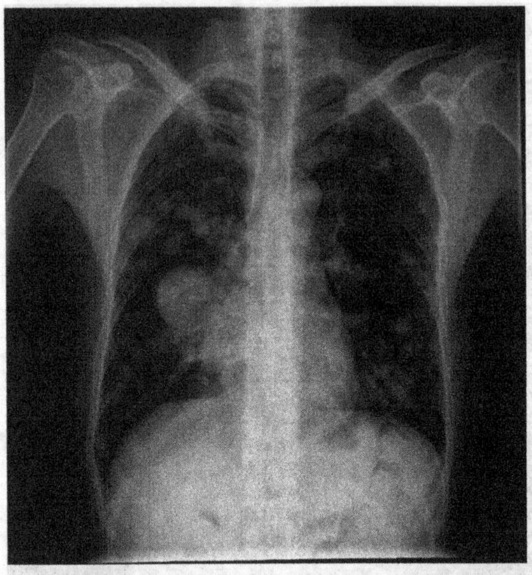

图6－8　右下肺癌伴两肺弥散性转移

两肺有弥散分布的细结节影，大小不一，局部结节分布很密，中、下肺较上肺多些

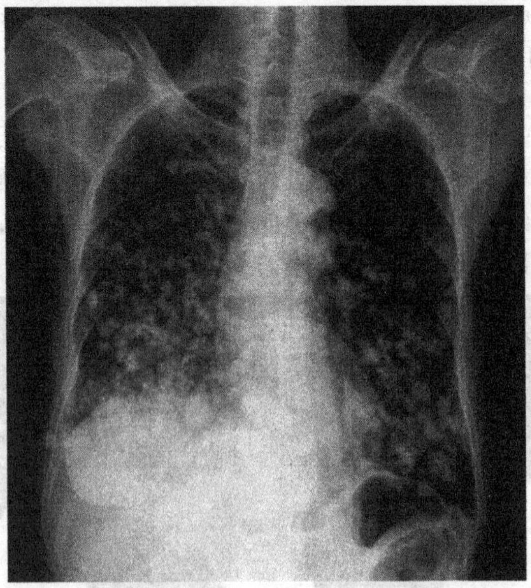

图6－9　右肾癌术后7个月，两肺见弥散性转移癌

两肺有弥散分布的细结节影，大小不一，局部结节分布很密，中、下肺较上肺多

3. 鉴别诊断　粟粒型肺转移癌应与急性粟粒型肺结核、粟粒型支气管肺炎、尘肺以及含铁血黄素沉着症等相鉴别。

急性粟粒型肺结核X线片早期两肺野呈毛玻璃样密度增高，两肺从肺尖至肺底均匀分布、密度相似、大小一致的粟粒样结节；即“三均匀”特征。结节边缘较清楚，如结节为渗出性或结节融合时边缘可模糊。正常肺纹理被密集结节遮盖而不能显示，可有肺门或纵隔淋巴结增大。

尘肺有明确的职业病史，X线表现肺纹理增粗增多、紊乱扭曲、粗细不匀，甚至中断消失，并有蜂窝网状纹理。肺纹理间有大小不一、边缘清晰的结节影，直径在2～6mm。密度较高，结节是按支气管走向分布的，可为均匀的成堆出现或不均匀的散在出现，一般结节影变化非常缓慢，逐渐增大，密度增高，直至出现融合现象；一般都有弥漫性肺气肿改变，而粟粒型肺转移癌一般没有肺气肿征象。

粟粒型支气管肺炎又称小灶性支气管肺炎，病原体常由支气管侵入。引起细支气管、终末细支气管及肺泡的炎症。多见于婴幼儿，病情严重，有咳嗽、咳痰、气促、高热等症状，X线平片两肺野呈广泛分布的模糊粟粒状结节影，可伴有较大的斑片状致密影，以两下肺及内带较密；抗感染治疗，病灶吸收消散较快，病程较短。实验室检查白细胞计数值升高明显，血沉正常。根据以上几点可与粟粒型肺转移癌相鉴别。

肺含铁血黄素沉着症为肺内多次少量出血，血液吸收后肺泡内吞噬细胞内有含铁血黄素沉着。多见于有心脏病病史者，也可为特发性，或合并肾小球肾炎（Good pasture综合征）。X线多表现为双肺中、下野弥漫性结节影，密度较高，边缘清晰，阴影长时间无变化。

此外，有时尚需与细菌和病毒感染、寄生虫病、肺泡微石病、新生儿肺透明膜病、肺泡蛋白沉着症及真菌病等相鉴别，结合粟粒型肺转移癌X线影像学特点、临床病史及实验室检查可鉴别。

4. 临床评价　肺部是转移性肿瘤最多发生的部位，其他脏器的恶性肿瘤均可以通过血液或淋巴系统转移到肺部，所以常有肺外恶性肿瘤病史。肺转移瘤在未行治疗前，一旦发现进展迅速，半个月至1个月内病灶可增多、增大。有时初诊往往误为粟粒型肺结核，在发现原发肿瘤或在积极抗结核治疗下，弥漫性病变不但不见缓解，相反的进展恶化，即应高度怀疑转移癌的可能。甲状腺癌用放射碘治疗，子宫绒毛膜癌用抗癌药治疗，肺部粟粒型转移灶可全部吸收治愈。

六、肺结节病

1. 临床特点　肺结节病也称肉样瘤，鲍氏类肉瘤（Boeck sarcoid）等。属于一种非干酪性肉芽肿。国内较少见。有明显的地区性。温带较多，欧洲发病率较高。就人种而言，黑人最多，白人次之，黄种人少见。女性略多见。任何年龄均可发病，发病年龄多见于20～50岁。病程变化大，有自愈倾向。

病因不清，多认为与病毒感染有关。结节病的基本病理改变，系非干酪性肉芽肿（由上皮样细胞、郎格汉斯巨细胞、淋巴细胞及纤维细胞组成），可侵犯全身淋巴结、肺、眼、皮肤、肝、骨等组织。病变可在淋巴结或肺实质。结节可在数月内完全吸收，也可被纤维组织所代替，形成肺间质的弥漫性纤维化。

临床上多无症状或仅有轻微呼吸道症状，胸部体征阴性。全身性周围淋巴结肿大的约占40%。肝脾大的约占20%。血沉增快，皮内结核菌素试验常为阴性。

2. X线表现　为两侧对称性肺门及气管旁纵隔淋巴结肿大，呈分叶状肿块影，边界清晰锐利，一侧或两侧气管旁淋巴结增大，往往以右侧为主，同时可伴有肺门淋巴结增大。淋巴结多呈中等增大，边缘清楚，多发性结节呈土豆块状。约有60%病例当肺门淋巴结缩小消退时，两肺野出现弥散性粟粒状（直径1～5mm）结节影，伴有网状纤维索条状阴影；经随访1～3年，大多数病例肺门淋巴结影与肺部浸润影可完全吸收。但有15%～20%病例，肺部病变不见吸收而转化为肺间质纤维变，最后导致呼吸衰竭或肺源性心脏病。肿大淋巴结压迫支气管引起狭窄可致肺气肿或肺不张，累及骨骼出现趾、指的囊肿样改变，以及易出现肾结石等（图6－10）。糖皮质激素治疗可促使病变吸收。

3. 鉴别诊断　结节病的诊断常应与淋巴瘤、淋巴结结核、转移瘤及肺癌的纵隔淋巴结转移等鉴别。淋巴瘤通常从气管旁淋巴结开始，最常累及气管旁淋巴结、肺门及内乳淋巴结，早期累及单一淋巴结，肿瘤较小时，X线表现轻微，多难以确认；淋巴结增大明显时，其典型X线表现为纵隔多向两侧呈对称性增宽，肿瘤主要在气管两旁，可压迫气管变窄，肿瘤边缘清楚呈波浪状，或呈明显的分叶状，该类肿瘤对放射线的敏感性较大。淋巴结结核通常发生在儿童或青年，而结节病常为成人，淋巴结结核往往为单侧性的，结核菌素试验阳性，提示结核。原发肺肿瘤及肺转移瘤常伴有纵隔、肺门淋巴结肿大，但好发于中老年人，原发肺肿瘤常表现为肺内单个病灶，转移性肿瘤大多有肺外原发病灶。

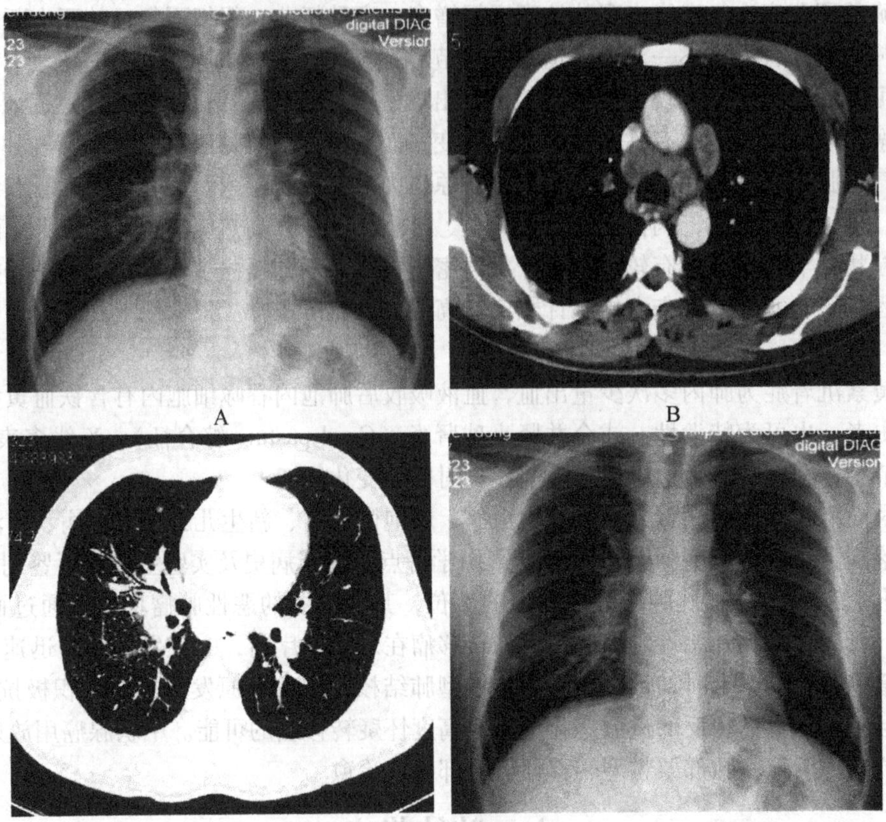

A　B　C　D

图 6－10　结节病

胸片（A）示上纵隔增宽，两肺门影增大，两中肺野肺纹理明显增多，并见细小结节影；CT 增强纵隔窗（B）示纵隔淋巴结增大；CT 肺窗（C）及胸片（D）示两肺门增大，右肺内见散在小结节影

4. 临床评价　非干酪性肉芽肿并非结节病所特有，因此本病诊断需结合临床、X 线和病理检查的结果而定。结节病侵犯肺部 X 线表现多种多样，根据不同的病理基础分为淋巴结型、浸润型和硬变型。肺部的病变可以完全吸收。如存在时间较久而未吸收即可发展为间质纤维病变，而表现为间质纤维病变和结节病变同时存在；或者甚至以间质纤维病变为主。结节病两侧肺门淋巴结肿大，临床症状轻微，为其特点。常应用淋巴结及前斜角肌脂肪垫活检、支气管镜检查、结核菌素试验（PPD，5IU）及 Kveim 试验等方法证实。但有作者提出肝活检有助于诊断。还有作者指出，血管紧张肽转换酶（ECA）≥60U/ml 有确诊意义。

胸部 CT 尤其是 HRCT 检查有助于本病的影像学诊断，除了能清晰显示纵隔、肺门淋巴结肿大外，还能显示肺内结节及肺间质增厚征象（图 6－11）。

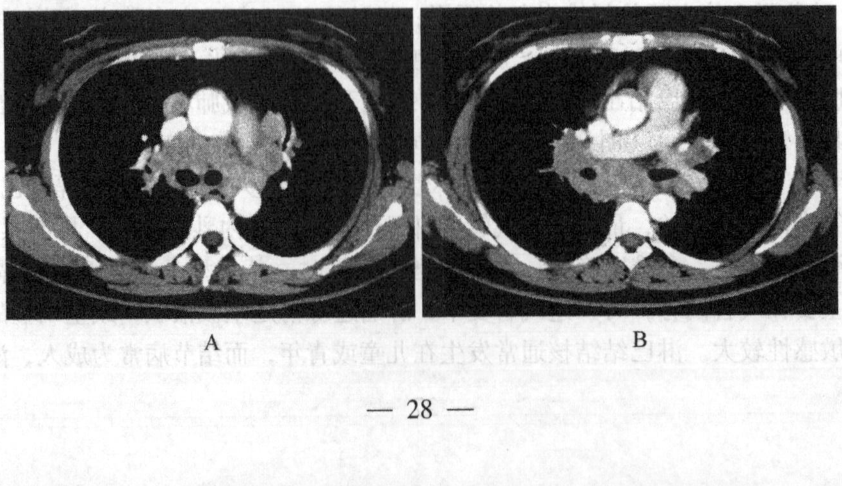

A　B

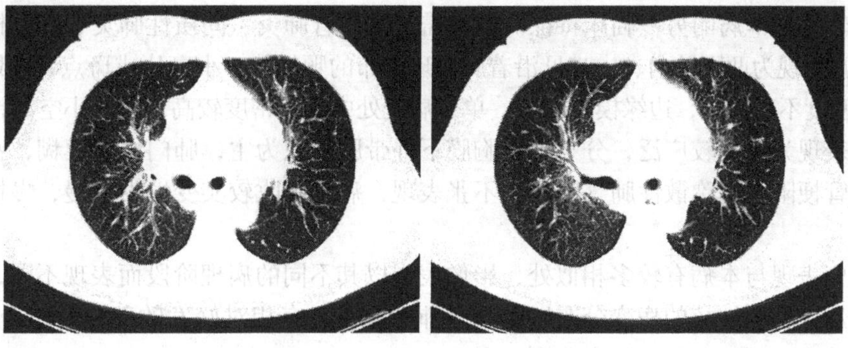

C　　　　　　　　　　　　D

图6-11　结节病CT

CT增强纵隔窗（A、B）显示纵隔淋巴结广泛肿大，淋巴结边缘清晰，部分呈分叶状；CT肺窗（C、D）显示两肺小叶间隔增厚，局部呈细网状改变，并伴有支气管血管束增厚

七、过敏性肺炎

1. 临床特点　系一种肺部的过敏性表现，临床特征为肺内有一过性的，游走性的炎症病变，血液中嗜酸粒细胞增多，全身症状一般不显著。患者常有个人或家族史。不少患者查不出过敏源，可能有自体免疫的因素，常见的病原有各种寄生虫感染；也可由药物、花粉、真菌孢子过敏引起。病理改变为在肺间质、肺泡壁及末梢细支气管壁内及肺泡渗出液内有嗜酸性粒细胞浸润。

许多病例可无症状，有时只在体检透视时被发现。有些患者可有咳嗽、咳少量黏液性痰或有头痛不适感。多数病例不发热，或仅有低热。白细胞计数正常或有轻度至中度增高，而嗜酸性粒细胞分类可增高至0.1~0.7，血沉稍快。

2. X线表现　病变无特征性，常表现为肺野内密度较低，边缘模糊的斑片状或大片状影像，以两肺中、下野较密集，肺尖区可无病变。往往多发、散在和非节段性分布，大多不与肺门相连。其影像较淡，与周围正常肺组织无明显界限呈薄纱状。少数患者可表现为粟粒样，但密度低，亦可表现为结节状（图6-12）。可有轻微胸膜反应，病灶一般在3~4天内可自行消失，但可在其他部位又出现新病灶，这种病灶的暂时性和游走性是本病的特点。病变后期肺内可出现不规则小结节、线样影、网状或蜂窝影。

A　　　　　　　　　　　　B

图6-12　过敏性肺炎

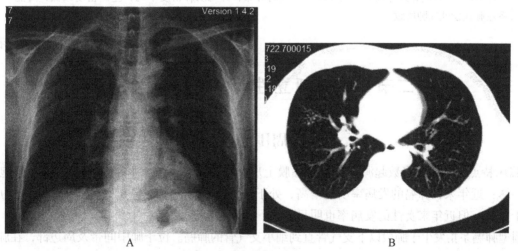

A. 胸片示两肺弥漫分布粟粒样、淡密度、边界模糊影；B. 同一患者的CT肺窗示两肺弥漫分布粟粒样、淡密度的小叶中心性结节

3. 鉴别诊断　过敏性肺炎的弥漫性粟粒影多不均匀，常伴有小斑片状实变影，病灶的形态、密度短期内可出现变化，肺内病灶的暂时性和游走性是本病的X线影像特点；另外，肺内病变较重，而患

者的临床表现较轻，是本病的另一临床特征。本病需与支气管肺炎、间质性肺炎、肺结核等相鉴别。

支气管肺炎常表现为两下肺内、中带见沿着肺纹理分布的颗粒状、小斑片或斑点状阴影，可融合成大片状，整个病变密度不甚均匀，边缘模糊不清，单个病变处中央部密度较高，可有小空洞，但较少见。

间质性肺炎表现为病变较广泛，分布常以胸膜下外带肺组织为主，肺门结构模糊，密度增高，轻度增大，细小支气管梗阻引起弥散性肺气肿或肺不张表现，病变吸收较实变性炎症慢，慢性病例可导致肺间质纤维化。

肺结核的临床表现与本病有较多相似处，影像表现以其不同的病理阶段而表现不同，肺内常出现纤维空洞、钙化病灶，且肺结核的病变分布以上、中肺野多见，有相对好发的部位，结合痰找抗酸杆菌、结核菌素试验等检查，可与过敏性肺炎鉴别。

4. 临床评价　过敏性肺炎一般均有过敏源接触史，因此必须详细询问病史，尽可能找出过敏源，实验室检查嗜酸粒细胞增高，依据其影像表现，可确立诊断。因其肺内病灶的暂时性和游走性的 X 线影像特点，短期 X 线胸片复查是其必要的鉴别诊断手段。CT 检查，特别是 HRCT 检查有利于发现肺内病灶及提供鉴别诊断信息（图 6 – 13）。

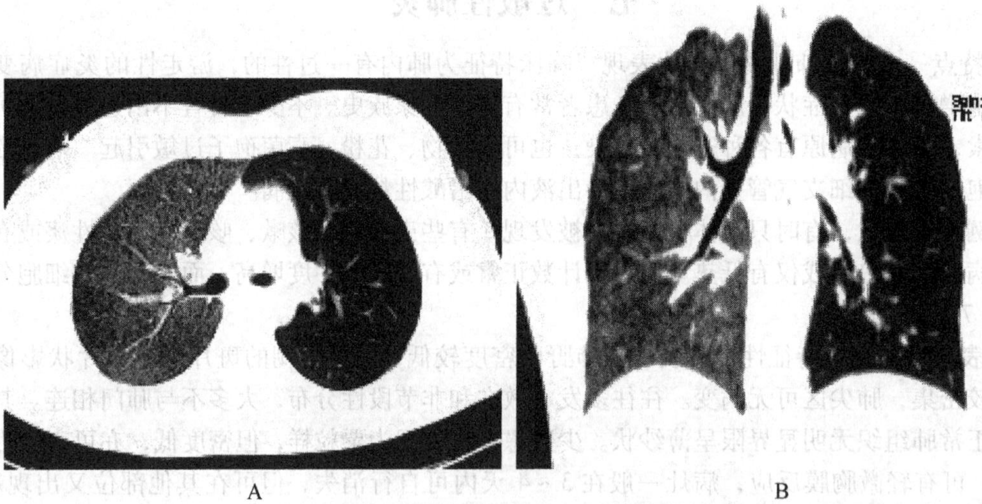

A　　B

图 6 – 13　过敏性肺炎

胸部 CT 示：右侧肺野弥散性细粟粒影，呈均匀分布，并见双肺密度不均，左侧密度减低，可能系左肺代偿性气肿所致

（张春峰）

第二节　肺内孤立性和多发性球形病灶

一、周围型肺癌

1. 临床特点　肺癌大多数起源于支气管黏膜上皮，也称之为支气管肺癌，少数起源于肺泡上皮及支气管腺体；近年来，肺癌的发病率明显增高，处于各恶性肿瘤的前列。多发生在 40 岁以上的成年人，男性多于女性，但近年来女性的发病率也明显升高。

周围型肺癌系指发生于肺段以下支气管直到细小支气管的肺癌。位于肺中间带及周边部，在肺内形成肿块，以腺癌及鳞癌多见。临床表现为咳嗽、咳痰、痰中带血，也可无任何临床症状。发生在肺尖部的肺上沟癌可有霍纳综合征，部分病例可伴有关节肿痛及内分泌紊乱症状。多数患者临床症状出现较晚。

真正的病因至今仍不完全明确。大量资料表明：长期大量吸烟，特别是多年每天吸烟 40 支以上者，肺癌的发病率是不吸烟者的 4 ~ 10 倍。环境污染是肺癌的一个重要致病因素。人体自身的免疫状况、代谢活动、遗传因素、肺部慢性感染等也可能对肺癌的发病有影响。

以往，肺癌分为小细胞及非小细胞肺癌，非小细胞肺癌又分为鳞状细胞癌、腺癌、复合癌和大细胞未分化癌。目前，临床将肺癌分为常见的4种类型：①鳞状细胞癌：肺癌中最常见类型，多见于50岁以上男性，以中央型肺癌常见。放化疗敏感，先淋巴道转移，血行转移较晚。②小细胞癌：发病率相对较低，多见于年龄较轻男性，以中央型肺癌常见。虽放化疗敏感，但预后差，较早发生转移。③腺癌：发病率相对较低，多见于年龄较轻女性，以周围型肺癌常见。细支气管肺泡癌也属此型。预后一般，较早发生血行转移。④大细胞癌：肺癌中最少见类型。预后最差。

2. X线表现　早期肿块较小，直径多在2cm以下，显示为密度较低、轮廓模糊的阴影，平片与炎症相似，癌肿继续发展，成为3cm以上较大的球形或圆形块影，可有以下征象。

（1）单发性肿块阴影，直径一般为2～6cm，以3～4cm者多见。

（2）肿块影密度较高，多数比较均匀，部分呈结节堆集而浓淡不均（图6－14）。部分病例可有空洞形成，洞内壁不规则，可见壁结节，少见气液平；以鳞癌多见。X线片少见瘤内钙化。

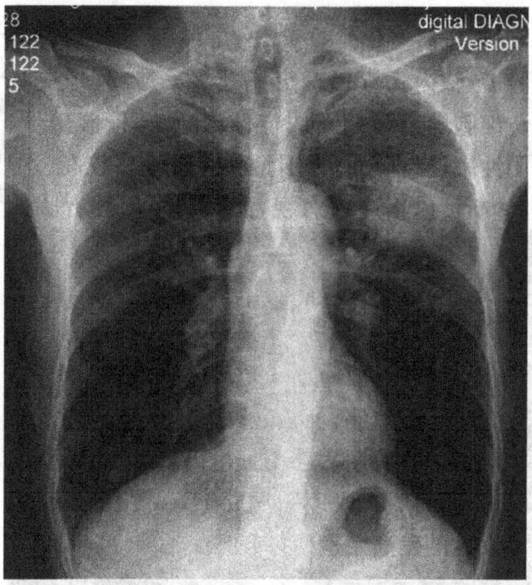

图6－14　左上肺周围型肺癌

X线胸片示左上肺球形病灶，可见浅分叶和毛刺，密度尚均匀

（3）肿块边缘多数有分叶或脐样切迹，也可呈边缘光滑的球形阴影（图6－15）。肿块影周边较模糊及毛刺是一重要X线征象。

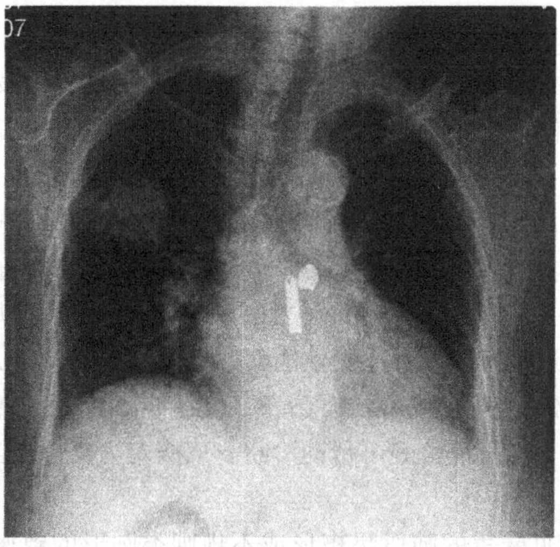

图6－15　右上肺周围型肺癌

X线胸片示右上肺球形病灶，可见分叶征，密度尚均匀

（4）瘤体周边部可有斑片状阻塞性肺炎阴影。

（5）胸膜下肿块易引起胸膜增厚及胸膜凹陷。亦可有肋骨破坏。

（6）胸内转移时可有胸腔积液，肺门及纵隔淋巴结增大。

（7）CT检查能更清晰显示瘤周征象和瘤内结构，对确诊及检出转移灶有极大帮助。

3. 鉴别诊断 周围型肺癌诊断要点是外围肺组织内发现结节或肿块，直径3cm以下者多有空泡征、支气管充气征、分叶征、毛刺征以及胸膜凹陷征。直径较大者可有分叶征，肿块内可发现癌性空洞。周围型肺癌须与肺结核球、肺囊肿、肺良性瘤（炎性假瘤）、慢性肺脓肿等相鉴别。结核球周围有小结核病灶，即卫星灶；或有其他结核依据，如对侧或同侧其他部位有结核病变，或有结核性胸膜炎等。结核球有时可见外围粗长的毛刺，由周围指向中心，毛刺靠近病灶边缘常中断，是由于病灶周围纤维化形成。有时病灶边缘呈浅小的分叶状。

由于结核球融合过程中浓缩，在瘤体周围可形成1～2cm的环形透光影，称“月晕”征。病变多在上叶尖后段的肺表面部位（图6－16）。结核球的发展较慢，在观察复查过程中，多数病例无增大或增大不明显。1年以上无大小改变，基本可肯定结核球的诊断。癌性空洞是癌组织液化坏死并经支气管排出后形成。肺癌空洞较肺结核空洞少见，肺癌空洞通常偏心性、壁厚、内壁凹凸不平，外壁可见分叶和毛刺征象如有肋骨、胸椎等骨骼侵蚀或转移时，诊断就更为可靠。而肺结核空洞周围有“卫星病灶”，可有支气管引流，洞壁一般比较光整。依靠上述征象结核球可与周围性肺癌鉴别。

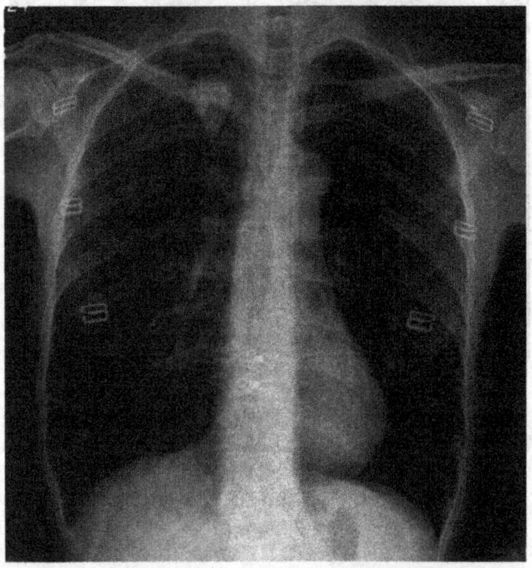

图6－16 右上肺结核球

（1）支气管肺囊肿：在X线上表现为圆形、椭圆形阴影，单发或多发薄壁透光区，卷发状、蜂窝状阴影；虽反复感染，病灶部位不变，其他肺野无新病灶出现（图6－17）。充分了解病史，一般鉴别诊断不困难。

（2）肺炎性假瘤：在组织结构上主要为成纤维细胞、大量的血管组织和各种炎性细胞的混合。本病的病因尚不完全明确，多数学者认为是炎性病变修复改变所形成。X线表现为肺内团块状阴影，密度较高而均匀，边缘整齐，肿块直径多数在2～4cm，但个别病例可以超过4cm，最大者可达10cm以上，肿块不出现空洞。一般肿块邻近肺野清楚，无炎性病变，也无胸膜改变。大多发生于肺表浅部位，生长缓慢，甚至无变化。极个别病例，病变阻塞叶支气管，形成肺叶不张、包裹性肿块，甚似中央型肺癌表现，对诊断带来困难，进一步支气管镜检查可帮助诊断。该病变为良性，当胸片难以定性时，可经皮穿刺活检，可确定诊断。

（3）肺脓肿：早期表现可见受累的肺段呈楔形或不规则类圆形的致密影，中心浓而周围略淡，边缘模糊，与一般肺炎实变相似。1～2周后，致密影中出现含有液平的空洞透亮区，空洞周围有浓密的炎症浸润影。病程超过3个月以上的，往往转变为慢性肺脓肿，呈肺段性致密影，含有厚壁空洞及液平，常侵及邻近肺段，形成多房性肺脓肿。脓肿四周有粗乱的纤维条索影，病灶影可继续扩大，伴有胸膜增厚。短期内随访，可显示病变病理演化，可与周围型肺癌鉴别。

其他肺孤立性球形病灶错构瘤、脂肪瘤、单发转移瘤等，均可表现为肺孤立性球形病灶，但这类病变都有其各自的 X 线影像特征及典型病史，因此，综合病史及影像学特征可明确诊断。

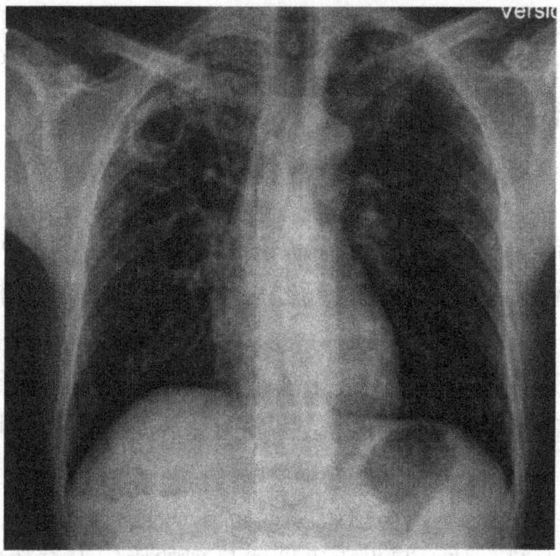

图 6－17　支气管肺囊肿

X 线上表现为圆形、椭圆形阴影，单发或多发薄壁透光区

4. 临床评价　肺癌起源于支气管黏膜上皮，并向支气管腔内或（和）邻近肺组织内生长，引起相应支气管的狭窄、闭塞，引起远端肺实质的继发性改变，局部形成占位征象。同时癌组织可侵犯淋巴、血管，通过淋巴道、血管、支气管转移扩散。常规 X 线胸片对诊断周围型肺癌有一定的局限性，特别是对早期周围型肺癌和隐匿在心影后方的病灶，有时较难发现；对是否有肺门及纵隔淋巴结转移更是难以显示。CT 检查可弥补常规 X 线胸片的不足，对病灶内部及周边的细节 CT 能提供较多的信息，CT 增强检查及 CT 灌注成像对周围型肺癌的鉴别诊断有极大的帮助。

CT 检查对周围型肺癌的征象有：①结节肺界面：有毛刺征、放射冠及分叶征等。有上述征象者多支持肺癌的诊断。②结节内部征象：肺癌内部密度多不均匀；若病灶中心有坏死，可形成壁厚薄不均空洞；肺癌还可见到结节内的空泡征、支气管充气征；肺癌内钙化少见，仅占 2%～5%。③胸膜及胸壁侵犯：病灶与胸膜间可见对诊断周围型肺癌较有特征意义的胸膜凹陷征，较大肺癌可累及邻近胸膜至胸壁，在 CT 显示肿块与胸膜界面不清楚；有时可见肋骨破坏，胸膜面小结节。④肺内转移征象：两肺可见大小不同结节灶，两下肺较多见（图 6－18）。

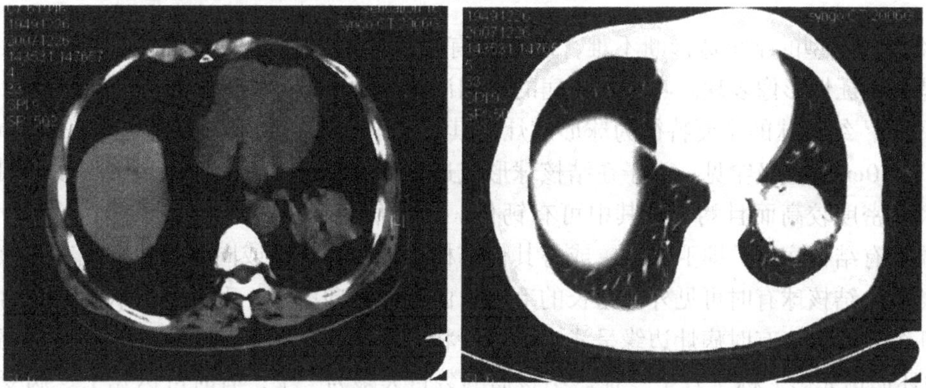

A　　B

图 6－18　周围型肺癌

CT 检查示分叶状球形病灶，内见空泡征，胸膜侧见胸膜凹陷征

MRI 周围型肺癌主要表现为肺内孤立性结节或肿块，在 T_1WI 呈中等信号（与肌肉相仿），T_2WI 与质子密度加权像均为高信号，显示肺内病变不如 CT，但对病变向周围侵犯情况及纵隔、肺门淋巴结转移情况可提供较多信息。

周围型肺癌还可沿血管周围直接向肺门浸润，产生球形阴影与同侧肺门之间的索条状阴影，通常较细而紊乱，断续地引向肺门，此时肺门通常已有肿大的淋巴结出现。周围型肺癌的诊断是一个比较复杂的问题，除了充分利用多种 X 线检查手段取得材料以外，还应密切结合痰细胞学检查、纤维支气管镜检查以及临床各方面的资料进行判断。

二、肺结核球

1. 临床特点　结核球（结核瘤）常为浸润型肺结核病变过程中的一种表现，病理上为局限性干酪化病。为纤维组织包绕的干酪样坏死团块，按形成过程分为 4 型：①干酪样肺炎局限而成的结核球：纤维包膜很薄，厚度仅 1mm。②同心圆层状结核球：系结核球扩展、再扩展后，历次形成的纤维包膜、历次扩展的厚度不等的干酪坏死层相间而成。③阻塞空洞型结核球：由于结核空洞的引流支气管完全阻塞，内容物浓缩凝固而成。④肉芽肿型结核球：结核性肉芽肿发生干酪样坏死而形成，由数个病灶融合而成。

2. X 线表现　结核瘤边缘多光滑、清楚或有索条，无分叶或仅浅分叶，偶有典型分叶；常有点状或斑点状、斑片状钙化，也可有空洞，其空洞为边缘性或呈裂隙样，大多数病例病灶周围有卫星灶，表现为致密的小或微小结节、索条状影等，有时可见肺纹理牵拉等肺结构扭曲改变（图 6 - 19）。

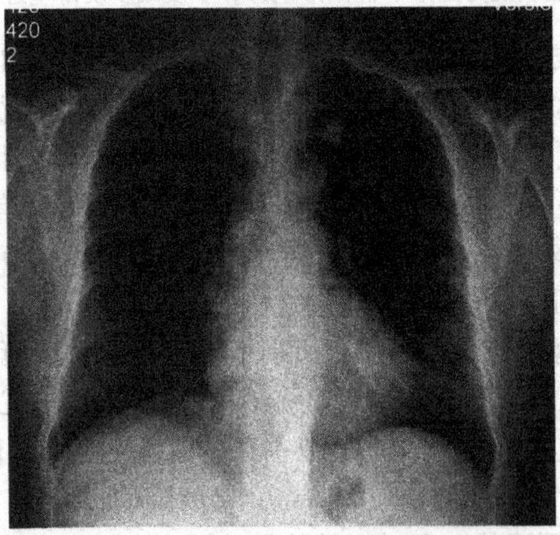

图 6 - 19　左上肺结核球

X 线胸片示左上肺结节状高密度致密影，边缘多光滑、清楚，见环形钙化

3. 鉴别诊断　典型的结核球诊断不难，以往常有肺结核病史，病灶内有斑点及斑片状钙化、周围有卫星病灶是其特征性影像表现。与其他疾病的鉴别诊断详见本节周围型肺癌鉴别诊断。

4. 临床评价　结核球的主要特征为球形病灶，其大小根据文献记载一般直径为 1 ~ 4cm，大者可达 8cm，个别可达 10cm，但极罕见。由于在结核球形成过程中产生包膜，故一般呈圆形或椭圆形，边缘整齐、光滑。病灶密度较高而且均匀，其中可有钙化、干酪病变、浸润或液化，或小空洞。绝大多数病例，结核球周围有结核病灶，即卫星灶；或有其他结核依据，如对侧或同侧其他部位有结核病变，或有结核性胸膜炎等。结核球有时可见外围粗长的毛刺，由周围指向中心，毛刺靠近病灶边缘常中断，是由于病灶周围纤维化形成。有时病灶边缘呈浅小的分叶状。由于结核球融合过程中浓缩，在瘤体周围可形成 1 ~ 2cm 的环形透光影，称“月晕”征。结核瘤的数目大多为一个，有时可达几个。病变多在上叶尖后段的肺表面部位。结核球的发展较慢，在观察复查过程中，多数病例无增大或增大不明显。1 年以上无大小改变，基本可肯定结核球的诊断。依靠上述征象可与其他病变鉴别。但缺少特征性改变时，可采取 CT 检查或经皮穿刺活检，甚至手术切除也是明智的，以免延误肺癌的诊断和治疗（图 6 - 20）。

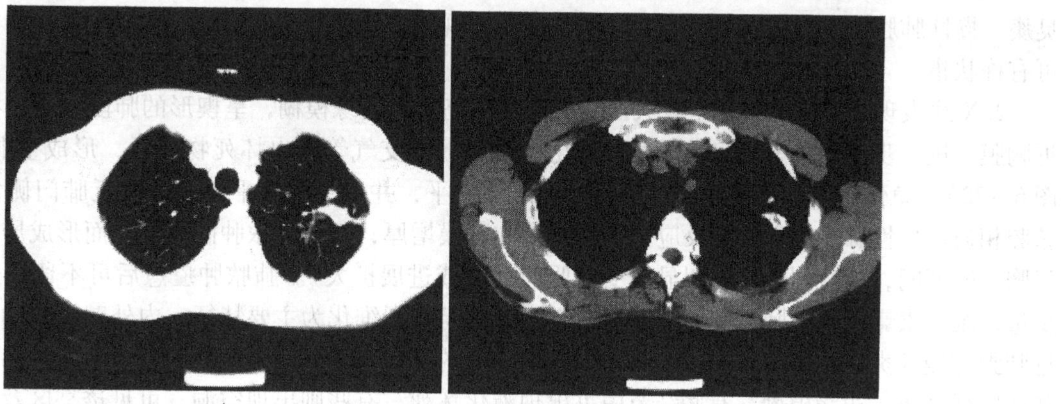

A　　　　　　　　B

图6-20　左上肺结核球

CT示左上肺高密度结节状钙化影，周围见卫星灶及纤维条影

三、球形肺炎

1. 临床特点　形态呈孤立、圆形变的肺炎，称球形肺炎，是一个以X线胸片的形态表现特点而命名的肺炎。本病的临床特点是：多数患者有急性炎症的表现，如发热、咳嗽、咳痰、白细胞计数升高和血沉加快，还多并发有基础性疾病。常好发于肺门旁下叶背段或上叶后段的节段性肺炎。其形成机制，有人认为与呼吸道吸入性有关，也有人认为由炎性渗出物通过肺泡小孔，向邻近周围肺泡呈放射状扩散蔓延而成。

2. X线表现　球形肺炎阴影的范围接近一个肺段（5～6cm），呈球形，无分叶及毛刺。仔细观察球形肺炎影的密度较淡而不均匀，深浅不一，含有隐约的透亮区，边界模糊，缺乏清晰的轮廓。多数患者病灶周围及肺门方向有较长索状阴影，及所谓“局部充血征象”提示肿块为炎症。经2～3周的随访复查，肺炎阴影常迅速消散，而获最后确诊。

3. 鉴别诊断　最主要的是与周围型肺癌鉴别诊断。有人认为X线胸片上球形病灶的一半以上边缘模糊为肺炎表现，相反肺癌大部边缘清晰。另外是肺栓塞，可呈球形或类圆形，也是需要注意鉴别的。短时间内经抗感染治疗吸收消散是其与其他肺内孤立性球形病变的重要鉴别点。

4. 临床评价　鉴别诊断困难时，CT和经皮肺穿刺活检为球形病灶的确诊提供了有效的手段。CT对病灶的密度、边缘、强化征等征象显示更为确切。

四、肺脓肿

1. 临床特点　肺脓肿是由多种病原菌引起的肺部化脓性感染，早期为化脓性肺炎，继而发生坏死、液化和脓肿形成。引起肺脓肿的病原菌与上呼吸道、口腔的常存菌一致，常见的有肺炎链球菌、金黄色葡萄球菌、溶血链球菌、克雷白杆菌等。急性肺脓肿常为上述细菌的混合感染。

发病机制分为3种类型：①吸入性：60%的肺脓肿是由于吸入口腔或上呼吸道带有病菌的分泌物、呕吐物等所致。尤其是在口腔、鼻腔及上呼吸道存在感染灶时，此外在受寒、极度疲劳或昏迷等使全身抵抗力降低，咽喉保护性放射减弱等情况下均有利于感染性分泌物的吸入。吸入性肺脓肿发生的部位与体位有关，好发于右肺上叶后段、下叶背段与左肺下叶后基底段，且右侧多于左侧。②血源性：身体其他部位感染性，引发败血症的脓毒栓子经血行播撒至肺，使肺组织发生感染、坏死及液化，形成肺脓肿。血源性肺脓肿多为两肺多发病灶，以金黄色葡萄球菌多见。③继发性：肺脓肿也可继发于支气管扩张、支气管囊肿、支气管肺癌等。急性肺脓肿随着有效抗生素的应用，脓液的排出，脓腔可缩小而消失，但若在急性期治疗不彻底，脓液引流不畅，炎症持续不退，脓肿周围的纤维组织增生使脓肿壁增厚，肉芽组织形成，病灶迁延不愈而转变为慢性肺脓肿。急性肺脓肿的表现类似于急性肺炎，如寒战高热、咳嗽咳痰、胸痛，全身中毒症状较明显等。发热1周后常有大量浓痰咳出，若为厌氧菌感染，则为臭痰。慢性肺脓肿有经常咳嗽、咳脓痰和血痰，不规则发热伴贫血、消瘦等，病程都在3个月以上，并可有杵状指。

2. X线表现　肺脓肿早期呈较大区域的密度增高影，边缘模糊，呈楔形的肺段或亚段实变，底部贴近胸膜。进一步发展，中央出现低密度液化坏死区，经支气管排出坏死物质后，形成空洞（图6－21、图6－22）。急性肺脓肿形成期的空洞内壁可凹凸不平，并多见气液平面，形成近肺门侧常见支气管与脓腔相通。急性肺脓肿可伴有反应性胸腔积液和胸膜增厚，可因肺脓肿破入胸腔而形成局限性脓胸或脓气胸。短期间，病灶阴影可有明显改变（吸收缩小或进展扩大）。肺脓肿痊愈后可不留痕迹，或仅留下少量纤维条索影。慢性肺脓肿以纤维厚壁空洞伴肺组织纤维化为主要特征，内外壁界限均比较清晰，邻近肺野有慢性炎症、支气管扩张、新的弥散灶和旧的纤维化等。血源性肺脓肿多为两肺多发片状或结节状密度增高影，边缘模糊。有些结节中央出现液化坏死，有些则出现空洞，可见透亮区及液平面。

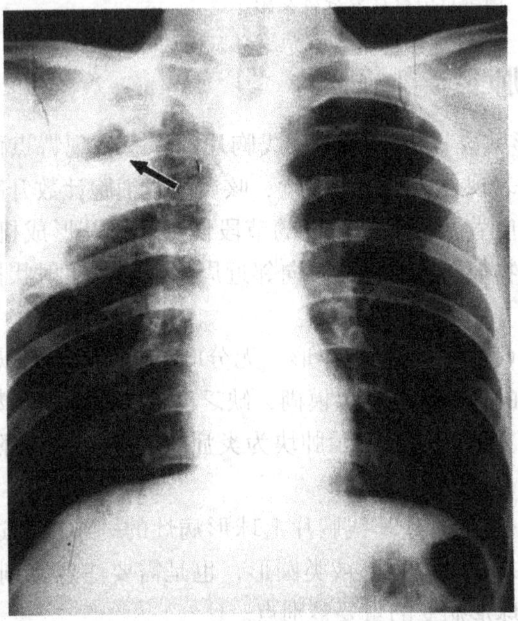

图6－21　右肺上叶肺脓肿

正位胸片，为一类楔形实变，边缘模糊，病灶内出现厚壁空洞（箭头）

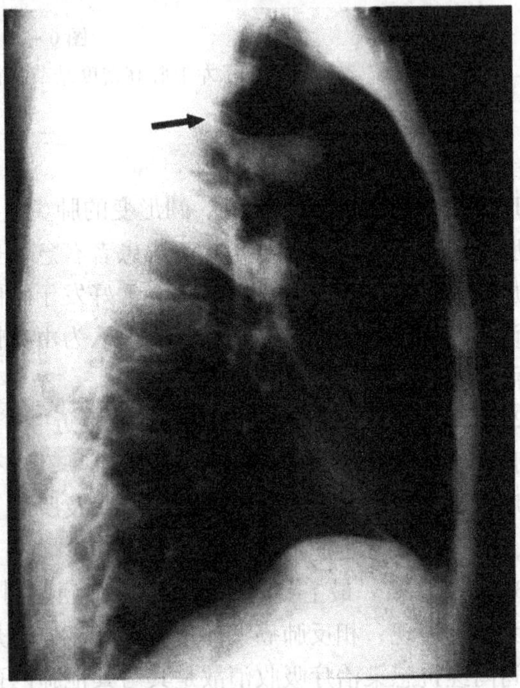

图6－22　右肺上叶肺脓肿

右侧位胸片，箭头示空洞，洞内见气液平

3. 鉴别诊断　吸入性肺脓肿需与癌性空洞及继发于阻塞性肺炎的肺脓肿鉴别；伴有液平时，还需与结核空洞、肺囊肿伴感染相鉴别。继发于阻塞性肺炎的肺脓肿，肺门部可见肺癌的原发病变，癌性空洞呈厚壁，外缘呈分叶，可见毛刺，边界清晰等可资与鉴别。结合病史分析及痰液检查，可以确诊。

4. 临床评价　大多数肺脓肿为吸入性，结合病史分析及痰液检查，X线表现病灶边缘模糊，洞壁光滑整齐，内多见液平，多数肺脓肿可明确诊断。CT检查可提供确立诊断和鉴别诊断的更多信息。

五、血行转移性肺癌

1. 临床特点　人体许多部位的原发性恶性肿瘤均可经血行转移至肺内。血行转移途径多由于局部癌细胞侵入静脉系统，通过右心癌栓分布至肺血管及毛细血管，发展为两肺转移性癌灶。绒癌、乳腺癌、肝癌、胃癌、骨肉瘤、甲状腺癌、肾癌、前列腺癌、精原细胞瘤及肾胚胎瘤均可发生肺转移。

肺转移癌的临床症状：可无任何临床症状。两肺多发转移瘤可有咳嗽、咯血、胸痛及呼吸困难，随着肺内转移瘤数量增多长大，呼吸困难可进行性加重。

肺转移癌可是原发瘤的初发症状。有些患者肺转移癌得到病理证实，而找不到原发灶部位。

2. X线表现　如下所述。

（1）两肺野多发散在结节或球形肿块影，病灶密度中等，边缘清楚。因受血流分布影响，中、下肺野较多。4%左右的球形灶内可出现空洞。

（2）由于转移发生的时间有先后，故转移性球形灶的大小不等。

（3）短期内随访，球形肿块影的数目不断增多，体积亦渐增大。

（4）有时可伴发胸膜腔或心包腔血性积液。

（5）有些肺转移癌可以单发而较大，可误为原发的肺癌，每见于胃癌或肾癌的转移。

（6）有些肺转移癌可呈粟粒样结节，似粟粒型肺结核，每见于甲状腺癌的转移。

（7）成骨肉瘤的肺内转移灶可发生骨化，球形灶的密度增高如骨质。

（8）子宫绒毛膜癌的肺转移灶，可呈多发圆球形肿块影或为粟粒样结节影，经抗癌治疗后，常能完全吸收而治愈。

3. 鉴别诊断　肺转移癌需与肺结核、金黄色葡萄球菌肺炎及其他病源引起的肺炎、真菌病、胶原病、尘肺、恶性组织细胞病（恶性组织细胞增生症）、结节病、淀粉沉着症等相鉴别。其中以肺结核需与转移癌鉴别的机会较多，特别是发生于两肺中下肺野的血行播散型肺结核。

（1）急性粟粒型肺结核：有高热、咳嗽、呼吸困难、头痛、昏睡及脑膜刺激等症状。有的患者临床症状轻微，可仅表现低热、食欲减退及全身不适。血沉增快。在胸片上表现为两肺野从肺尖到肺底均匀分布的粟粒样大小结节阴影，其特点是“三均匀”：病灶大小均匀、密度均匀和分布均匀。病灶边缘较清楚。

（2）亚急性及慢性血行弥散型肺结核：在临床上起病不明显，可有低热、咳嗽、咯血、盗汗，乏力及消瘦等临床症状。在胸片上特点是“三不均匀”：表现为大小不等阴影，密度较高与密度较低病灶可同时存在，有的病灶还可纤维化或钙化。病灶主要分布在两肺上、中肺野，但分布不均匀。

有时仅根据X线影像鉴别比较困难，应重视临床材料。对于一时鉴别确实有困难的病例可先行抗结核治疗。进行短期观察，或进行经皮穿刺活检确诊。

4. 临床评价　血行转移性肺癌较常见，X线检查是发现肺部转移癌较简单而有效的方法。在一般情况下X线片能够明确诊断。胸部CT检查发现肺转移癌较常规X线胸片敏感（图6－23），可发现胸片未能显示的肺内转移癌。由于转移性肿瘤常无明显特异性，因此，对原发灶不明的患者，应积极寻找原发病灶。

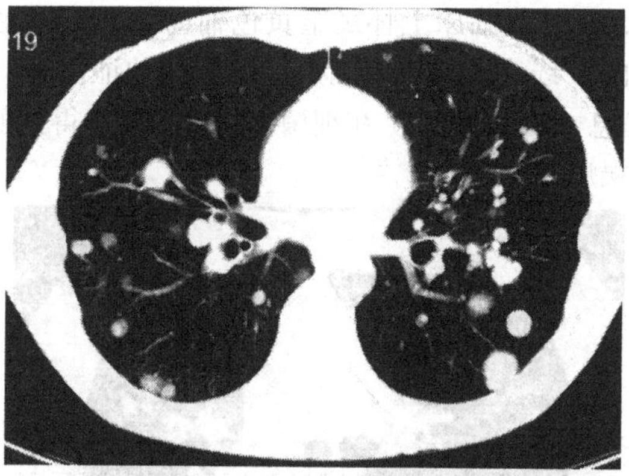

图6－23　肺内多发转移癌

CT肺窗示两肺多发、界清、大小不等的结节影

六、金黄色葡萄球菌肺炎

1. 临床特点　金黄色葡萄球菌肺炎是金黄色葡萄球菌引起的化脓性炎症。肺部病灶出现之前，患者常先有皮肤疮疖或化脓性骨髓炎的临床表现，后因脓性栓子侵入血流，经血行播弥而侵入肺组织致病。

发病年龄以青壮年居多。临床有寒战、高热、咳嗽、胸痛、气促、发绀、脓性痰带血，病势严重。两肺均有散在的湿啰音。白细胞计数显著增高，中性粒细胞比例明显增高。血培养阳性。

2. X 线表现　如下所述。

（1）两肺野中、外带有散在多发的圆球状病灶（直径 1～3cm），或不规则的大小片状影，密度较高，边缘模糊，有时圆球的边缘亦可光整（图 6－24）。

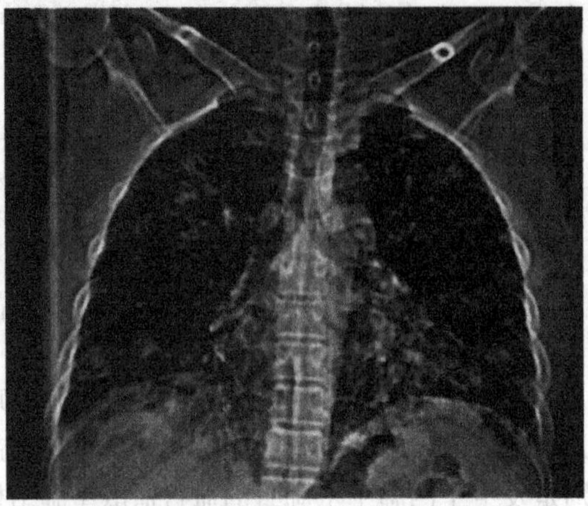

图 6－24　金黄色葡萄球菌肺炎

患者因大腿软组织蜂窝织炎就诊，定位胸片示两肺弥散分布、斑片状及结节状、边界模糊影

（2）在球状或片状影内，可出现透亮区及小液面，成为多发性肺脓肿。脓腔壁较薄，周围浸润影较少。

（3）同时由于活瓣性细支气管阻塞，可出现薄壁圆形肺气囊（肺气肿），肺气囊壁菲薄。

（4）肺气囊直径为 1～4cm，肺气囊的大小形态在短期内变化很快，且易于消失。

（5）常并发气胸或脓气胸，甚至可并发化脓性心包炎。

（6）本病经积极抗菌药物治疗后，肺内炎症影、小脓肿影及肺气囊影均可迅速吸收、消散，可遗留少许纤维索条影。

3. 鉴别诊断　根据临床症状、体征，结合 X 线病变易形成肺脓肿和肺气囊、常并发脓胸、动态变化快等特点较易与其他炎性病变鉴别。确诊有赖于细菌学检查。

4. 临床评价　该病起病急、病情危重、病死率高。需尽早介入医学干预。由于细菌学检查（如血细菌培养）需较长时间才得到结果，当临床上怀疑金黄色葡萄球菌败血症时，如果 X 线检查发现典型的血源性金黄色葡萄球菌肺炎的 X 线表现，可为确诊提供有力的证据。X 线检查对于及时处理患者很有价值。CT 检查可提供更多信息（图 6－25）。在细菌学检验结果未得到前，必须有针对性地选用抗生素先进行试验性治疗，以免贻误病情。

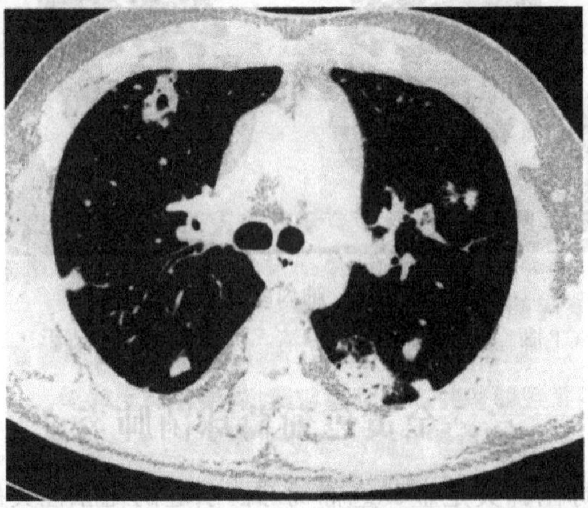

图 6－25　金黄色葡萄球菌肺炎

与 6－24 图示是同一患者，对应的 CT 肺窗示两肺弥散分布、斑片状及结节状、边界模糊影，部分结节内见透亮区

七、肺吸虫病

1. 临床特点　本症为地方性流行病，如在我国浙江（绍兴）、台湾，以及朝鲜等，因食用含有囊蚴的生的或未煮熟的蟹类而感染疾病。常见症状为咳嗽、胸痛、咳铁锈色痰、反复咯血。在痰中可查到嗜酸粒细胞和夏柯－雷登结晶，有时痰中还可找到肺吸虫卵。

2. X线表现　如下所述。

（1）出血破坏期：两侧中、下肺野有散在的椭圆形或圆形浸润影（直径2cm左右），边缘模糊（图6－26）。

（2）囊肿期：肺部浸润阴影内可见单房或多房性透明区，其周围可见条索状阴影伸向肺野。

（3）囊肿后期：肉芽组织和结缔组织增生包裹，形成边界清楚的圆形或椭圆形结节阴影。可单发，亦可聚集成团块状。

（4）愈合期：病灶缩小，密度增高，可见环状、点状或片状钙化。亦可呈条索状阴影。

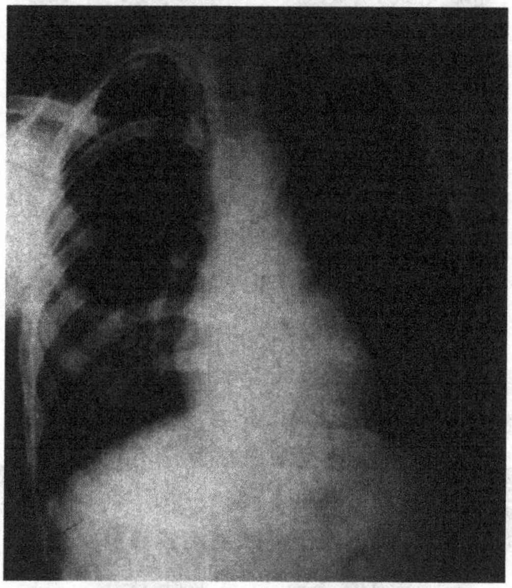

图6－26　肺吸虫病

两中下肺见数个小圆形高密度影，边界欠清

3. 鉴别诊断　肺吸虫病无论哪一期的X线表现均无特异性，与肺结核的多形态X线表现鉴别较困难。

4. 临床评价　有食用未熟螃蟹、蛤蜊与蝲蛄史，如果肺吸虫皮内试验与补体结合试验阳性，痰内查到肺吸虫病卵即可确诊。

（张春峰）

第三节　肺部索条状病变

一、先天性心脏病

1. 临床特点　先天性心脏病（房间隔缺损、室间隔缺损、动脉导管未闭），由于左心压力高于右心，常产生左向右的分流，引起右心系统压力增高，肺动脉高压，肺动脉增粗。分流量以房间隔缺损为最大。

2. X线表现　如下所述。

（1）肺血管纹理影普遍增粗，边缘锐利（图6－27）。

（2）肺动脉段明显膨隆（图6－28）。

（3）肺门舞蹈征：X线透视下肺动脉搏动增强所致。

（4）残根征：由于长期的肺动脉高压，肺门区的中心肺动脉特别怒张，右下肺动脉干宽度＞15mm。而外围的小动脉痉挛收缩，小动脉壁增厚，使管腔变细，故周围肺纹理特别稀少而清晰。

3. 鉴别诊断　肺充血引起纹理增加的需与肺瘀血相鉴别。肺瘀血肺野透亮度减低，肺纹理增多，模糊。肺门影模糊。肺野可见间质性水肿线。而肺充血肺纹理边缘锐利，肺野无明显改变。以资鉴别。

4. 临床评价　肺充血为一些先天性心脏病的一种征象。心脏扩大以右心房、右心室为主，肺动脉段明显膨隆。结合临床病史、心脏杂音位置和性质，可以做出明确的诊断。

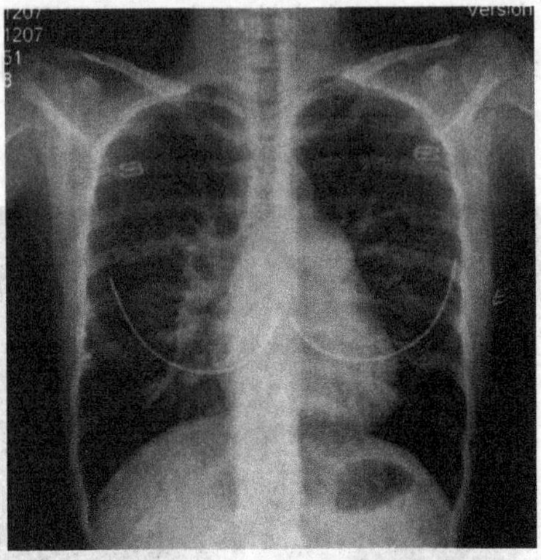

图6－27　房间隔缺损

肺动脉段突出，主动脉结缩小。右心房影增大。右心室增大使心尖上翘。肺充血征象：肺纹理增多，增粗，边缘锐利

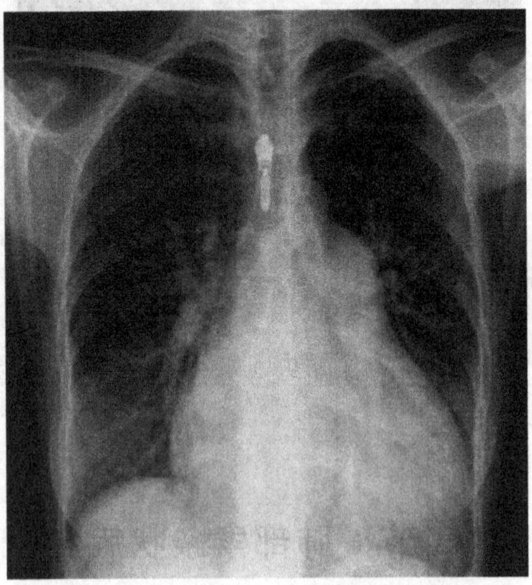

图6－28　室间隔缺损

肺动脉段突出，主动脉结缩小。右心室、左心室增大。肺充血征象：肺纹理增多、增粗，边缘锐利。右心室增大使心尖上翘

二、风湿性心脏病

1. 临床特点　风湿性心脏病各瓣膜均可受累，但以二尖瓣最为常见，尤其是二尖瓣狭窄。由于肺静脉血液回流受阻，肺部常发生瘀血征象。

2. X线表现 如下所述。

（1）心脏呈典型的梨形，左心房和右心室扩大。

（2）肺野模糊，透亮度减低如雾状。肺静脉影扩张，模糊。

（3）肺门血管影亦增宽，边缘模糊。

（4）长期肺瘀血，引起继发性肺小动脉扩张，此时肺动脉、静脉均见扩张增粗。两上肺明显，下肺血管由于反射性挛缩反可变细，使上肺纹理多于下肺，称“肺血倒置”（图6-29）。

（5）两肺中、下野的中、外带小静脉影普遍增粗、紊乱，交织如网状。

（6）可出现Kerley B线。

3. 鉴别诊断 X线不能直接显示瓣膜系统，需与某些血流动力学相似的疾患鉴别。

4. 临床评价 X线平片简便易行、心肺兼顾，可用于监测病变的演变。通过术前后的对照，可用于手术疗效的评价。

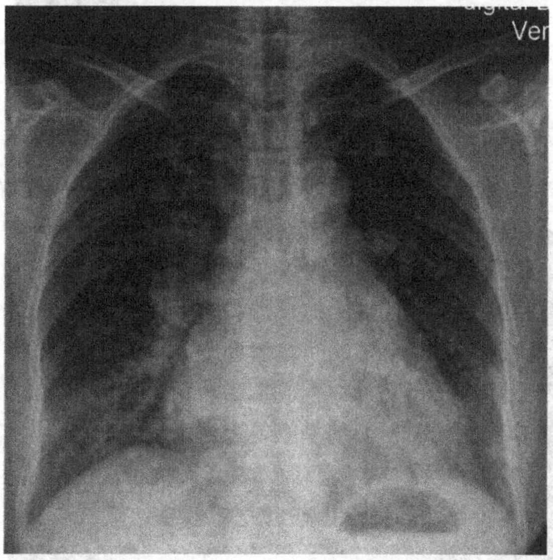

图6-29 风湿性心脏病

肺瘀血征象：肺野透亮度减低，肺门影增大，模糊，肺纹理增多，模糊

三、心力衰竭

1. 临床特点 心室收缩力减退，导致心血排量降低，从而引起体和（或）肺循环的淤积，称为充血性心力衰竭，可分为右心衰竭、左心衰竭和全心衰竭。

2. X线表现 如下所述。

（1）右心衰竭

1）两肺野清晰，无瘀血征象或有轻度瘀血，胸腔可有积液。

2）右上纵隔上腔静脉影增宽（图6-30）。

3）肝脏瘀血致右膈肌抬高。

（2）左心衰竭：两肺瘀血程度严重，两肺可出现下列特征。

1）肺门影增宽，轮廓模糊。

2）两肺上叶静脉扩张（图6-31）。

3）两侧肺纹理普遍增粗、模糊，肺野浑浊（肺间质水肿）。

4）小叶间淋巴管水肿，出现Kerley B线。

5）叶间胸膜及两侧肋膈角有积液表现。

6）心影扩大。

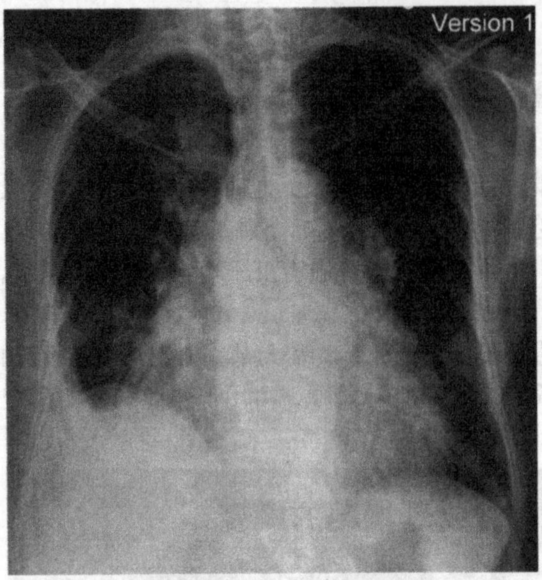

图6－30　右心衰竭

上腔静脉影增宽，肝脏瘀血肿大致右膈肌抬高；双侧肺野内见轻度肺瘀血。右侧中等量胸腔积液

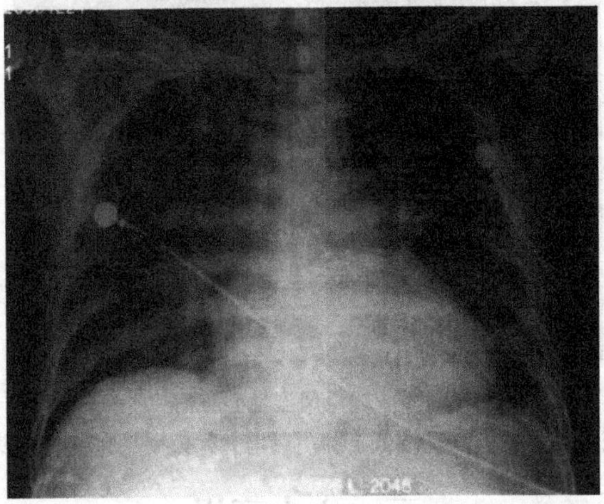

图6－31　左心衰竭

两肺透亮度减低，肺纹理普遍增粗模糊，上肺静脉扩张。肺门影增大，轮廓模糊

3. 鉴别诊断　X线需对左心衰竭、右心衰竭和全心衰竭做一个鉴别诊断，根据其相应临床表现及特征性X线表现，鉴别不是很困难。

4. 临床评价　左心衰竭、右心衰竭的X线征象与临床表现一致，但近1/4左心衰竭的患者中，X线表现早于临床；而右心衰竭X线表现常晚于临床。左心衰竭用药控制后，肺部瘀血水肿征象多可迅速消失，肺门影缩小，肺纹理亦减少，肺野变为清晰。X线胸片可评价治疗效果。

四、支气管扩张症

1. 临床特点　支气管扩张是指支气管内径的异常增宽。少数患者为先天性，多数患者为后天发生。根据形态可分为：柱状支气管扩张、静脉曲张型支气管扩张、囊状支气管扩张。临床表现有咳嗽、咳脓痰、咯血。患者的病史较长，反复发生感染。

2. X线表现　如下所述。

（1）支气管扩张症的粗索条纹理改变，多位于两下肺以及右肺中叶或左肺舌叶，少数位于上肺。

（2）支气管影不规则增粗、扭曲，索条纹理的远端增粗更为明显，有时呈卷发状（图6－32）。

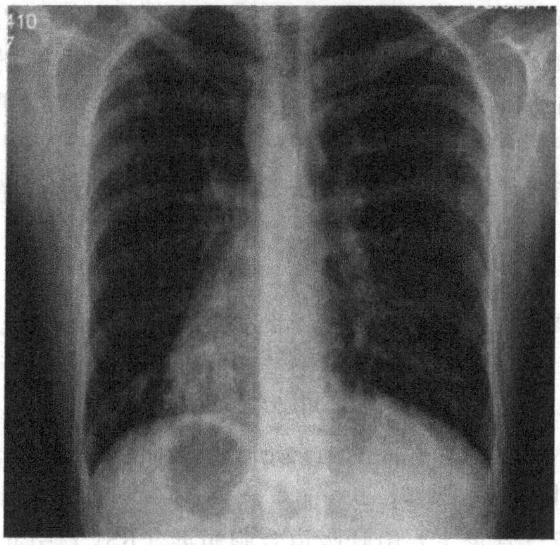

图6-32　Kartagener综合征

左下肺见柱状扩张支气管影，远端扩张，呈杵状指。此例有全内脏反位

（3）充气的管状透亮区或为薄壁圆囊状透亮区，大小约1cm，相互重叠。个别圆腔中伴有小液平。有时索条影间可夹杂有炎症性模糊斑片影（图6-33）。

（4）受累的肺叶或肺段常有萎缩肺不张改变。

（5）支气管造影检查，充盈的支气管呈囊状、柱状或囊柱状的扩张改变。

3. 鉴别诊断　当中青年患者有咯血或反复肺部感染的病史，X线片见两下肺片状阴影不易吸收，肺纹理明显增粗，特别是有多发环状阴影时提示本病的可能性。

4. 临床评价　X线片对本病的诊断有限度，既往确定诊断需做支气管造影检查，现可行CT检查，尤其是HRCT（图6-34）可明确支气管扩张的存在、累及肺叶范围、严重程度及其扩张类型。

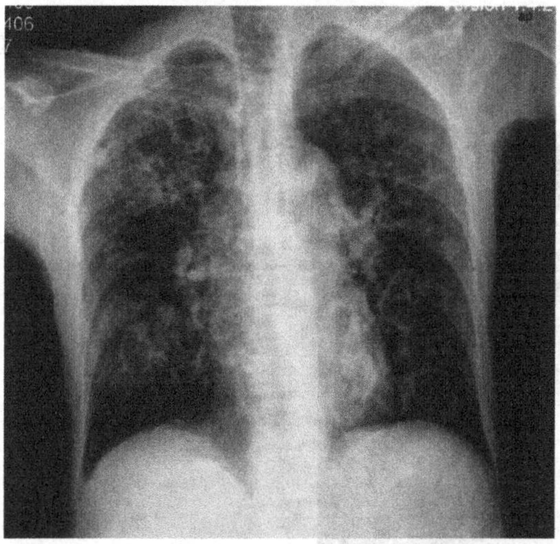

图6-33　囊状支气管扩张

两肺支气管影不规则增粗、扭曲，呈卷发状，内见类圆形薄壁囊状透亮区

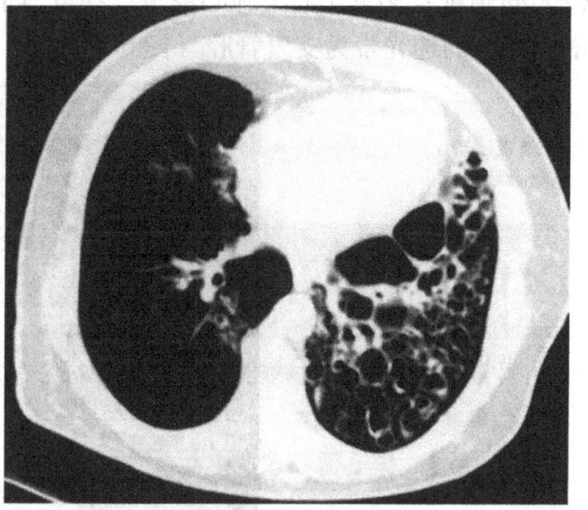

图6-34　支气管扩张

HRCT示左下肺多发薄壁囊状低密度影

五、急性毛细支气管炎

1. 临床特点　多见于婴、幼儿，由于急性感染，产生广泛的细支气管管壁炎性水肿增厚伴痉挛收缩。病理改变是毛细支气管上皮细胞坏死和周围淋巴细胞浸润，黏膜下充血、水肿和腺体增生、黏液分泌增多。毛细支气管狭窄甚至堵塞，导致肺气肿和肺部不张，出现通气和换气功能障碍。

临床表现主要是喘憋和肺部哮鸣。呼吸困难可呈阵发性，间歇期呼气性哮鸣消失，严重发作者，面色苍白、烦躁不安，亦口周和口唇发绀。全身中毒症状较轻，可无热、低热、中度发热、少见高热。体检发现呼吸浅而快，伴鼻翼扇动和三凹征；心率加快，肺部体征主要为喘鸣音，叩诊可呈鼓音，喘憋缓解期可闻及中、细湿啰音，肝、脾可由于肺气肿而推向肋缘下，因此可触及肝脾。由于喘憋，PaO_2 降低，$PaCO_2$ 升高，SaO_2 降低而致呼吸衰竭。本病高峰期在呼吸困难发生后的 42 ~ 72 小时，病程一般为 1 ~ 2 周。

2. X 线表现　如下所述。

（1）两肺见有弥漫的细索条状影，两肺内、中带为多，下肺多于上肺。

（2）由于两肺细支气管痉挛以及管腔内分泌物造成的不全性细支气管阻塞，极易产生末梢细支气管性肺泡气肿，两肺出现明显的弥漫性肺气肿，两肺透亮度明显增强。

3. 鉴别诊断　本病主要 X 线表现为弥漫的细索条状影及细支气管性肺泡气肿，影像改变无特殊性。结合典型临床症状，一般鉴别诊断不难。

4. 临床评价　急性毛细支气管炎主要由呼吸道合胞病毒（RSV）引起，副流感病毒之某些腺病毒及肺炎支原体也可引起本病，最近发现人类偏肺病毒（HMPV）也是引起毛细支气管炎的病原体。毛细支气管炎常常在上呼吸道感染 2 ~ 3 天后出现持续性干咳和发作性喘憋，常伴中、低度发热。病情以咳喘发生后的 2 ~ 3 天为最重。咳喘发作时呼吸浅而快，常伴有呼气性喘鸣音即呼气时可听到像拉风箱一样的声音，以喘憋、三凹征和喘鸣为主要临床特点。典型的临床病史结合影像改变，可确立诊断。

六、慢性支气管炎

1. 临床特点　诊断标准：慢性进行性咳嗽、咳痰，每年至少 3 个月，连续 2 年以上。并除外全身性或肺部其他疾病。冬季发病较多。易发生急性呼吸道感染。

2. X 线表现　如下所述。

（1）两肺纹理普遍增粗、增多，呈粗细不均、排列不齐、交错紊乱的索条影，有时伴有支气管扩张的改变。

（2）轨道征：多见于右下肺心缘旁。在支气管走行部位可见到互相平行的线状阴影，为增厚的支气管壁，其间的透光带为支气管腔（图 6 – 35）。

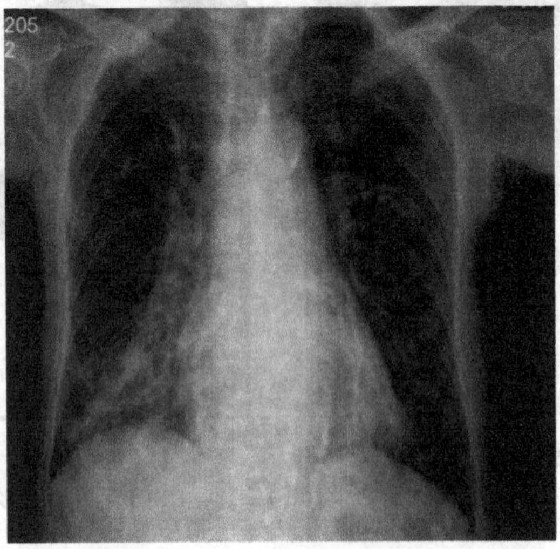

图 6 – 35　慢性支气管炎伴肺气肿

两肺纹理普遍增粗、增多，紊乱。右下肺心缘旁见支气管“轨道”征。两肺弥散性肺气肿（肋间隙增宽，两肺透亮度增高，横膈面低平，心影狭长）

（3）刀鞘状气管：是指气管胸段冠状径较小，矢状径增宽（气管横径与矢状径之比小于 2/3）。形如刀鞘状。发生机制是因用力咳嗽及呼吸，使气管内压力增加，在气管壁炎症的基础上而引起刀鞘状变形（图 6-36）。

（4）老年性慢性支气管炎的患者，常伴有弥散性肺气肿。胸廓呈桶状，两肺透亮度增高，横膈面低平，呼吸运动幅度降低。心影狭长。

3. 鉴别诊断　临床病史结合典型线片诊断不难。

4. 临床评价　慢性支气管炎是常见的老年呼吸系统疾病，常伴发感染，并发肺大疱、肺气肿。X 线检查简便快捷，可监测病程发展，及时发现并发症。

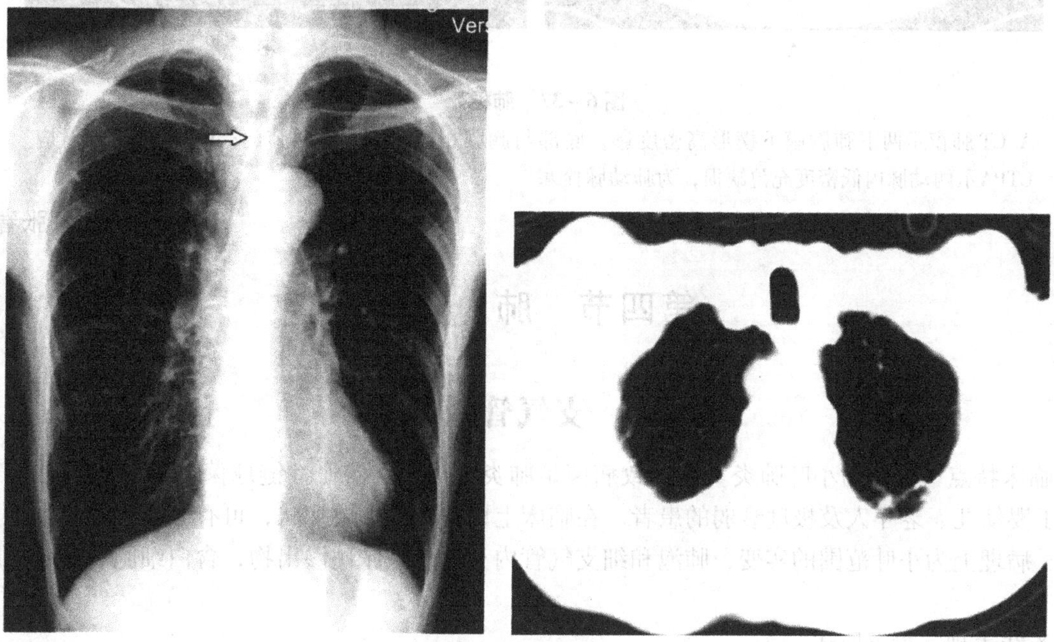

A　　　　　　　　　　B

图 6-36　刀鞘状气管

A. 胸片示气管呈刀鞘状改变（箭头），两肺呈肺气肿改变；B. CT 肺窗示气管呈刀鞘状改变

七、肺梗死

1. 临床特点　由于血液循环障碍导致肺组织坏死，称肺梗死。临床症状主要表现为突发的呼吸困难和胸疼。有时可有咯血。

2. X 线表现　如下所述。

（1）肺体积缩小和肺缺血：当肺叶或肺段动脉栓塞时，相应区域内肺血管纹理减少或消失，透亮度升高。

（2）肺缺血区见楔状实变阴影或锥状阴影，底部与胸膜相连，尖端指向肺门。

（3）肺梗死病灶吸收后，梗死部位残留条索状纤维化阴影，并引起胸膜皱缩、局限性胸膜增厚及粘连。

3. 鉴别诊断　本病的 X 线表现无特征。对于下肢静脉血栓的患者，临床表现起病急、咯血和剧烈胸痛。X 线片有局限性肺纹理稀少或肺段阴影时应考虑到本病。

4. 临床评价　确诊可行 CTPA（图 6-37）或肺动脉造影检查。

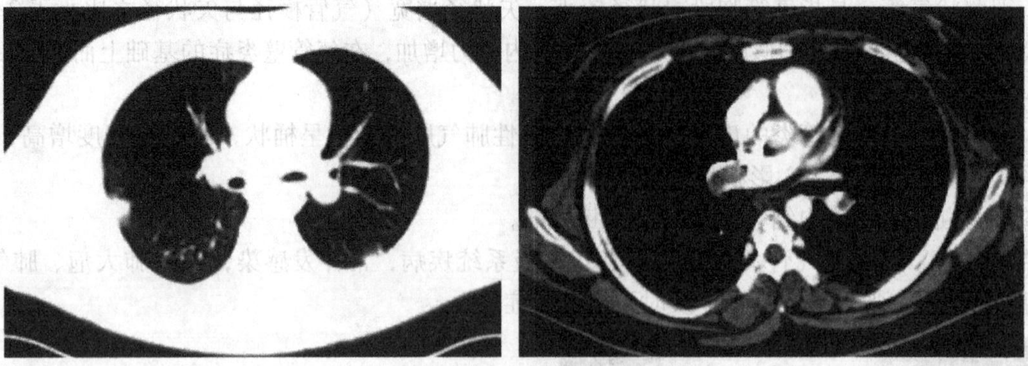

图6-37　肺梗死

A. CT肺窗示两下肺胸膜下楔形高密度影，底部与胸膜相连，尖端指向肺门；B. 同一患者对应CTPA示两动脉内低密度充盈缺损，为肺动脉栓塞

（张春峰）

第四节　肺内阴影

一、支气管肺炎

1. 临床特点　又称为小叶肺炎。常见致病菌是肺炎链球菌、溶血性链球菌、葡萄球菌。支气管肺炎多见于婴幼儿、老年人及极度衰弱的患者。在临床上以发热为主要症状，可有咳嗽、呼吸困难、发绀及胸痛。病理上为小叶范围的实变，肺泡和细支气管内充满黏液脓性渗出物，含白细胞、吞噬细胞和纤维素。

2. X线表现　如下所述。

（1）支气管炎和支气管周围炎引起肺纹理增强，边缘模糊。

（2）斑片状阴影病灶多位于两肺下野内带，肺叶后部病变较前部多，沿支气管分支分布（图6-38）。

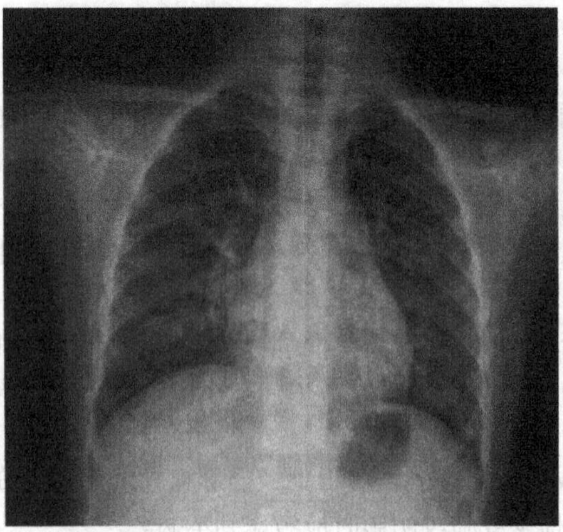

图6-38　儿童支气管肺炎

两肺纹理增多，中、下肺野见沿支气管分布的斑片状致密影

（3）如遇黏液阻塞细支气管，则可并发为小三角形肺不张阴影，周围间杂以局限肺气肿影或肺大泡影。

（4）有时小片状阴影可在2~3天内演变为融合大片状密度不均匀阴影，呈假大叶性分布。经抗感染治疗病灶可在1～2周内吸收。

3. 鉴别诊断　各种病原菌均可引起支气管肺炎，仅根据影像表现，鉴别支气管肺炎的病原性质比较困难。

4. 临床评价　支气管肺炎患者常有发热症状，实验室检查白细胞计数升高明显，血沉正常。本病经抗感染治疗后做追踪复查，胸部病灶吸收往往较快，病程较短。治疗过程中及时复查X线胸片，以了解肺内病况变化，可与其相关疾病相鉴别。

二、浸润型肺结核

1. 临床特点　浸润型肺结核是继发性肺结核，多为已静止的肺内原发灶重新活动，偶为外源性再感染。临床症状有低热、乏力、盗汗，重者可有高热、咳嗽、咯血、胸痛及消瘦。血沉加快，痰检可检出抗酸杆菌。

2. X线表现　如下所述。

（1）渗出性斑片状或云絮状边缘模糊的致密影，好发于两肺上叶尖、后段及下叶背段，由于以上部位氧分压较高所致。有时还可见引流支气管，也可出现空洞（图6－39）。

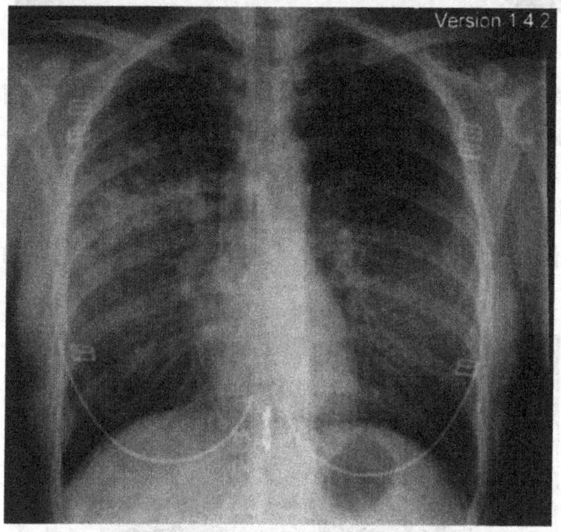

图6－39　右肺浸润型肺结核

右上肺见云絮状模糊的致密影，其内似见小空洞

（2）干酪性肺炎，表现为肺段或肺叶实变，其中可见不规则透明区为急性空洞形成表现。

（3）可伴有同侧、对侧或两侧肺支气管性广泛弥散，造成两肺广泛弥散性渗出与干酪性病灶。

（4）经过抗结核治疗，渗出病灶能完全吸收或转变成纤维增殖病灶。

3. 鉴别诊断　浸润型肺结核类似支气管肺炎表现，因予以鉴别。

支气管肺炎好发于两肺下叶，浸润型肺结核好发于两肺上叶尖、后段及下叶背段，但往往并发空洞存在。对于肺部斑片状阴影诊断困难的，可予以非抗结核的抗菌药物治疗，如无明显好转，应考虑到浸润型肺结核的可能。确诊需痰中找到抗酸杆菌和痰培养阳性。

4. 临床评价　X线对于浸润型肺结核无确诊价值。但可对确诊肺结核的抗结核治疗进行评价，监测病情的转归。病变好转愈合时，渗出性病灶可完全吸收，也可纤维组织增生使病灶收缩形成瘢痕。

三、肺水肿

1. 临床特点　病理是肺静脉压力增高，肺毛细血管通透性增高，引起肺间质至肺泡实质内充满液体。肺间质水肿，胸片上则表现为肺间质纹理模糊、粗糙，同时血流动力学逆转，血液分布改变而使上肺野纹理多于下肺野。心脏影可增大，可以发展成肺泡性水肿。

临床症状有极度气急、端坐呼吸，气管内有痰声、粉红血性泡沫痰、发绀，两肺听诊闻满布水泡性湿啰音。

2. X线表现 如下所述。

（1）两肺散在分布腺泡结节状及小片状阴影，边缘模糊，常分布于两肺内中带。

（2）当融合时呈典型的蝶翼状阴影。水肿影亦有含气支气管影存在（图6－40）。

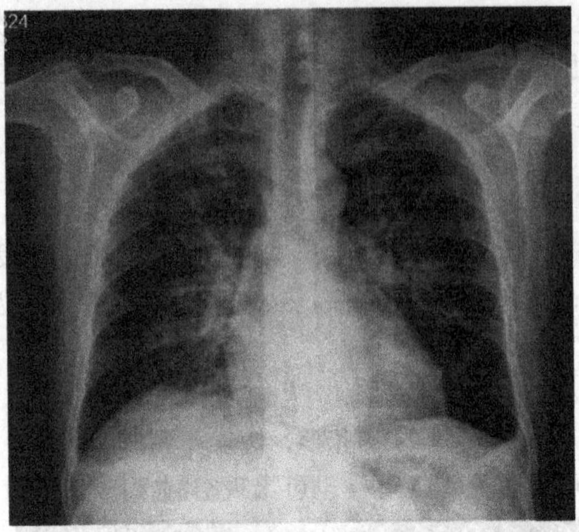

图6－40 感染性心内膜炎

心力衰竭。双肺野透亮度减低，肺纹理增多、模糊。两侧肺门旁见蝶翼状阴影，左侧少量胸腔积液

（3）部分患者表现为单侧性肺水肿，系单侧肺毛细血管通透性改变、血流量增加所致。这一类小片状水肿可以类似肺炎表现，但单侧性水肿往往伴水肿间隔线（B线）而且经过适当治疗，很快可以吸收，这两点可以同肺炎鉴别（图6－41）。

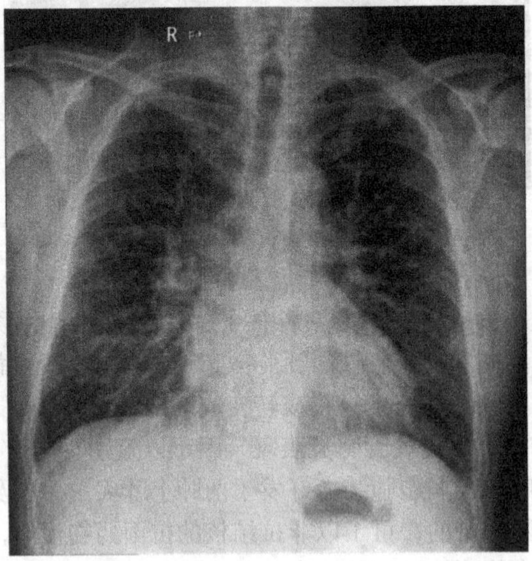

图6－41 肺水肿

双侧肺门影增大。两肺野透亮度减低，肺纹理增多，模糊，两下肺见Kerley B线

3. 鉴别诊断 急性肺水肿的主要X线表现是肺泡实变阴影，与肺炎的影像相似。肺水肿与肺炎的鉴别应注意以下几点。

（1）肺水肿的阴影密度较均匀，有时如毛玻璃状。

（2）肺水肿有间质异常阴影，如肺纹理模糊，增粗，有间隔线阴影。

（3）肺水肿阴影动态变化快，几天或数小时内有显著增多或减少，而肺炎阴影明显变化一般在2周左右。

（4）肺水肿不具备肺炎的临床表现，缺乏急性炎症的发热和白细胞增多等特点。

（5）肺水肿的病因和临床表现对鉴别诊断也有重要的参考价值。

4. 临床评价　X线检查是诊断肺水肿的重要方法，可用于肺水肿的早期诊断和了解病变的动态变化。X线与临床表现相结合有助于肺水肿的病因判断及与其他疾病相鉴别。

四、支原体肺炎

1. 临床特点　本病由肺炎支原体经呼吸道感染，多发于冬春、夏秋之交。本病主要病理为肺段范围的肺间质炎症浸润，在细支气管及血管周围，有炎性淋巴细胞浸润，肺泡壁增厚，同时肺泡腔内亦有胶状渗出液填充，内含淋巴细胞、大单核细胞及红细胞。患者多系青壮年，症状多轻微，可有咳嗽、微热、头痛、胸闷或疲劳感，重症可有高热，体温可达39~40℃。血冷凝集试验在发病后2~3周比值较高。

2. X线表现　如下所述。

（1）病变早期可仅表现肺纹理增多，边缘模糊，呈网格状改变，提示间质性炎症。

（2）中、下肺野见密度较低斑片状或肺段阴影，为肺间质性炎症或肺泡炎表现。病灶阴影多在1~2周完全吸收（图6-42）。

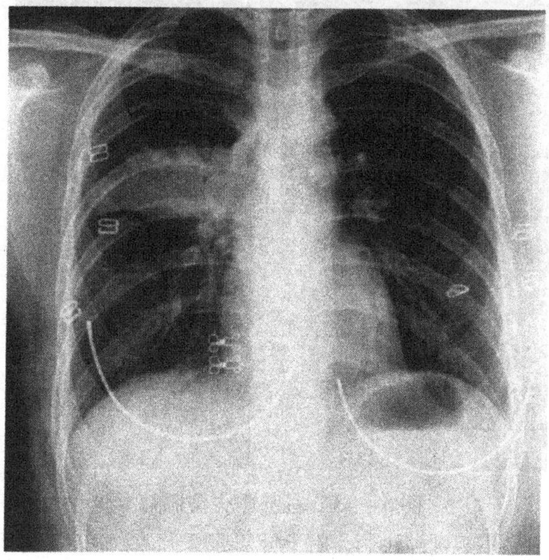

图6-42　支原体肺炎

右肺上叶见片状致密影，边界欠清，右肺门影模糊不清。右肺上叶部分不张

3. 鉴别诊断　如下所述。

（1）肺炎支原体肺炎的X线表现需与细菌性肺炎、病毒性肺炎及过敏性肺炎鉴别。冷凝试验对于肺炎支原体肺炎的诊断有价值。

（2）肺炎支原体肺炎在影像上与浸润型肺结核相似。肺炎支原体肺炎一般1~2周可以明显吸收，而浸润型肺结核经抗结核治疗，其影像有明显变小需要1个月以上。

4. 临床评价　支原体肺炎是肺炎支原体引起的急性呼吸道感染伴肺炎，过去称为“原发性非典型肺炎”的病原体中，肺炎支原体最为常见。可引起流行，约占各种肺炎的10%，严重的支原体肺炎也可导致死亡。其发病机制主要由于支原体穿过宿主呼吸道黏膜表面的黏液纤毛层，黏附于黏膜上皮细胞上，此黏附作用与肺炎支原体表面的P1蛋白的末端结构有关。当此黏附因子附着于呼吸道黏膜上皮细胞时，释放的有毒代谢产物可导致纤毛运动减弱，细胞损伤。感染肺炎支原体后，可引起体液免疫和细胞免疫反应。

X线多表现为单侧病变，大多数在下叶，有时仅为肺门阴影增重，多数呈不整齐云雾状肺浸润，从肺门向外延至肺野，尤以两肺下叶为常见，少数为大叶性实变影。可见肺不张。往往一处消散而他处有新的浸润发生。有时呈双侧弥散网状或结节样浸润阴影或间质性肺炎表现，而不伴有肺段或肺叶实变。体征轻微而胸片阴影显著，是本病特征之一。

五、支气管肺癌

1. 临床特点　支气管肺癌是肺部最常见的恶性肿瘤。系原发于支气管黏膜和肺泡的恶性肿瘤，病因至今尚不完全清楚，一般认为与大气污染、吸入某些工业废气和工矿粉尘、放射性物质、长期吸烟等因素有密切关系。

2. X线表现　如下所述。

（1）肺段型肺癌系发生于肺段支气管内的癌肿，好发于上叶的前段、后段，下叶背段或在中叶、舌叶的肺段。由于肺段支气管癌的阻塞，常引起肺段的阻塞性肺炎和肺不张，形成楔状致密影，易误诊为肺炎。但细致地观察，可见节段性炎症和不张阴影的根部常有密度较高的肿块影。

（2）肺叶支气管肺癌（中央型）的后期常形成一侧肺门肿块影，以及所属肺叶的不张、阻塞性炎症的大叶性致密影，右上叶支气管肺癌引起整个右上叶不张，其下缘（水平裂）的大部分向上凹陷，在靠近肺门处的下缘则向下隆凸（肺门肿块），构成典型的横S形弯曲（图6－43）。中叶支气管肺癌的肺不张呈三角形阴影，其上、下缘常呈弧形隆凸改变。

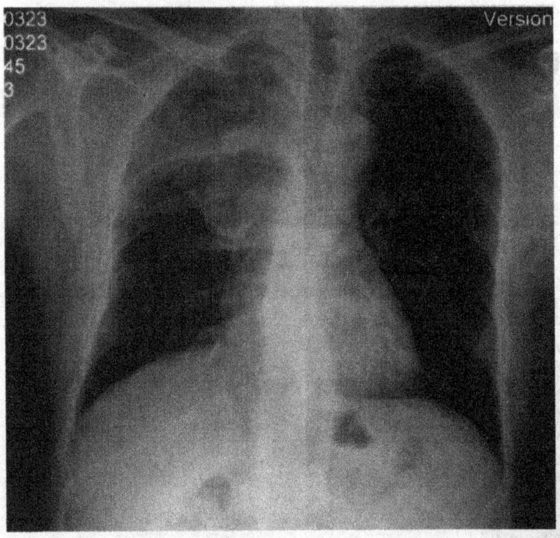

图6－43　右肺中央型肺癌

右侧肺门见不规则肿块影，右上叶不张呈大片致密影。水平裂向上凹陷，肿块向下隆凸，形成横S征

3. 鉴别诊断　周围型支气管肺癌易与肺结核球混淆。肺结核球多见于年轻患者，病变常位于上叶尖、后段或下叶背段，一般增长不明显，病程较长，在X线片上块影密度不均匀，可见到稀疏透光区，常有钙化点，边缘光滑，分界清楚，肺内常另有散在性结核病灶。粟粒型肺结核的X线征象与弥漫型细支气管肺泡癌相似。

粟粒型肺结核常见于青年，发热、盗汗等全身毒性症状明显，抗结核药物治疗可改善症状，病灶逐渐吸收。肺门淋巴结结核在X线片上的肺门块影可能误诊为中央型肺癌。肺门淋巴结结核多见于青幼年，常有结核感染症状，很少有咯血，结核菌素试验常为阳性，抗结核药物治疗效果好。值得提出的是少数患者支气管肺癌可以与肺结核合并存在，由于临床上无特殊表现，X线征象又易被忽视，临床医师常易满足于肺结核的诊断而忽略同时存在的癌肿病变，以致往往延误肺癌的早期诊断。因此，对于中年以上的肺结核患者，在肺结核病灶部位或其他肺野内呈现块状阴影，经抗结核药物治疗肺部病灶未见好转，块影反而增大或伴有肺段或肺叶不张，一侧肺门阴影增宽等情况时，都应引起结核与肺癌并存的高度怀疑，必须进一步做痰细胞学检查和支气管镜检查等。

早期肺癌产生的阻塞性肺炎易被误诊为支气管肺炎。支气管肺炎一般起病较急，发热、寒战等感染症状比较明显，经抗菌药物治疗后症状迅速消失，肺部病变也较快吸收。如炎症吸收缓慢或反复出现，应进一步深入检查。还需与肺脓肿相鉴别，肺癌中央部分坏死液化形成癌性空洞时，X线征象易与肺脓肿混淆。肺脓肿病例常有吸入性肺炎病史。急性期有明显的感染症状，痰量多，呈脓性，有臭味。X线片上空洞壁较薄，内壁光滑，有液平面，脓肿周围的肺组织或胸膜常有炎性病变。支气管造影时造影剂多可进入空洞，并常伴有支气管扩张。

支气管肺癌有时须与肺部良性肿瘤相鉴别。肺部良性肿瘤一般不呈现临床症状，生长缓慢，病程长。在 X 线片上显示接近圆形的块影，可有钙化点，轮廓整齐，边界清楚，多无分叶状。

肺部孤立性转移癌很难与原发性周围型肺癌相区别。鉴别诊断主要依靠详细病史和原发癌肿的症状和体征。肺转移性癌一般较少呈现呼吸道症状和痰血，痰细胞学检查不易找到癌细胞。

中央型肺癌有时可能与纵隔肿瘤混淆。诊断性人工气胸有助于明确肿瘤所在的部位。纵隔肿瘤较少出现咯血，痰细胞学检查未能找到癌细胞。支气管镜检查和支气管造影有助于鉴别诊断。纵隔淋巴瘤较多见于年轻患者，常为双侧性病变，可有发热等全身症状。

4. 临床评价　CT 检查可提供更多信息，可以发现肿块及支气管管壁的情况（图 6－44）。核素扫描、血清肺癌标志物测定（癌胚抗原、神经元特异性烯醇化酶）等检查有助于肿瘤组织类型的鉴别。另外，可做胸腔积液瘤细胞检查，淋巴结穿刺涂片或活检，以及纵隔镜检查等。确诊需穿刺活检或手术后病理检查。

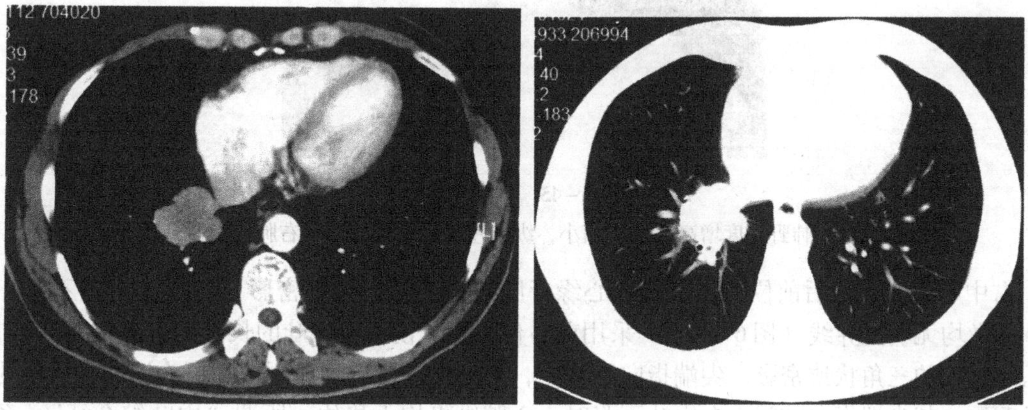

A　　B

图 6－44　周围型支气管肺癌

A. CT 增强纵隔窗示右下肺内基底段分叶状软组织肿块影，病灶中度均匀性强化；B. 同一患者对应 CT 纵隔窗示右下肺内基底段分叶状软组织团块影，边界尚清

六、肺不张（肺叶、肺段）

1. 临床特点　形成肺叶（图 6－45）、肺段的不张是由于支气管的完全阻塞所致。支气管阻塞的原因，大致可分为支气管腔内病变（如支气管肿瘤、支气管内膜结核所致肉芽组织或瘢痕，支气管异物、支气管结石、支气管腔内黏稠分泌物或凝血块等引起）；或为支气管腔外病变的压迫引起阻塞（如肺门淋巴结肿大、主动脉瘤、左心房扩大、心包积液等）。

2. X 线表现　支气管完全阻塞后 18～24 小时，所属肺叶、肺段的肺泡腔气体，很快被吸收而引起肺组织的萎陷、容积缩小，形成密度增高的致密影，其范围相当于一个肺叶或肺段。由于肺不张的肺叶、肺段体积缩小，可使肋间隙变窄，心脏纵隔向病侧移位，吸气时移位更为明显，叶间裂亦移位（图 6－45）。上叶不张肺门上移，下叶不张肺门下移，而中叶、舌叶不张并不影响肺门的位置，患侧的横膈可上升。在不张肺叶的邻近肺叶常产生代偿性肺气肿，局部肺纹理散开、稀疏。急性肺不张在阻塞原因消除后，患肺即可充气张开而恢复正常；慢性肺不张为时过久，可导致不可恢复性的肺纤维变，并发支气管扩张病变。

（1）右上叶不张：在右上肺野呈大片均匀性浓密阴影，其下缘（水平裂叶间线）向上移位呈凹弧线状，气管偏向病侧，肺门上移，右上肋间隙变窄。长期不张而显著缩小的右上叶，可形成三角形阴影，紧贴右上纵隔旁，其尖端指向肺门。右上叶不张时，右中、下肺呈代偿性气肿，血管纹理影分散稀疏。右上叶不张的常见原因为结核或肺癌。肺段不张形成的致密影范围较小，由于容积小，故并不影响气管肺门纵隔或横膈的位置。右上叶尖端不张，在右上纵隔旁形成三角状阴影，气管无移位。右上叶前段不张形成长方块影，其下缘向上凹陷。右上叶后段不张的阴影与前段不张相似，但位置偏向外侧，侧位片可明确前后段的位置所在。

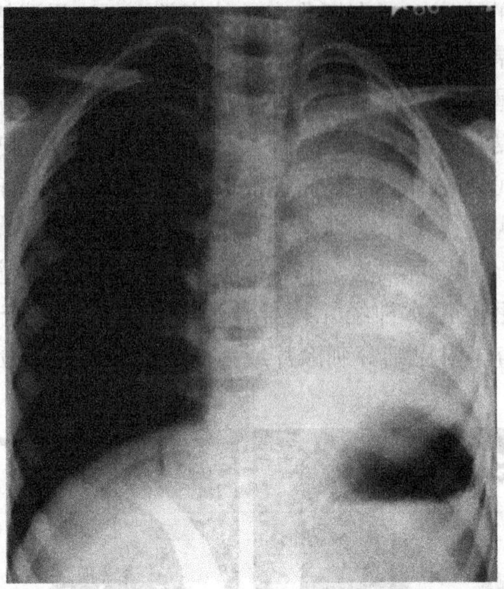

图6-45　左肺不张

胸片示左肺野密度增高，体积缩小，纵隔左移，左膈抬高，右肺代偿性气肿

（2）右中叶不张：在后前位胸片只见右心缘旁肺野有一片模糊增密影，右心缘模糊不清，不张中叶的上、下缘均无明显界线（图6-46）。采用前弓位摄片，使不张中叶的长轴与X线平行，乃在右中、下肺可见一狭长的三角状致密影，尖端指向胸外围，上、下边缘锐利。侧位片更为清楚，狭长的三角状影与心影重叠，其尖端指向肺门。右中叶不张时，心脏纵隔均无移位。所谓“中叶综合征”，系指右中叶慢性炎症并发不张与支气管扩张，形成机制是由于中叶支气管狭长而细，其周围有多个淋巴结包绕，炎症性或结核性淋巴结肿大，易压迫中叶支气管，引起阻塞性炎症、继发支气管扩张与不张。临床上患者有反复发热、咳嗽、咳脓痰、咯血等病史。

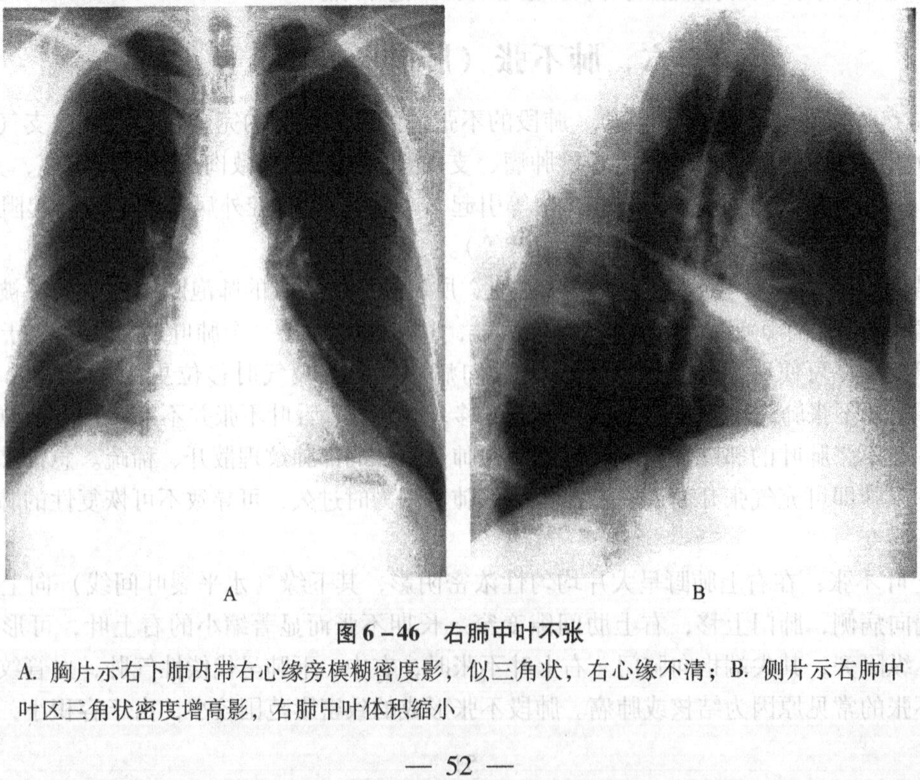

图6-46　右肺中叶不张

A. 胸片示右下肺内带右心缘旁模糊密度影，似三角状，右心缘不清；B. 侧片示右肺中叶区三角状密度增高影，右肺中叶体积缩小

（3）右下叶不张：呈三角形阴影，位于心脏右缘旁，右肺门下移，右膈升高，心影向右侧偏移，透视下吸气期观察尤为明显；在侧位片上，可见不张下叶的楔状致密影位于胸部后下方，其前缘为后移的斜裂线，清晰可见。

右下叶背段不张。正位片上显示为肺门旁楔状影，与肺门影重叠，侧位片背段不张影与脊柱影重叠。下叶前底段及外底段不张呈宽带状致密影，正位片上在下肺野中带，侧位片上在下肺野的中部。下叶后底段不张，正位显示为右心膈角区致密影，侧位片上在下肺野后方，部分与胸椎影重叠。

（4）左上叶不张：在正位片上显示为左上、中肺野内侧有大片致密影，其下缘为一模糊斜行线，自左肺门伸向左肺外上方；在侧位片上显示左上叶缩小的致密影偏于前上方，其后缘为斜裂线，明显地前移，呈弧形凹陷（图6－47）。左上叶不张多由支气管肺癌引起。上叶尖后段不张可见左上肺内带有楔状致密影，将主动脉球影湮没。侧位片阴影位于上肺顶部，斜裂上缘前移。左舌叶段不张，在正位片上显示为左心缘旁淡薄阴影，在侧位片上可见一界线清楚的舌状影，位于胸部前下方，与心影重叠。

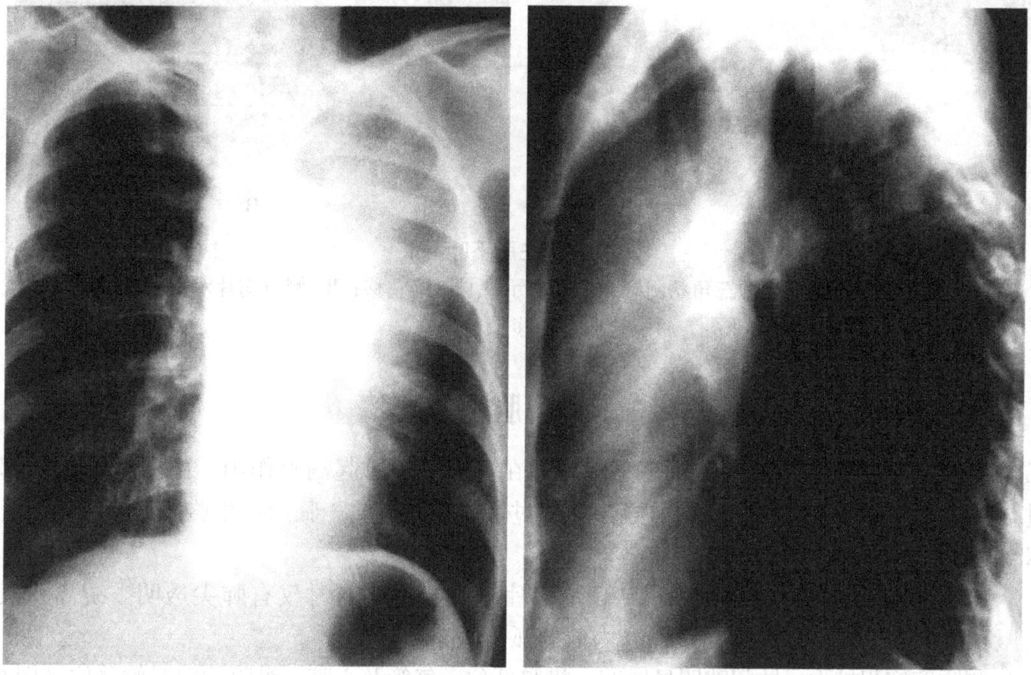

A　　　　　　B

图6－47　左肺上叶不张

A. 正位胸片示左上、中肺野内侧有大片致密影，其下缘为一模糊斜行线，自左肺门伸向左肺外上方，心脏纵隔左移，左膈抬高，右肺及左肺下叶代偿气肿；B. 侧位胸片示左上叶缩小的致密影偏于前上方，其后缘为斜裂线，明显地前移，呈弧形凹陷，下肺代偿气肿

（5）左下叶不张的三角状阴影：在正位片上常被心影遮盖，故不易显示，而只见心影左移；须用斜位摄片或用高电压滤线器摄片始能显示（图6－48）。在侧位片上可见不张的下叶位于胸部后下方，部分与脊柱影重叠，斜裂线明显后移。

3. 鉴别诊断　肺不张主要是与相应肺叶的实变相鉴别，前者有肺叶体积的缩小，并且近端支气管有引起肺不张的病变原因；而后者一般没有肺叶体积的缩小，一般无近端支气管病变，病变区支气管是通畅的。

4. 临床评价　引起肺不张的原因是近端支气管由于本身或邻近病变累及而致的支气管变窄所导致的气道不通畅。常规X线胸片常常仅能显示引起支气管变窄的结果，即相应肺段、肺叶的不张，而真正引起支气管变窄的病变常不能显示，进一步支气管镜检查及CT检查是非常必要的，常能检出真正的病因。因此，当常规X线胸片发现有肺段、肺叶不张时，应建议进一步检查，找出引起肺不张的原因。

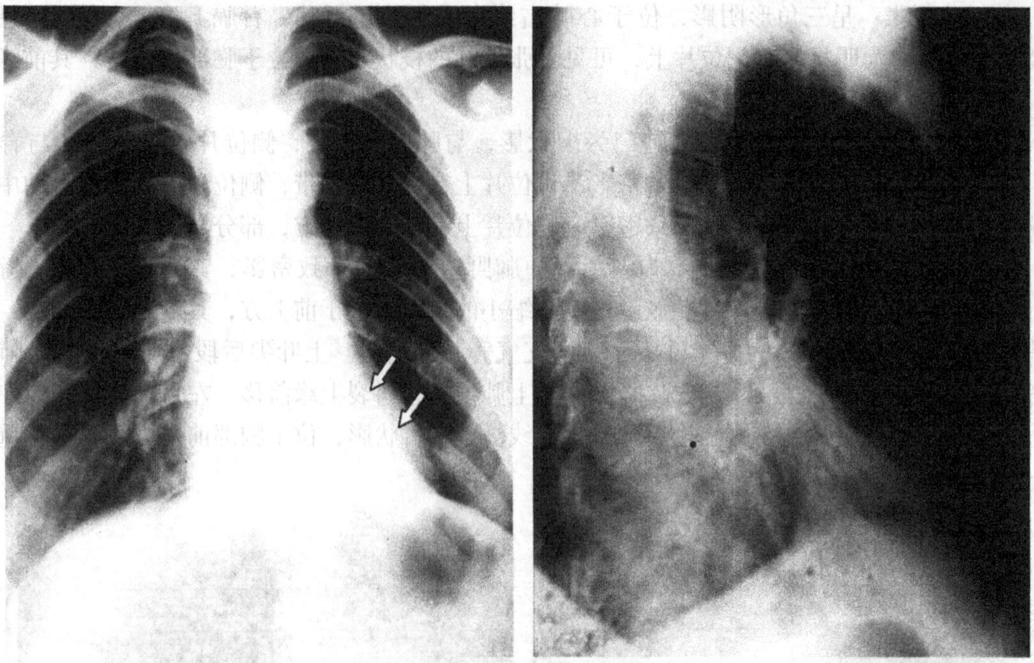

A　　B

图 6-48　左肺下叶不张

A. 正位胸片示被心影遮盖的三角状阴影，不易显示，心影略左移；B. 侧位胸片示不张的下叶位于胸部后下方，部分与脊柱影重叠，斜裂线明显后移

七、大量胸腔积液

1. 临床特点　正常人胸腔内有 3～15ml 液体，在呼吸运动时起润滑作用。由于全身或局部病变破坏了滤过与吸收动态平衡，致使胸膜腔内液体形成过快或吸收过缓，临床产生胸腔积液。

2. X 线表现　如下所述。

（1）大量胸腔积液，使一侧整肺野呈广泛、高密度致密影，有时仅有肺尖透明。游离积液上缘由于胸腔负压和液体表面张力的作用而呈外高内低的弧形。

（2）患侧胸廓容积扩大，肋间隙明显增宽，横膈低位，气管及心脏、纵隔均向对侧移位（图 6-49）。

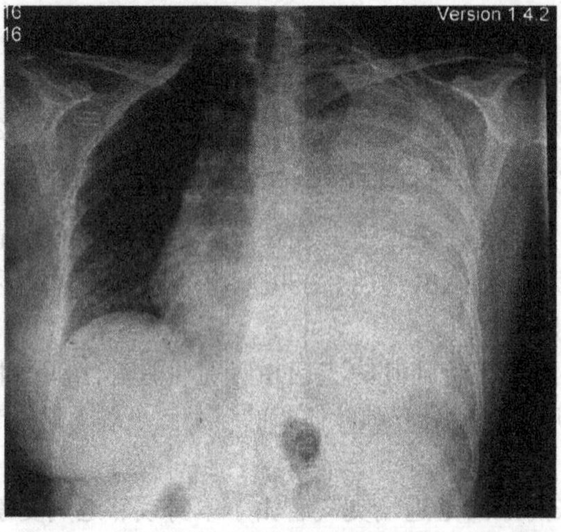

图 6-49　左侧大量胸腔积液

左肺野见大片致密影，其上缘呈外高内低弧形。气管、心脏及纵隔均向右侧移位

3. 鉴别诊断　引起胸腔积液的原因很多，当胸部影像检查发现胸腔积液时，应结合临床病史、实验室检查等结果，分析出导致胸腔积液的原因。

4. 临床评价　结核性胸膜炎产生渗出液；心肾疾病、充血性心力衰竭或血浆蛋白过低，可产生漏出液；恶性肿瘤引起的胸腔积液为血性或渗出性；外伤性胸腔积液为血液；胸腔内乳糜性积液为恶性肿瘤侵及胸导管及左锁骨下静脉所致。仅根据胸片表现不能鉴别胸腔积液性质。

（张春峰）

第五节　胸膜病变

一、胸腔积液

1. 临床特点　胸腔积液的病因很多，结核性及其他细菌、病毒感染引起的胸水为渗出液，心力衰竭、肾病或肝硬化时的胸水为漏出液，胸部外伤或因肺、胸膜恶性肿瘤引起的胸水为血性渗液。肺梗死、结缔组织病等亦可产生胸水，急性胰腺炎或膈下脓肿均可产生反应性胸膜炎积液。胸腔积液的性质各有不同，但由积液所产生的均匀性致密影是一致的。两侧性胸腔积液常见于心力衰竭、肾炎、肝硬化、多发性浆膜炎或肿瘤转移等。

2. X线表现　如下所述。

（1）游离性胸腔积液：少量积液（200~300mL）时因重力关系，液体常积于胸膜腔最低处肋膈角（图6-50），积液最高点未超过膈顶高度。侧位片后肋膈角变钝，呈一楔状致密影。中等量积液正位胸片可见下半肺野大片密度均匀的致密影，正常膈肌弧线影消失，但积液最高点未超过第2前肋下缘。其上缘呈一抛物线状，其外侧高于内侧，弧线由外上方倾斜向内下方，侧位胸片可见积液致密影上缘呈前后胸壁高而中央凹下的弧线。如胸腔积液同时伴有下叶肺不张或肿瘤，则正位片的上缘弧线成为内高外低的相反形态。大量积液使一侧肺野呈广泛大片状致密影，积液最高点超过第2前肋，肋间隙增宽，纵隔推向对侧，气管亦向健侧移位，患侧膈肌下降（图6-51）。如有一侧大量积液而纵隔无移位，须考虑同时有肺不张，或是由于纵隔固定之故。

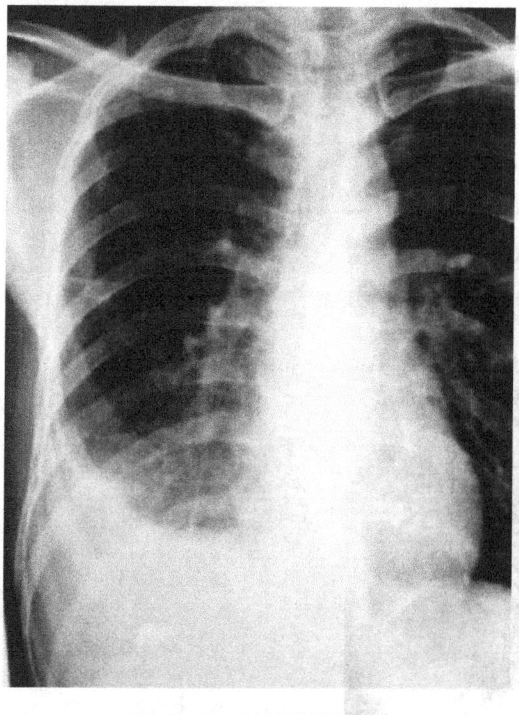

图6-50　结核性胸膜炎

右侧少量胸腔积液，右侧肋膈角变钝

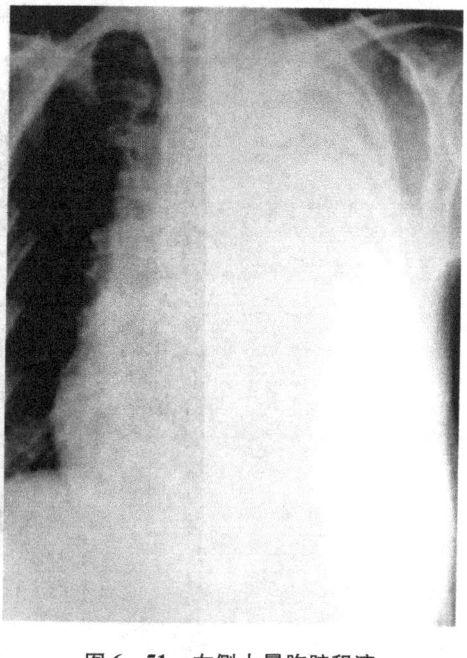

图6-51　左侧大量胸腔积液

左侧肺野完全呈大片状致密影，心脏纵隔向对侧移位

（2）包裹性胸腔积液：包裹性胸腔积液多由胸膜部分粘连所致。包裹性积液位于侧胸壁时，正位片见有宽带形或半圆形局限性、均匀致密影，紧贴于侧胸壁缘，基底宽而向外呈扁丘状突向肺野，边缘

清楚（图6－52）。位于后胸壁的包裹性积液，在正位胸片呈大片状椭圆形均匀性致密影，密度中央浓而边缘淡，边界模糊不清，可误诊为肺炎；在侧位胸片显示为巨大半球状致密影，基底紧贴后胸壁。如积液腔与支气管相通则成为液气胸，见有气液平。位于纵隔胸膜腔的积液称为纵隔积液，常和其他部位的胸腔积液同时存在，积液可位于纵隔旁胸膜腔内，X线正位片见一侧或两侧的纵隔影局限性的增宽，或三角形，边缘清楚或不清楚。右肺水平裂包裹性积液，正侧位胸片均见到平行的梭状影，边缘清楚，二端变尖，位于右肺中野。斜裂叶间积液在后前胸片，常形成中、下肺野边缘不清的大片致密影，类似肺内肿块，侧位胸片可见到两端变尖的椭圆形或梭形阴影，边缘清楚，阴影与斜裂方向一致，阴影尖端的两侧有增粗的叶间裂条状（图6－53）。

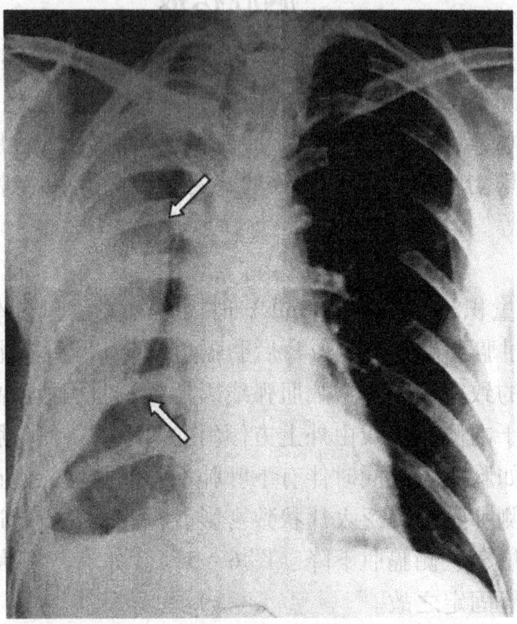

图6－52　右侧胸壁包裹性胸腔积液

右侧胸壁基底宽而向外呈扁丘状致密影突向肺野，边缘清楚

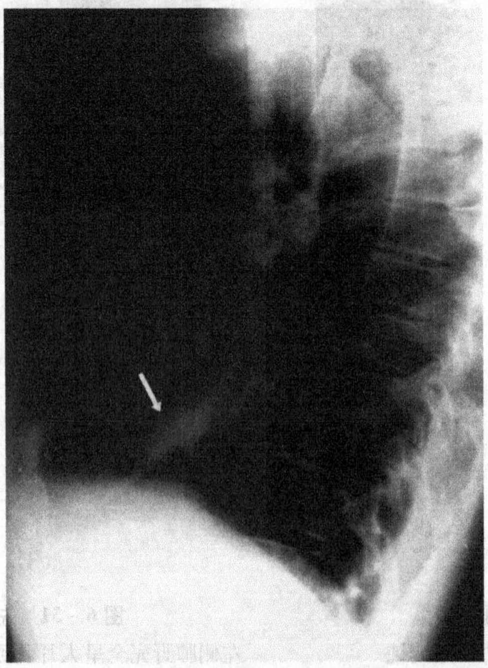

图6－53　左侧斜裂包裹性积液

左侧位见两端变尖的梭形阴影，边缘清楚，阴影与斜裂方向一致

肺底积液可为游离性或包裹性的肺底胸腔积液，立位检查似膈肌升高，但细致观察，可见膈面最高点移至外1/3（膈面正常最高点位于内1/3），而膈面下肺纹理消失。

（3）脓胸（胸腔积脓）：可发生于肺脓肿的病例；亦见于手术外伤后支气管胸膜瘘的患者，结核性胸腔积脓（脓胸）少见。脓液可沉积于游离胸膜腔，X线表现同胸腔积液。或由于胸腔内脓液稠厚，易引起胸膜粘连，形成包裹性脓胸，可位于胸壁或叶间裂，X线征象如同包裹性积液所见。慢性脓胸胸膜极度增厚，并有钙化，经久不愈，结果可造成胸廓塌陷畸形，纵隔向病侧移位。脓胸可伴有支气管胸膜瘘或有胸壁瘘管，形成脓气胸时则见有液平面存在，脓气胸的腔壁明显增厚。

3. 鉴别诊断　胸腔积液虽然积液的性质不同，如渗出液、漏出液、积血、积脓等，但是具有相同的X线表现。渗出液所含蛋白>30g/L，漏出液所含蛋白<30g/L。胸腔积液的鉴别诊断需要将胸部X线表现、患者的病史和叩诊相结合。大量胸腔积液有时须与全肺不张鉴别。大量胸腔积液时，因占位效应，心脏及纵隔向对侧移位。全肺不张时，一侧肺萎陷，纵隔向同侧移位。

二、胸膜钙化

1. 临床特点　胸膜钙化常见于机化的渗出性胸膜炎、脓胸或血胸之后，亦可见于石棉肺患者（多为两侧性）。

2. X线表现　局限性胸膜钙化，呈条状或带状密度均匀的致密影，位于肺野外带边缘，紧贴胸壁，或位于膈面，与之重叠。大片的胸膜钙化影又称为“胸膜斑”，范围较广，宽度一般超过2~3cm，长度超过4~5cm，多位于下胸部。它在胸膜增厚的背景下，显示大片的条状斑片状钙化影交织一起，宛似剪花纸形的阴影（图6-54）。

3. 鉴别诊断　胸膜钙化的鉴别主要是机化的胸膜炎及石棉肺。

（1）机化的胸膜炎：多为一侧性，有结核性胸膜炎或脓胸、血胸病史，肺内常有结核愈合遗留的钙化及纤维化病灶。

（2）石棉肺：多为双侧性，且增厚和（或）钙化的胸膜分布也为多发性，还可合并胸腔积液。肺内病变轻微。石棉肺的胸膜斑最常见于膈肌的腱膜部分和侧胸壁（第7~10肋水平）。

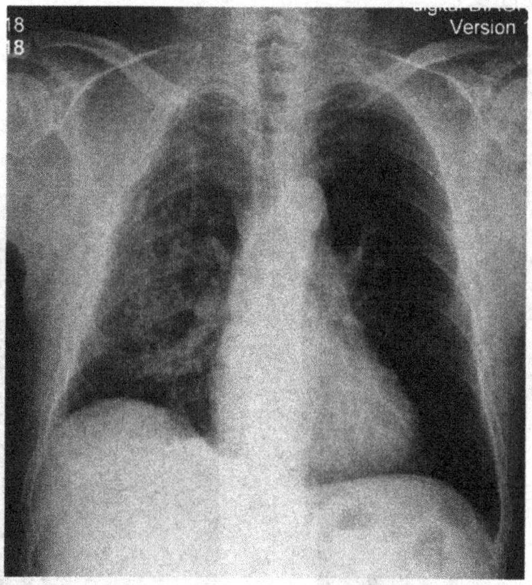

图6-54　右侧胸膜炎

X线正位见右侧胸廓缩小，右侧肋胸膜大片状钙化致密影，右侧膈肌上抬

4. 临床评价　结核性胸膜炎、血胸、脓胸等改变常见钙化伴胸膜增厚，或呈散在钙化斑块，多见于中、下肺野。钙化层与胸壁间见一增厚软组织密度层相隔，常单侧。石棉肺钙化多累及膈胸膜，此时了解患者的职业病史及胸部HRCT检查显得十分重要。

（王　静）

第六节　纵隔病变

一、胸腺肿瘤

1. 临床特点　正常胸腺位于前纵隔，2岁前的婴儿可有胸腺生理性肥大，胸片可见上纵隔影增宽，边缘呈垂直线状，以右侧较大；胸腺影的下缘与心缘成一直角，形如舟帆，跨主动脉两侧。侧位片胸腺影位于前纵隔，紧贴胸骨后面；年龄增大时，胸腺逐渐退化，被脂肪组织替代，胸腺影就不再显示。胸腺肿瘤是前纵隔中较常见的肿瘤，发生位置较畸胎瘤略高。胸腺肿瘤可发生于任何年龄，但以40～60岁的成年人最多见，20岁以下青少年少见。胸腺瘤常伴副肿瘤性综合征。这些综合征中最常见的是重症肌无力。在40%的胸腺瘤患者中，可发生重症肌无力（患重症肌无力的患者中，有15%患者合并有胸腺瘤，其余的有胸腺增生）。与胸腺瘤相关的还有许多其他的副肿瘤性综合征，另两个常见副肿瘤性综合征是红细胞发育不全及低丙球蛋白血症。库欣综合征常见于胸腺类癌的患者。胸腺源性肿瘤中，良性为腺瘤，恶性为上皮癌、淋巴上皮癌或淋巴肉瘤。根据肿瘤包膜是否受侵，胸腺瘤还可分为非侵袭性和侵袭性胸腺瘤。

像任何纵隔肿瘤一样，胸腺瘤的临床症状产生于对周围器官的压迫和肿瘤本身特有的症状－合并综合征。小的胸腺瘤多无临床主诉，也不易被发现。肿瘤生长到一定体积时，常有的症状是胸痛、胸闷、咳嗽及前胸部不适。胸痛的性质无特征性，程度不等，部位也不具体，一般讲比较轻。症状迁延时久，胸腺瘤常生长到相当大体积，有压迫无名静脉或上腔静脉梗阻综合征的表现。剧烈胸痛，短期内症状迅速加重，严重刺激性咳嗽，胸腔积液所致呼吸困难，心包积液引起心慌气短，周身关节骨骼疼痛，均提示恶性胸腺瘤或胸腺癌的可能。

2. X线表现　胸腺瘤呈圆形或椭圆形阴影，位于前上、中纵隔大血管前方，可向下伸延（图6－55）。侧位胸片可见胸骨后方半球状肿块影，边缘光整或呈分叶状（图6－56）。5%～10%的胸腺瘤可含钙化点，部分胸腺瘤可发生囊性变。

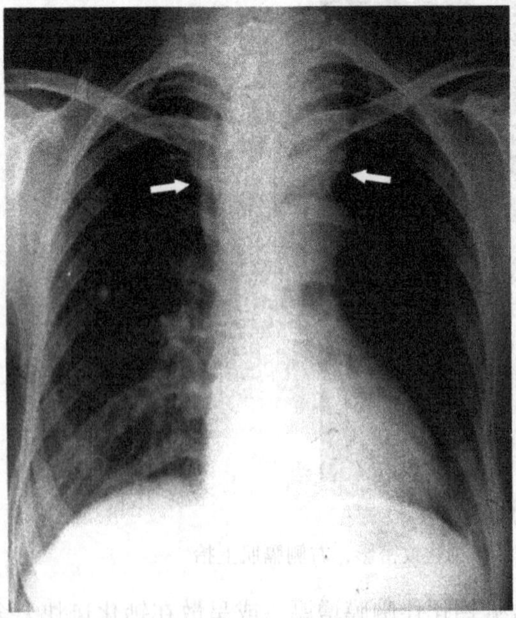

图6－55　胸腺瘤

X线正位将上纵隔影增宽，并向下延伸至主动脉弓下（箭头）

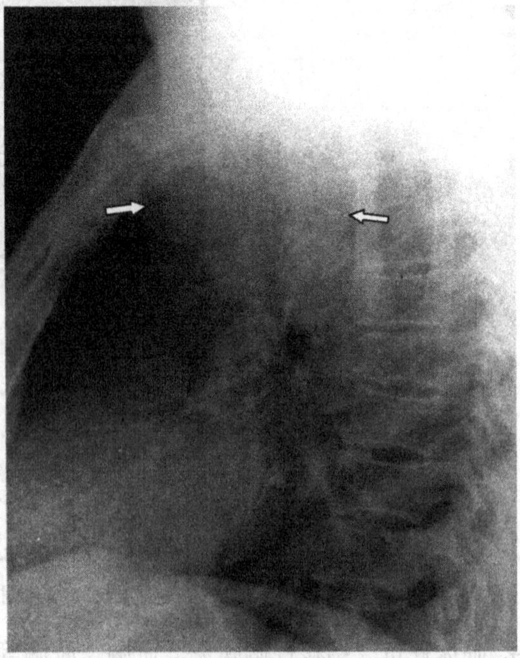

图6－56　胸腺瘤

侧位片见肿块位于胸骨后前中纵隔（箭头）

3. 鉴别诊断　如下所述。

（1）先天性皮样囊肿及畸胎瘤：好发年龄为20～40岁。位置一般较低，位于前纵隔的中部或下部（主动脉弓下方）。特征性X线表现是囊壁钙化，并在肿瘤影内见有致密的牙齿及小骨块影。

（2）淋巴瘤：见本节淋巴瘤的鉴别诊断。

（3）胸骨后甲状腺肿：胸骨后甲状腺肿也常见于前纵隔，但位置较畸胎瘤和胸腺瘤高，且和颈部相连。X线可见肿块呈分叶状，密度不均，且多见点状、片状钙化影。

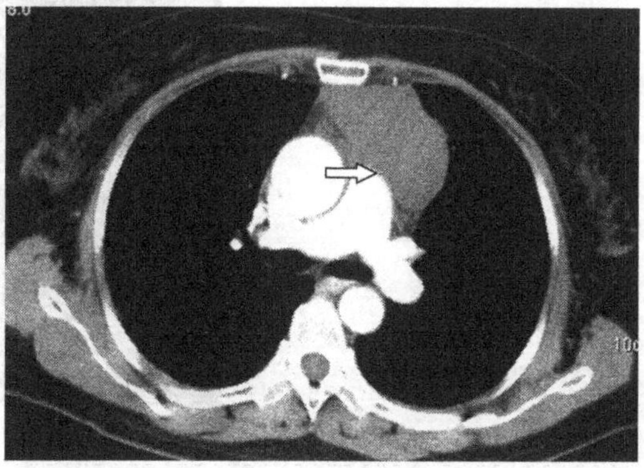

图6－57　胸腺瘤

增强CT纵隔窗示前中纵隔团块状软组织密度占位，轻度强化，密度尚均匀，病灶与后方大血管接触面不光整、毛糙（箭头），为侵袭性胸腺瘤

4. 临床评价　胸腺瘤是最常见的纵隔肿瘤之一，是一组来源于不同胸腺上皮细胞，具有独特临床病理特点和伴有多种副肿瘤症状的疾病。胸腺是人体重要的免疫器官，起源于胚胎时期第3（或第4）鳃弓内胚层，系原始前肠上皮细胞衍生物，随胚胎生长发育而附入前纵隔。起源于胸腺上皮细胞或淋巴细胞的胸腺肿瘤最为常见，占胸腺肿瘤的95%，重症肌无力多与其相关。病理学上胸腺瘤以占80%以上细胞成分为名称；分为上皮细胞型和上皮细胞淋巴细胞混合型。单纯从病理形态学上很难区分良性或恶性胸腺瘤，根据临床表现，手术时肉眼观察所见和病理形态特点，以侵袭性和非侵袭性胸腺瘤分类更为恰当。但习惯上常称为良性和恶性胸腺瘤。胸部CT是先进而敏感检查纵隔肿瘤的方法，它能准确地显示肿瘤的部位、大小、突向一侧还是双侧、肿瘤的边缘、有无周围浸润以及外科可切除性的判断，对于临床和普通的X线检查未能诊断的病例，胸部CT有其特殊的价值（图6－57）。有时甲状腺和胸腺肿瘤在X线上难以区别，CT能够更好地预测病变的起源。

二、淋巴瘤

1. 临床特点　淋巴瘤按其病理分为霍奇金病及非霍奇金病。胸内淋巴瘤以霍奇金病多见，约占2/3。霍奇金病的发病年龄有两个高峰期，第1个出现在20～30岁，第2个出现在60～80岁。非霍奇金病主要发生在青少年，其次是老年人。纵隔淋巴瘤是全身性淋巴瘤的一部分，差别是病变的出现先后不同而已。患者全身性淋巴结肿大伴胸、腹部淋巴结肿大。胸内淋巴结肿大多位于中纵隔及肺门区域，前纵隔及隆突下淋巴结也可累及。病变以双侧性为主，少数为单侧性。肿大的淋巴结群多融合成团块。临床上有发热、消瘦、贫血，肝脾可大，并有明显纵隔压迫症状，如气管受压有刺激性咳嗽及喘鸣。上腔静脉受压或受侵时，可出现头颈部水肿，颈胸壁及臂可见到静脉怒张。纵隔内神经受压或受侵可出现声音嘶哑、霍纳综合征或膈肌麻痹等症状。

2. X线表现　两侧上纵隔（右侧多于左侧）及两侧肺门区有巨大的肿大淋巴结影向两侧纵隔突出，边缘呈分叶状或波浪状（图6－58）。肿大的淋巴结常相互融合成块，边界清楚，如侵及邻近胸膜肺组织，边缘可模糊。侧位片可见肿大的纵隔淋巴结巨块充满前上、中纵隔区域，此为淋巴瘤的特征（图6－59）。气管可受压变窄向后移位。纵隔淋巴瘤也可沿肺门侵入肺内，形成肿块、小结节及放射状条索影，侵犯胸膜时可形成胸腔积液。淋巴瘤对放射治疗极为敏感，治疗后纵隔肿块影可明显缩小，甚至完全消失，临床症状亦迅速缓解。淋巴瘤须和肺门淋巴结结核或结节病鉴别，后者的淋巴结肿大一般较小，堆积的各个淋巴结可以辨认，不像淋巴瘤会融合成巨大团块。

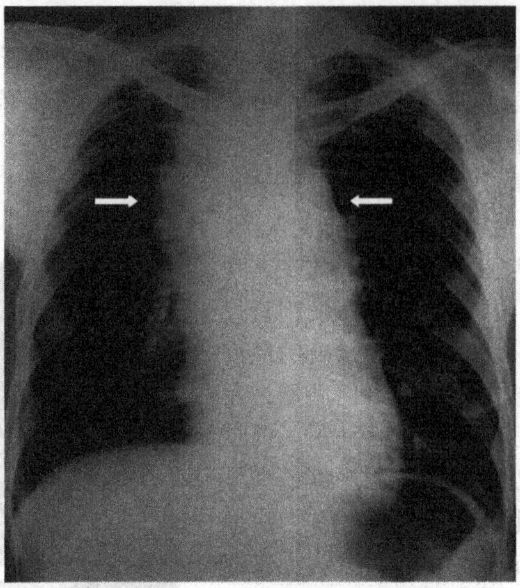

图 6－58　纵隔淋巴瘤

正位胸片见双侧上、中纵隔增宽，边缘突出（箭头）

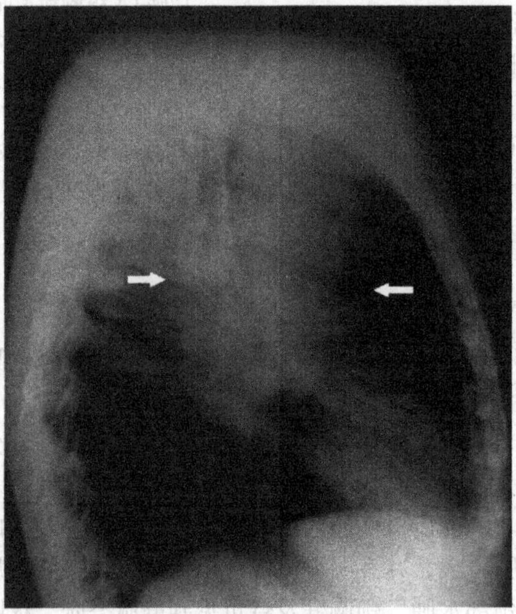

图 6－59　纵隔淋巴瘤

侧位片见巨大融合成团块的淋巴结占据胸骨后前中纵隔（箭头）

3. 鉴别诊断　类似纵隔肿瘤的其他病变。

（1）结节病：常以双侧肺门、隆突和气管旁淋巴结增大为特征，且较对称，淋巴结也可融合成团块状，典型的 X 线征象是“土豆块”征，但一般仅从形态上很难与淋巴瘤鉴别。但此病临床症状轻微，并有自愈趋势。

（2）纵隔淋巴结结核：多以单侧肺门或纵隔淋巴结增大为主。增强 CT 检查的典型表现是环状强化或“鬼影样”强化。

（3）转移性肿瘤：其纵隔淋巴结肿大常以单侧肺门和（或）纵隔分布。这类患者绝大多数有原发恶性肿瘤病史，故一般很少会与淋巴瘤混淆。

（4）恶性胸腺瘤：好发于前纵隔，但淋巴瘤累及前纵隔淋巴结时，也需与之鉴别。

4. 临床评价 纵隔淋巴瘤单侧性淋巴结肿大者很少见。淋巴瘤对放射治疗极为敏感，治疗后纵隔肿块影可明显缩小，甚至完全消失，临床症状亦迅速缓解。霍奇金病接近50%的患者在初诊时表现为纵隔淋巴结肿大，晚期可能会合并肺转移和胸腔积液。非霍奇金病可能会发生肺间质性病变，而不会合并肺门淋巴结肿大。

（王 静）

第七章

消化系统疾病X线诊断

第一节　咽部病变

一、咽部异物

1. 临床特点　咽部异物多属意外情况下经口进入。尖锐细长物品如鱼刺、麦芒、竹丝等，可刺入腭扁桃体、咽侧壁、舌根或会厌谿等处。较大异物常停留于梨状窝。尖锐异物可刺透并穿过咽黏膜，埋藏于咽后壁，引起继发感染，甚或酿成脓肿。

2. X线表现　咽部异物有高密度及低密度两种。高密度异物，平片即可完全显现异物位置、形态和大小，并可见咽部软组织肿胀和脓肿；低密度异物，需做钡餐检查，表现为充盈缺损即异物的一个侧面，以及咽部功能紊乱、咽部软组织改变。异物很小时，造影不一定显现，可以钡剂拌棉絮观察，显示钡絮滞留咽部，结合病史进行诊断。

3. 鉴别诊断　结合临床病史及颈部X线透视、摄片和服钡检查，可以判断有无异物及并发病的存在。

4. 临床评价　详细询问病史和分析症状可以初步诊断。大多数患者有异物咽下史并在查体时发现异物，部分患者开始有刺痛，检查时未见异物，可能是黏膜擦伤所致，此症状一般持续时间较短。对于疼痛部位不定，总觉咽部有异物存留，发生数日后来就诊者，应注意与咽异感症或慢性咽炎相鉴别（图7－1、图7－2）。

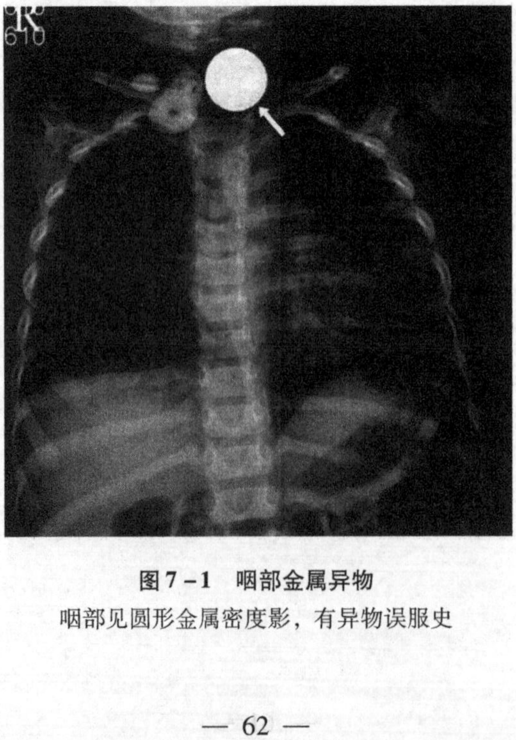

图7－1　咽部金属异物

咽部见圆形金属密度影，有异物误服史

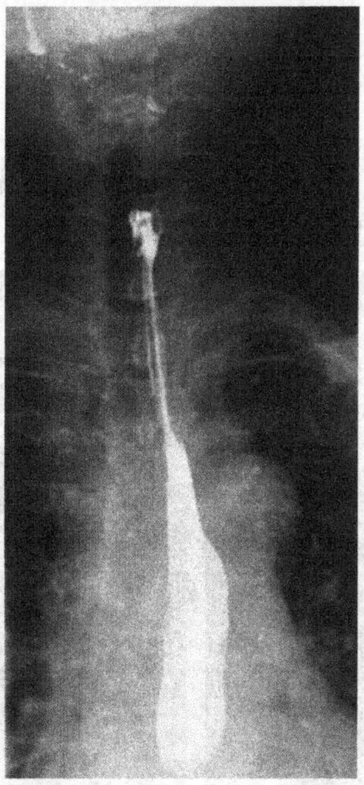

图7-2　咽部异物
食管钡棉透视示咽部见钡棉悬挂，有鱼刺误服史

二、咽壁脓肿

1. 临床特点　本病多见于异物刺伤后，亦可因颈椎化脓性或结核性感染所造成。脓肿多位于咽后壁，由于软组织肿胀或脓肿的压迫使咽部变形。

2. X线表现　除X线片可见咽壁软组织肿胀、咽部受压，以及咽部移位、咽部与颈椎间距离增加外，有时可于肿胀影内见有积气或小液平面。

三、颈椎病

1. 临床特点　颈椎退行性改变，常使椎体骨赘形成，颈椎顺列变直，增生骨刺可压及下咽部，造成吞咽困难及异物感。

2. X线表现　颈椎间隙狭窄，椎体骨赘增生，压迫下咽部后壁形成一明显压迹。

（王　静）

第二节　食管病变

一、食管癌

1. 临床特点　食管癌是我国常见的恶性肿瘤之一，也是引起食管管腔狭小与吞咽困难的一种最常见的疾病。绝大多数食管癌为鳞状上皮细胞癌，但食管下端也可以发生腺癌。统计表明，食管癌好发于胸中段，胸下段次之，颈段与胸上段最少。

早期食管癌（限于黏膜及黏膜下层）的病理形态可分为平坦型、轻微凹陷型与轻微隆起型。随着癌的深层浸润，以及不同的生长方式，一般可分为息肉型、狭窄型、溃疡型与混合型。早期食管癌很少有症状，需做脱落细胞学检查才能发现。但肿瘤生长至一定大小，则出现持续性、进行性吞咽困难。一般说来，男性多于女性，40岁以上患者多见。

2. X线表现　如下所述。

（1）早期食管癌：食管黏膜纹增粗、中断、迂曲，可见单发或多发的小龛影，局限性充盈缺损，局限性管壁僵硬（图 7 -3）。

（2）中、晚期食管癌：黏膜纹破坏、充盈缺损、管壁僵硬、管腔狭窄、通过受阻与软组织肿块等。根据大体标本结合 X 线表现分述如下：

1）息肉型：肿瘤向腔内生长为主，呈不规则的充盈缺损与偏心性狭窄。但也有的肿块向壁外生长为主，犹如纵隔肿瘤，有人称之为外展型（图 7 -4）。

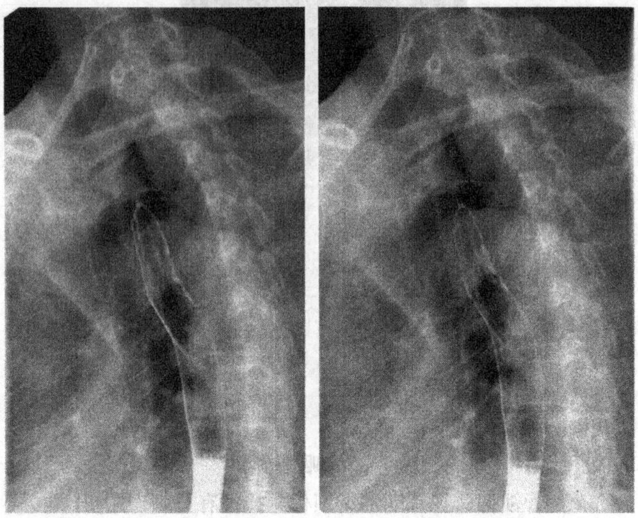

A　　　　B

图 7 -3　早期食管癌

食管中段黏膜中断、破坏，管壁稍僵硬，管腔未见明显狭窄

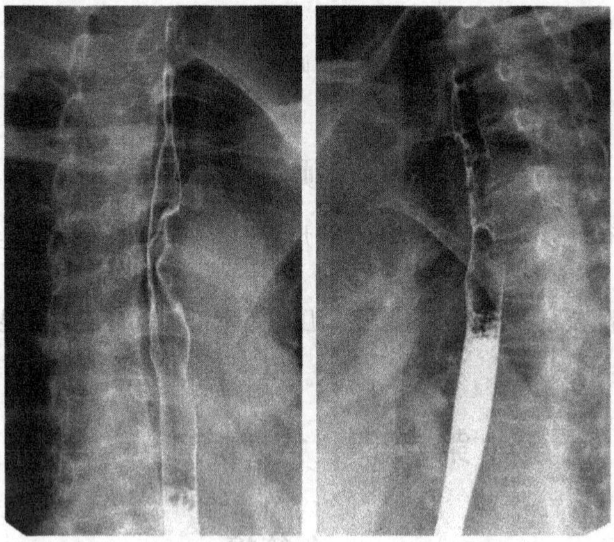

A　　　　B

图 7 -4　食管癌（息肉型）

食管中段腔内可见不规则的充盈缺损，食管偏心性狭窄

2）狭窄型：即硬性浸润癌，以环形狭窄为其主要特点，范围为 3 ~5cm，上段食管明显扩张（图 7 -5）。

3）溃疡型：呈长条状扁平形壁内龛影，周围隆起，黏膜纹破坏，管壁僵硬，扩张较差，但无明显梗阻现象（图 7 -6）。

4）混合型：具备上述两种以上的 X 线特征。

（3）并发症

1）穿孔与瘘管形成：仅少数病例可出现食管气管瘘，也可向纵隔穿破，形成纵隔炎与纵隔脓肿。

（2）纵隔淋巴结转移可出现纵隔增宽，气管受压等X线征。

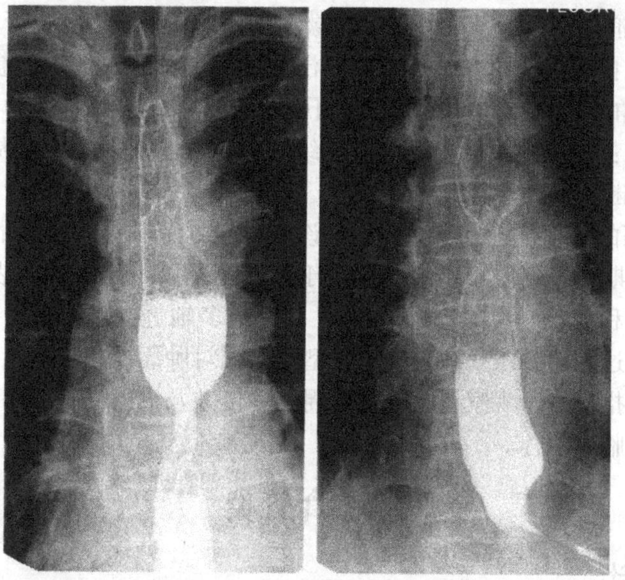

A　　　　　　　　B

图7－5　食管癌（狭窄型）

食管中段见环形狭窄，黏膜破坏，管壁僵硬，钡剂通过受阻，狭窄段上方食管扩张

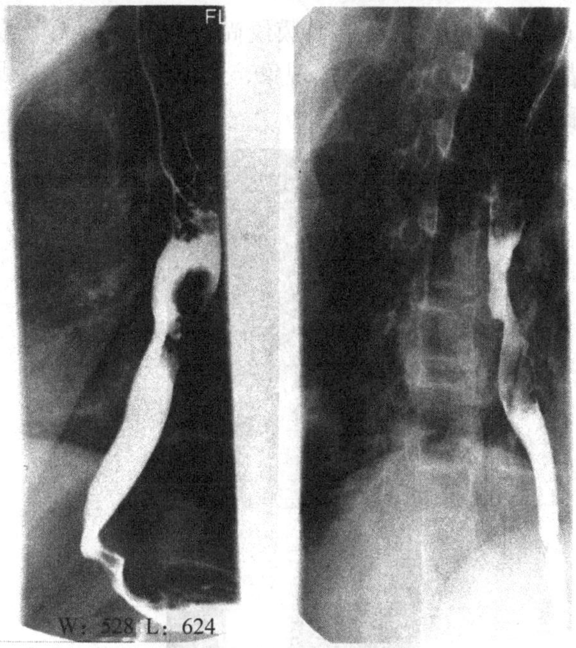

图7－6　食管癌（溃疡型）

食管中段见管腔狭窄，黏膜中断、破坏，内见不规则龛影

3. 鉴别诊断　如下所述。

（1）食管良性肿瘤：表现为向腔内凸出的偏心性充盈缺损，呈半球状或分叶状。切线位肿瘤上、下端与正常食管分界清楚，钡剂通过肿瘤时呈偏流或分流，转动体位可发现管腔增宽，肿物不造成梗阻，上方食管无扩张。肿瘤局部食管黏膜皱襞展平消失，其对侧黏膜光整，无破坏改变，附近食管壁柔和光滑。

（2）贲门失弛缓症：贲门失弛缓症的狭窄段是胃食管前庭段两侧对称性狭窄，管壁光滑呈漏斗状，食管黏膜无破坏。用解痉药可缓解梗阻症状，吸入亚硝酸异戊酯后贲门暂时舒展，可使钡剂顺利通过。

（3）消化性食管炎：易与食管下段浸润癌混淆。炎症后期瘢痕狭窄常在下 1/3，但仍能扩张，无黏膜破坏。食管壁因癌肿浸润而僵硬，不能扩张，边缘不规则，黏膜皱襞有中断、破坏。

（4）食管静脉曲张：食管静脉曲张管壁柔软，没有梗阻的征象，严重的食管静脉曲张，管张力虽低，但仍有收缩或扩张功能，而癌的食管壁僵硬，不能扩张或收缩，局部蠕动消失。

（5）食管外压性改变：纵隔内肿瘤和纵隔淋巴结肿大等压迫食管，产生局限性压迹，有时并有移位，黏膜常光滑完整无中断、破坏。

4. 临床评价　食管癌的放射学检查主要是确定诊断及侵蚀范围。食管癌的中晚期 X 线改变较为明显，诊断并不困难。而早期食管癌由于癌组织仅限于黏膜及黏膜下层，病变表浅，范围小，因此 X 线改变很不明显，容易漏诊和误诊。所以 X 线检查时，必须多轴透视和点片，并采取双对比造影检查，能显示得更清楚。在诊断过程中，既要确定肿瘤类型，又要对肿瘤侵犯范围、黏膜皱襞的变化、狭窄的程度、食管壁僵硬程度等指标进行观察记录，食管周围的侵蚀及淋巴结转移则必须依靠 CT 或 MRI 进行检查，以指导分期，便于临床治疗。

二、食管炎

（一）腐蚀性食管炎

1. 临床特点　吞服化学性腐蚀性制剂（如强酸、强碱之类）所致，重者可发生食管破裂而引起纵隔炎，轻者则引起不同程度的瘢痕狭窄。

2. X 线表现　如下所述。

（1）病变较轻时，早期可见食管下段痉挛，黏膜纹尚存在，一般无严重后果。重症病例则表现为中、下段，甚至整个食管，都有痉挛与不规则收缩现象，边缘呈锯齿状，可见浅或深的溃疡龛影，有时因环肌痉挛严重，下段可呈鼠尾状闭塞（图 7－7）。

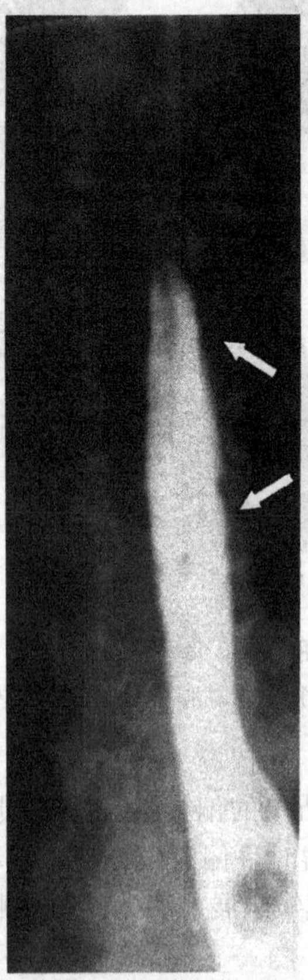

图 7－7　腐蚀性食管炎

食管钡餐透视检查示食管上段壁边缘毛糙，患者有误服强碱病史

（2）病变后期，因瘢痕收缩而出现范围比较广泛的向心性狭窄，狭窄多为生理性狭窄部位，狭窄上段食管扩张程度较轻，病变食管与正常食管之间无明确分界，呈逐渐移行性过渡。

3. 鉴别诊断　浸润型食管癌：狭窄上段食管明显扩张，病变与正常食管之间分界截然。

4. 临床评价　应在急性炎症消退后进行钡餐造影检查，以观察病变的范围与程度。如疑有穿孔或有食后呛咳的患者，宜用碘油造影。由于腐蚀性食管炎后期可以发生癌变，因此X线检查对本病的随访非常重要。

（二）反流性食管炎

1. 临床特点　系胃内容物包括胃酸及胃消化酶逆流到食管内对鳞状上皮的自身性消化所致。主要见于食管下段，多合并黏膜糜烂与浅表性溃疡，病变后期因纤维组织增生，可形成食管管腔狭窄与食管缩短。临床上多见于食管裂孔疝、贲门手术后、十二指肠球部溃疡的患者。主要表现烧心、胸骨后疼痛，进食时加重；因食管下段痉挛与瘢痕狭窄，故可有吞咽困难与呕吐等症状；严重者还可发生呕血。

2. X线表现　如下所述。

（1）早期或轻度反流性食管炎在钡餐造影时，一般只能看到食管下段痉挛性收缩，长达数厘米，边缘光整，有时出现第3收缩波而致管壁高低不平或呈锯齿状，但难以显示黏膜糜烂与浅小溃疡。

（2）晚期因管壁纤维组织增生及瘢痕组织收缩，可见食管下段持续性狭窄及狭窄上段食管代偿性扩大。如发现胃内钡剂向食管反流或合并食管裂孔疝，则支持反流性食管炎的诊断。

3. 鉴别诊断　要与浸润型食管癌相鉴别：食管癌时食管狭窄较局限，病变与正常食管之间分界明显，当服大口钡剂时可见狭窄部位管壁僵直，表面不规则，不易扩张。而食管炎时病变食管与正常食管之间无明确分界，呈逐渐移行性过渡，狭窄部位比较光滑，偶见小龛影。

4. 临床评价　X线钡餐检查对于判断病变的有无、病变部位及程度、病变原因很有帮助。一般来说采用双对比造影易于发现早期的细微黏膜管壁，但非特异性。诊断应结合临床病史、内镜活检及实验室检查结果进行综合诊断。

三、食管瘘

食管瘘按其病因来看，可分先天性和后天性两类，如按瘘管部位与相通的器官不同，又可分为食管－气管瘘、食管－支气管瘘、食管－纵隔瘘及食管－纵隔－肺瘘。

（一）食管－气管或食管－支气管瘘

1. 临床特点　主要症状即进食后呛咳、肺部感染等。

2. X线表现　造影时见造影剂进入气管或支气管，比较容易诊断。但要排除各种因素所造成的造影剂由咽喉部吸入气管内的假象，有怀疑时，应特别注意第1口造影剂通过的情况及瘘管影的显示（图7－8）。

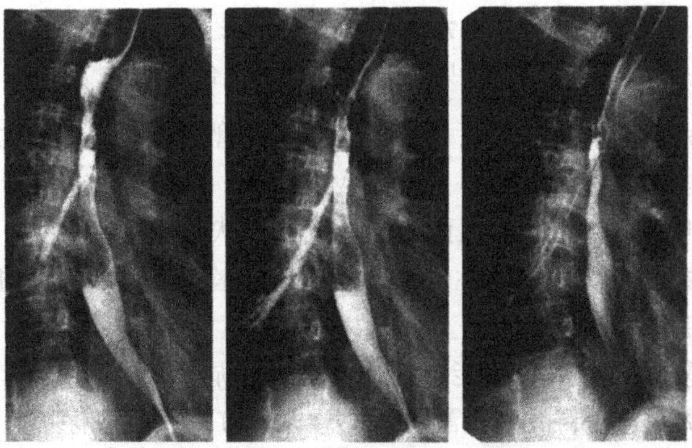

A　B　C

图7－8　食管－气管瘘（食管癌病例）

口服造影剂后见食管中段造影剂外溢，与支气管沟通

（二）食管－纵隔瘘/食管－纵隔－肺瘘

1. 临床特点　单纯食管－纵隔瘘少见。主要症状为高热及胸骨后疼痛。

2. X线表现　X线下显示纵隔阴影明显增宽，造影时造影剂溢入纵隔内。当纵隔脓肿逐步增大，最后则向肺或支气管穿通，而形成食管－纵隔－肺瘘。这种病大多发生于肺脓肿，必要时进行碘油食管造影，可显示瘘管及造影剂进入肺内，X线诊断较容易建立。

四、食管重复畸形（先天性食管囊肿）

1. 临床特点　食管重复畸形又称先天性食管囊肿，是较少见的先天性消化道畸形。系胚胎时期原始消化管头端的前肠发育畸形所致，多位于食管中段或下段，呈囊状或管状，可与食管相通，其囊内黏膜多数为胃黏膜，部分为肠黏膜、支气管黏膜组织或食管黏膜，可产生溃疡，可无临床症状。食管重复又称为副食管，较大的副食管可压迫气管引起呼吸困难，压迫食管产生吞咽困难，或副食管内溃疡出血，甚至穿孔等症状。

2. X线表现　如下所述。

（1）正侧位胸片：可见副食管呈边缘清晰、密度均匀之块影，并压迫纵隔使之移位，或突向邻近肺野的块影（图7－9）。

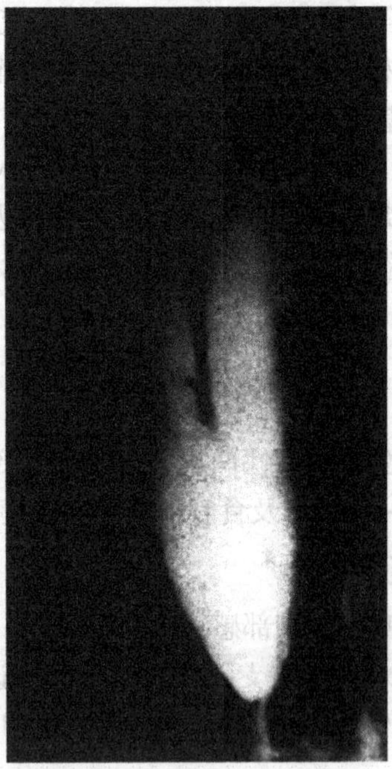

图7－9　食管重复畸形

食管上段见重复畸形，下段融合扩张

（2）若副食管与食管相通，钡餐造影可显示副食管与食管平行，其远端为盲端，内有黏膜纹。

3. 鉴别诊断　如下所述。

（1）食管憩室：食管壁局限性腔外膨出而呈陷窝或盲袋状，易于鉴别。

（2）缺铁性吞咽困难综合征：有缺铁性贫血表现，内镜检查见咽下部和食管交界处附近有食管黏膜赘片形成，其特征性改变有利于鉴别。

4. 临床评价　食管重复畸形的发生可能与遗传有关。本病变不仅影响食管正常功能，而且易反复损伤继发炎症，旷久可能诱发恶变，故应提醒患者注意饮食方式及自我保护，追踪观察，定期复查，酌情处理。CT和超声检查有助于本病的诊断和鉴别诊断。

五、食管黏膜下血肿

1. 临床特点　食管黏膜下血肿，主要是由于动物性尖锐骨性异物通过食管生理狭窄时所产生的继发性食管黏膜急性损伤性病变，偶尔也可由于烫伤或进食过快引起。在有血小板减少症、血友病或抗凝药治疗的患者中也可自行出现。主要发生于食管第1、第2生理狭窄处，甚少见。主要症状为突发的胸骨后疼痛、呕血、吞咽痛、吞咽困难。

2. X线表现　食管腔内黏膜层轮廓光滑的圆形或椭圆形充盈缺损，边缘清楚，形态轻度可变；如血肿破裂钡剂渗入血肿内，则形成腔内液－钡平面或腔内囊状钡剂充填影，钡剂渗入少并在立位时表现为腔内液－钡平面；当钡剂渗入多或卧位时表现为腔内囊状钡剂充填影（图7－10）。

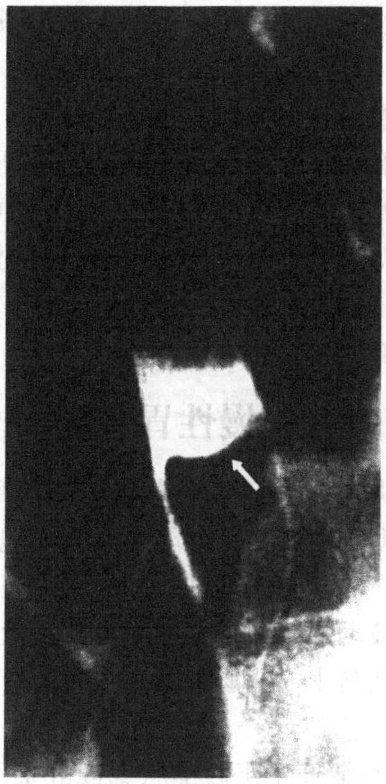

图7－10　食管黏膜下血肿

食管钡棉透视点片示食管腔内椭圆形囊状钡剂充填，边缘清楚（箭头）

3. 鉴别诊断　如下所述。

（1）黏膜层良性肿瘤：血肿患者有明确的尖锐异物误吞史，疼痛不适大多较广泛或最痛点与发现病变部位相一致，短期复查血肿消失或明显缩小；良性占位性病变患者无症状或症状轻，短期复查病灶无变化。

（2）食管外压性病变或黏膜下占位性病变：通过切线位显示黏膜下层隆起性病变；血肿临床表现及病史典型，来源于黏膜层隆起性病变。

（3）食管憩室：憩室切线位于腔外，黏膜向内延伸，形态可变性大，钡剂可排空；血肿始终位于腔内，短期复查变小或消失。

（4）食管内气泡：气泡多发、圆形，通过重复服钡，可消失或下移；血肿位置固定且始终存在。

4. 临床评价　食管黏膜下血肿多由细小血管损伤引起，血肿往往较为局限，极少引起大出血。食管黏膜下血肿根据临床表现的特点及X线影像表现，结合短期复查血肿变小或消失等特点，不难做出明确诊断。

（王　静）

第三节　胃部病变

一、慢性胃炎

1. 临床特点　慢性胃炎是成人的一种常见病，主要由于黏膜层水肿、炎症细胞浸润及纤维组织增生等造成黏膜皱襞增粗、迂曲，以致走行方向紊乱。

2. X 线表现　如下所述。

（1）胃黏膜纹有增粗、迂曲、交叉紊乱改变。

（2）由于黏膜皱襞盘旋或严重上皮增生及胃小区明显延长，则形成较多的约 0.5cm 大小息肉样透亮区。

（3）半充盈相上胃小弯边缘不光整及胃大弯息肉状充盈缺损，缺损形态不固定，触之柔软。

3. 鉴别诊断　胃恶性肿瘤：胃壁僵硬、蠕动消失，胃黏膜中断破坏，充盈缺损形态恒定不变。

4. 临床评价　X 线上只从黏膜皱襞相的变化来诊断胃炎是不可靠的。一些慢性胃炎就其本质来讲为萎缩性胃炎，进而加上增生及化生等因素，致使从肉眼及 X 线上都为肥厚性胃炎之征象。这样，从皱襞的宽度来判断为肥厚性胃炎还是萎缩性胃炎就不准确了。此外，皱襞的肥厚还受自主神经系的影响，甚至黏膜肌层的挛缩、药物的影响等也会导致皱襞的变化。

二、慢性胃窦炎

1. 临床特点　慢性胃窦炎是一种原因不太清楚而局限于胃窦部的慢性非特异性炎症，是消化系统常见疾病之一。临床上好发于 30 岁以上的男性，表现为上腹部饱胀，隐痛或剧痛，常呈周期性发作，可伴有嗳气、泛酸、呕吐、食欲减退、消瘦等，慢性胃窦炎还可表现为厌食、持续性腹痛、失血性贫血等。本症与精神因素关系密切，情绪波动或恐惧紧张时，可使症状加剧。副交感神经系统兴奋时也易发作。有些胃窦炎患者，上腹部疼痛症状与十二指肠球部溃疡相似。

2. X 线表现　如下所述。

（1）胃窦激惹：表现为幽门前区经常处于半收缩状态或舒张不全，不能像正常那样在蠕动波将到达时如囊状，但能缩小至胃腔呈线状。若有幽门痉挛，则可造成胃排空延迟。

（2）分泌功能亢进：表现如空腹滞留，黏膜纹涂布显示不良。

（3）黏膜纹增粗、增厚、紊乱，可宽达 1cm 左右，胃窦黏膜纹多呈横行，胃黏膜息肉样改变出现靶样征或牛眼征，胃壁轮廓呈规则的锯齿状，锯齿的边缘也甚光滑。

（4）当病变发展至肌层肥厚时，常表现为卧位时胃窦向心性狭窄，形态比较固定，一般可收缩至极细，但不能舒张，与正常段呈逐渐过渡或分界比较清楚。狭窄段可显示黏膜纹，多数呈纵行。而立位观察形态多接近正常。

（5）胃小区的形态不规则、大小不一，胃小沟密度增高且粗细不均、变宽模糊（图 7－11）。

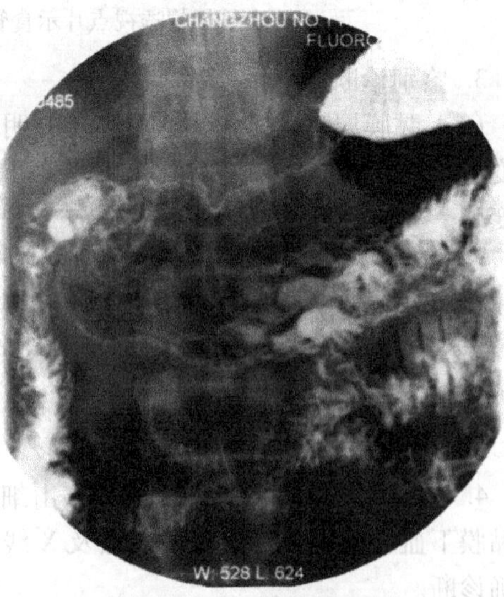

图 7－11　慢性胃窦炎

胃钡透气钡双重造影示胃窦部胃小区形态不规则，大小不一，胃小沟增宽，胃窦部胃壁边缘欠光整

3. 鉴别诊断　胃窦癌：黏膜纹显示僵硬、破坏，可伴有黏膜纹紊乱。胃窦多呈偏侧性狭窄变形，轮廓呈缺损性不规则。胃壁僵硬，蠕动完全消失。与正常胃壁边界截然、陡峭。扪诊检查，大多有质硬的肿块。胃窦炎

黏膜纹主要表现增粗、迂曲、走行紊乱，无黏膜纹僵硬、破坏；胃窦多呈向心性狭窄变形，轮廓光整或锯齿状；病变区胃壁柔软度及蠕动存在或减弱，病变区边界常系移行性，故其边界多不够明确，多无肿块。胃镜在区分慢性胃窦炎与胃窦癌时有优势。

4. 临床评价　常规钡餐只能显示黏膜纹的改变，黏膜纹的宽度 >5mm，边缘呈波浪状，是诊断胃窦炎的可靠依据。而低张力气钡双重造影能显示胃小区的改变，有利于胃窦炎的诊断。临床研究证明胃癌与萎缩性胃窦炎之间有着密切的关系。因此，早期诊治慢性胃窦炎非常重要。而上消化道钡餐造影检查与临床体征相结合，是诊断慢性胃窦炎的可靠依据。在实际工作中要注意胃窦炎与胃窦癌相区别。

三、浸润型胃癌

1. 临床特点　浸润型胃癌是胃癌中最少见的一型，癌肿主要沿着胃壁浸润型生长，胃壁增厚，黏膜面粗糙，颗粒样增生，黏膜层固定，有时伴有浅表溃疡。根据病变范围，可分为局限型及弥漫型。

2. X线表现　病变范围可广泛或局限，病变区表现如胃壁僵硬、蠕动消失、胃腔缩小，黏膜纹破坏、紊乱，严重者如脑回状黏膜纹，可伴有不规则的浅在性的龛影。充盈相上胃轮廓不规则。如病变范围广，可使全胃缩小、僵硬如皮革囊袋，故又称革袋状胃或皮革胃。当幽门被癌肿浸润而失去括约能力时，则胃排空加快。个别病例可仅有胃壁僵硬、蠕动消失，而无黏膜纹破坏，亦应加以注意（图7－12）。

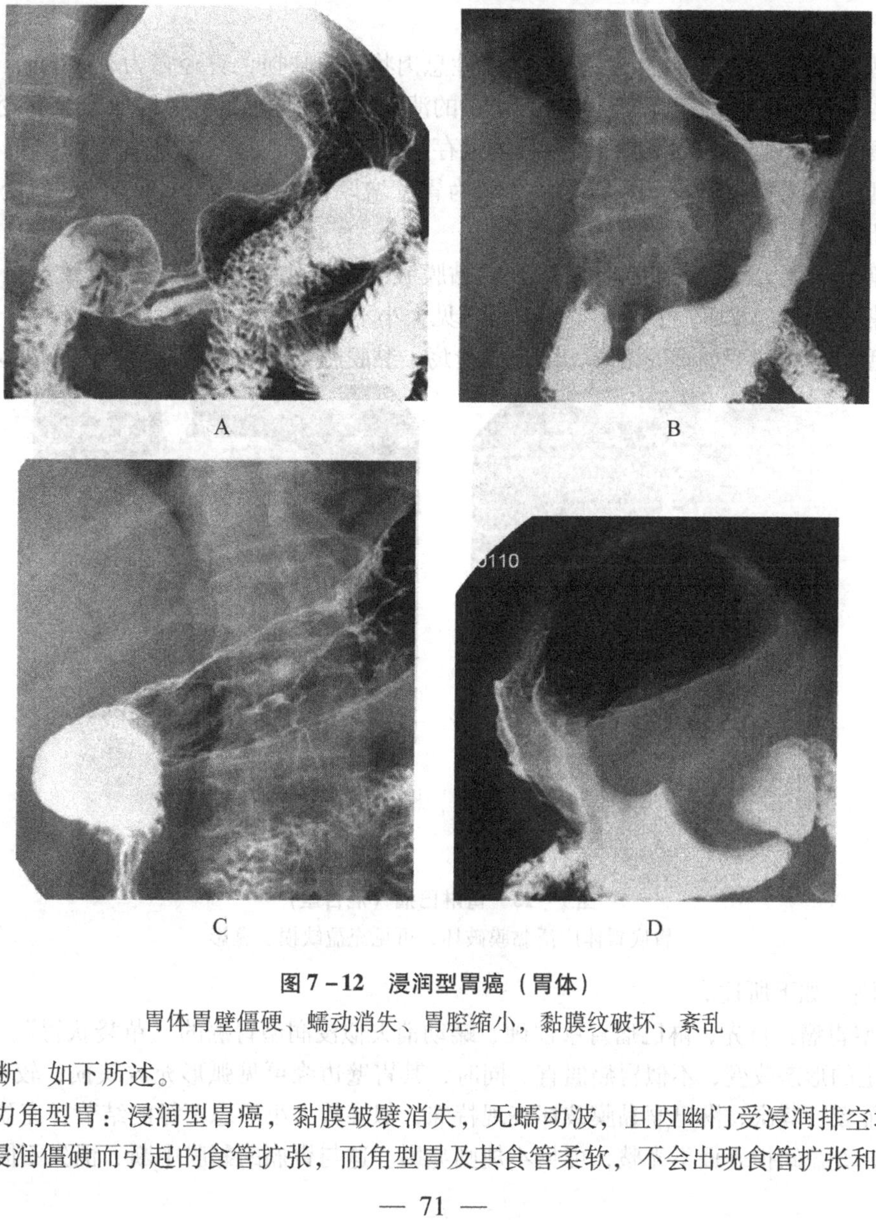

图7－12　浸润型胃癌（胃体）

胃体胃壁僵硬、蠕动消失、胃腔缩小，黏膜纹破坏、紊乱

3. 鉴别诊断　如下所述。

（1）高张力角型胃：浸润型胃癌，黏膜皱襞消失，无蠕动波，且因幽门受浸润排空增快，有时可见因贲门口受浸润僵硬而引起的食管扩张，而角型胃及其食管柔软，不会出现食管扩张和排空增快，有

助于两者的鉴别。

（2）胃淋巴瘤：见本节。

4. 临床评价　浸润型胃癌发病率较其他类型少，传统单对比造影检查时容易误诊为胃炎或正常。双对比检查，可降低胃张力，增加胃扩张程度，容易发现胃壁僵硬和胃腔狭窄，有利于诊断和鉴别。

四、胃淋巴瘤

1. 临床特点　起源于胃黏膜下层的淋巴滤泡组织，沿黏膜下层浸润生长，易导致管壁增厚，黏膜粗大及肿块形成。黏膜表面可保持完整，亦可产生溃疡。临床表现与胃癌相似，胃淋巴瘤发病率相对偏小，发病年龄较年轻，临床表现主要取决于肿瘤的病理学改变及生物学特征。但总的说来临床症状不太严重，而X线已明显提示胃部病变严重，这种临床表现与X线不相一致是一个特征。

2. X线表现　其X线表现一般可分为6型。

（1）溃疡型：表现为龛影，其发生率较高，为最多的一种类型。溃疡的形态、大小、数目不一，多位于充盈缺损内，形态不规则或为盘状、分叶状、生姜状等。溃疡环堤常较光滑规则，部分尚可见黏膜皱襞与溃疡型胃癌的环堤常有明显的指压痕和裂隙征有所不同。邻近黏膜粗大而无中断破坏，病变区胃壁呈不同程度僵硬但仍可扩张，胃蠕动减弱但仍存在。

（2）肿块型：常表现为较大的充盈缺损，多见于胃体、窦部，呈分叶状，边界清楚，其内可有大小不等、形态不规则的龛影。

（3）息肉型：表现为胃内（体、窦部）多发性息肉状充盈缺损，直径多为1～4cm，大小不等，边缘多较光整，也可呈分叶状，其表面可有大小不一的溃疡；周围环以巨大黏膜皱襞。病变范围广，但仍保持一定扩张度及柔软性，胃蠕动仍能不同程度地存在为其特征。

（4）浸润型：累及胃周径的50%以上，表现为胃壁增厚，蠕动减弱但不消失，病变范围和程度与胃腔狭窄程度不成比例，有时胃腔反而扩张。

（5）胃黏膜皱襞肥大型：表现为异常粗大的黏膜皱襞，为肿瘤黏膜下浸润所致。粗大的黏膜皱襞略显僵硬，但常无中断、破坏。于粗大皱襞之间可见大小不等的充盈缺损。

（6）混合型：多种病变如胃壁增厚、结节、溃疡，黏膜粗大等混合存在（图7－13）。

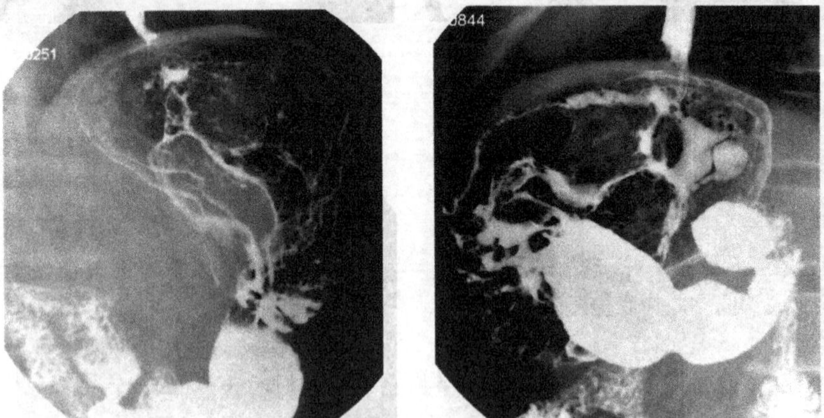

A　　　　B

图7－13　胃淋巴瘤（混合型）

胃底胃体广泛黏膜破坏，可见充盈缺损、龛影

3. 鉴别诊断　如下所述。

（1）浸润型胃癌：首先，淋巴瘤胃壁僵硬、蠕动消失似浸润型胃癌的“革袋状胃”，但淋巴瘤压迫时胃壁可有一定的形态改变，不似胃癌僵直。同时，其胃壁边缘可见弧形充盈缺损，较多则呈“波浪”状，胃癌无此征象。其次，淋巴瘤黏膜破坏表现特殊，似多数大小形态不等的结节样充盈缺损构成，呈现凹凸不平状，充盈缺损表面不光整，可见不规则龛影。这与胃癌的黏膜中断、消失不同。此外，淋巴

瘤多为全胃受累、病变广泛，浸润型胃癌如未累及全胃，病变区与正常胃壁分界截然，有时可见癌折角，鉴别诊断不难。

（2）肥厚性胃炎：肥厚性胃炎可形成大小不等的凸起状结节，其结节为黏膜增生肥厚形成，表现为与黏膜相连，似黏膜扭曲形成，而淋巴瘤的结节表现为彼此“孤立”，与黏膜皱襞不连；此外，较重的肥厚性胃炎胃壁柔韧度降低，有时蠕动亦不明显，但不僵硬，与淋巴瘤不同。

4. 临床评价　胃淋巴瘤患者临床表现无特殊性，内镜活检有时难以取到深部浸润的肿瘤组织而不能做出准确诊断。GI检查时多表现为多发结节状充盈缺损或多发肿块，周围黏膜皱襞推移、破坏不明显，可见收缩和扩张；CT扫描可见胃壁增厚，多密度均匀，呈轻、中度均匀强化，或呈黏膜线完整的分层强化，可伴有大溃疡或多发溃疡形成，在三期扫描中胃的形态可变。由于胃淋巴瘤对胃的形态和功能的影响均与胃癌有所不同，因此，联合GI和CT两种检查方法既了解胃的病变形态和范围，又观察胃的扩张和蠕动功能，做出胃淋巴瘤的提示诊断；胃镜活检时多点深取，或在CT引导下肿块穿刺活检，不需手术而做出胃淋巴瘤的正确诊断。

五、胃溃疡

1. 临床特点　常见慢性病，男多于女，好发于20～50岁年龄组，主要大体病理是黏膜、黏膜下层溃烂深达肌层，使胃壁产生圆形或椭圆形溃疡，深径5～10mm、横径5～20mm，溃疡底可为肉芽组织、纤维结缔组织，溃疡口部主要是炎性水肿。临床主要症状即规律性上腹部饥饿痛。

2. X线表现　龛影即溃疡腔被钡剂充填后的直接X线征象，正位显示为圆形或椭圆形钡斑，侧位观显示壁龛，据溃疡位于壁内、周围黏膜水肿、肌纤维收缩及瘢痕纤维组织增生等，而形成下述良性溃疡X线特征。

（1）壁龛位于腔外：若溃疡位于胃窦前、后壁或伴有胃窦变形时，壁龛影的位置往往难以确定，因而这一征象不易判断（图7－14）。

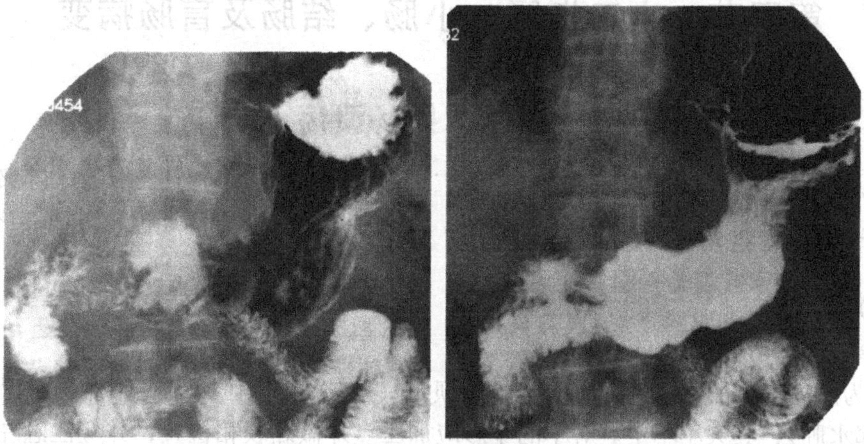

A　　B

图7－14　胃角溃疡

胃角处见小腔外龛影，周围黏膜呈放射状

（2）Hampton线：不常见，系残留于溃疡口缘水肿的黏膜所形成，犹如溃疡口部一“垫圈”，切线位于龛影口边的上侧或下侧，呈宽1～2mm的窄透亮线，亦可见于整个龛边，使充盈钡浆的壁龛与胃腔分隔开。此征虽较少见，却是良性溃疡的特征。

（3）“狭颈”征和“项圈”征：系Hampton线及溃疡口周围肌层中等度水肿而构成。表现为Hampton线的透亮区明显增宽，至5～10mm，位于壁龛上、下侧。轴位相加压时，于龛影周围形成“晕轮”状透亮带。

（4）“环堤”影：系溃疡口部以黏膜层为主的高度炎性水肿。钡餐检查，在适当压迫下取轴位观，呈一环状透亮带，内界较为明确，外界模糊不清，如同“晕轮”状；切线位则表现为一“新月”样透亮带，亦为溃疡侧边界明确，外界模糊不清。该透亮带无论是轴位还是切线位观，其宽度均匀，边缘较光整，黏膜纹直达环堤影边缘，此为良性“环堤”影特征。

（5）以溃疡为中心、分布均匀的放射状黏膜纹，为溃疡瘢痕组织收缩的表现，系良性溃疡的特征；壁龛旁黏膜纹略增粗或伴有黏膜纹轻度扭曲现象。纠集的黏膜纹大多到达龛边，但部分病例由于溃疡口部严重水肿，靠近壁龛的黏膜纹逐渐消失而显示不清。

另有认为，龛影边缘“点状投影”，系钡浆存留于皱襞内所造成，它提示该溃疡周围有黏膜增厚和放射状黏膜皱襞存在，因此是良性溃疡较为特征性表现。

上述黏膜纹无论它是何种表现，均应有一定的柔软度和可塑性，这一点不可忽视。

（6）新月形壁龛：它的产生是由于溃疡口缘黏膜严重的炎性水肿，并突向溃疡腔内而构成。钡餐造影时壁龛显示如新月形，其凹面指向胃腔，凸面指向胃腔外。

3. 鉴别诊断　溃疡型胃癌：癌肿内的恶性溃疡，大而浅，形态不规则，为“腔内龛影”，周围见高低、宽窄、形态不规则“环堤”，环堤内可见“尖角”征，龛影边缘有“指压”迹，龛影周围纠集的黏膜纹中断、破坏，邻近胃壁僵硬，蠕动消失等。骑跨于胃小弯的溃疡型癌，切线位加压投照时，呈“半月”征图像。这些均与良性溃疡不同，同时，良性溃疡临床上有节律性疼痛症状。

4. 临床评价　关于良性溃疡与溃疡性胃癌的鉴别，主要是依据龛影的大小形态和周围黏膜等情况。少数情况下慢性胃溃疡和溃疡性胃癌临床上缺乏特异性。X线检查时，对溃疡大小、形态缺乏新的认识，X线诊断有一定难度。“恶性特征”对恶性溃疡诊断意义虽然重要，但并非其独有，有些良性溃疡病变时间很长，瘢痕修复不能填充愈合坏死组织形成的龛影，反而因瘢痕收缩可使胃小弯缩短，形成假“腔内龛影”，且龛影大小可因溃疡周围瘢痕收缩较实际扩大。

（王　静）

第四节　十二指肠、小肠、结肠及盲肠病变

一、十二指肠溃疡

1. 临床特点　十二指肠溃疡绝大多数发生在十二指肠球部，少见于十二指肠球后部，多数病例为单发性溃疡。主要见于青壮年患者，男性多于女性。主要症状是上腹部周期性、节律性疼痛。多数患者胃酸增高。

2. X线表现　如下所述。

（1）十二指肠球部溃疡

1）龛影：为溃疡直接征象，呈圆形或椭圆形钡斑（龛影），加压时可见钡斑周围呈车轮样环形透亮带（溃疡口部水肿），其大小不定。对小的龛影应加压点片做黏膜相检查，并应注意左右斜位摄片以显示壁龛，低张双重造影检查，均可提高龛影发现率（图7－15）。

2）畸形：是最常见的X线征象。黏膜水肿、肌层痉挛、瘢痕收缩、周围粘连等，均可导致畸形，表现为侧缘凹陷、花瓣样变形、憩室样囊袋、不规则缩窄等。

3）黏膜改变：黏膜纹增粗、变平或模糊，有时也可见以龛影为中心的放射状黏膜纹。

4）其他征象：如十二指肠球部激惹现象、压痛等。同时可合并胃窦炎、幽门梗阻。

5）溃疡愈合：若溃疡很浅小，无明显纤维增生，愈合后十二指肠恢复正常，黏膜纹也是正常的。溃疡愈合过程表现为龛影变小、变浅，以至消失，周围水肿消退。较深的溃疡大多伴有较明显的纤维增生，即使溃疡已经愈合仍可见黏膜纠集和十二指肠球部畸形。若有前、后胃肠片比较，从正常轮廓内有龛影发展到畸形和龛影缩小，不能认为十二指肠球部溃疡恶化，相反应认为溃疡在愈合过程中。有的溃疡愈合后留下一侧壁变形，这是瘢痕形成的缘故，在瘢痕区黏膜消失。十二指肠球部的刺激征象减轻或消失也是溃疡好转和愈合中的征象。

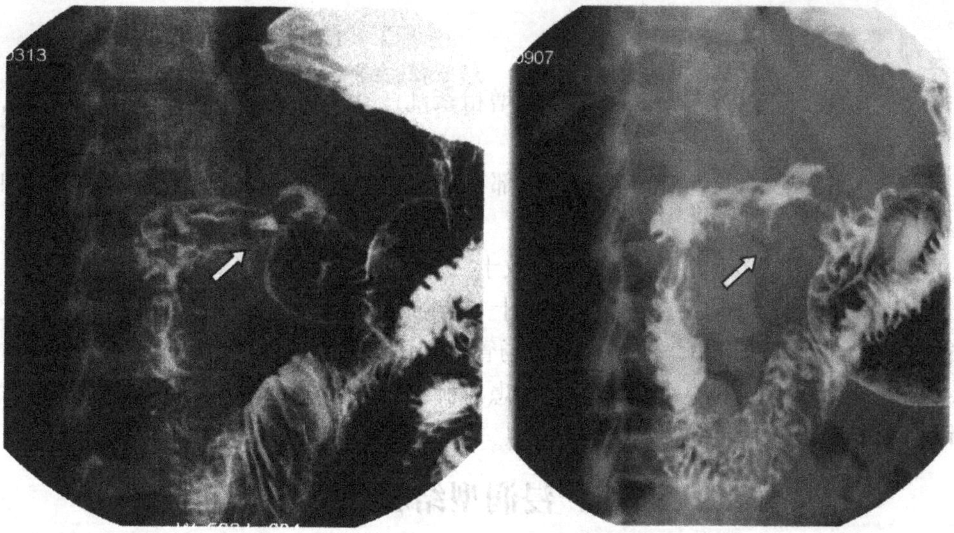

A B

图7-15 十二指肠球部溃疡

十二指肠球部变形，可见小钡斑

（2）十二指肠球后部溃疡：钡餐检查十二指肠球部后部溃疡，由于十二指肠球部后段走行屈曲重叠，故应采用右前斜位及右侧位为佳。其主要X线表现为有龛影，大小不一，一般为2～3mm，所以有时不易显示。常见征象为局部肠管狭窄，长约2cm，黏膜纹紊乱或消失，有十二指肠球部激惹现象，可伴有狭窄十二指肠球部前部扩大征象。

3. 鉴别诊断　十二指肠球部溃疡主要要与十二指肠球炎相鉴别。较大的溃疡易于在X线检查时发现，球部畸形、龛影、激惹等表现，易于诊断。但是小部分病例，并无球部变形、激惹现象，仅在压迫黏膜相方可显示出龛影，因而易漏诊，应加以充分注意。在球部畸形情况下，由于X线对于浅小溃疡显示有一定局限性，因此不能片面地根据未见龛影而武断地做出排除十二指肠球部溃疡的结论，常需借助内镜检查。

4. 临床评价　十二指肠溃疡出现出血、穿孔、幽门梗阻、瘘管形成等并发症，内镜检查能明确诊断。

二、十二指肠倒位

1. 临床特点　本病为先天性的位置变异，无明显临床症状，可因排空不畅而产生十二指肠淤积现象。

2. X线表现　十二指肠球部位置正常，自十二指肠降部开始呈顺时针方向走行弯曲，与正常十二指肠曲走行方向正好相反，反位部分肠曲可固定，亦可有一定的移动度。本病诊断不难。

三、十二指肠冗长

1. 临床特点　亦为先天性发育异常所致，较多见，主要是指十二指肠上部的长度超过5cm，可达10～12cm，再由于肝、十二指肠韧带除正常固定十二指肠上部外，同时又固定了十二指肠降部上部，故使冗长、迂曲。

2. X线表现　钡餐检查，冗长段呈U形或蛇形弯曲，充盈后方充盈其余十二指肠各部。

四、十二指肠结核

1. 临床特点　多系淋巴血行感染，或邻近脏器结核的直接蔓延。病理上可分为溃疡型与增殖型。多伴有腹膜后淋巴结增大，广泛性肉芽组织增生与瘢痕组织收缩，可引起不同程度的十二指肠腔狭窄与狭窄上扩张。

2. X线表现　如下所述。

（1）溃疡型：可见十二指肠病变区黏膜皱襞增粗紊乱，有激惹征，肠管边缘毛糙不整，可见浅小溃疡。

（2）增殖型：可见局限性肠管变形狭窄，局部有呈息肉状之结核性肉芽组织增生。有时肠腔内可见息肉状充盈缺损。

（3）也可有肠外肿块（邻近淋巴结肿大），致十二指肠曲扩大及对肠管外压性改变。

3. 鉴别诊断　增殖型十二指肠结核需注意与十二指肠癌鉴别诊断。与之相比，前者病变范围较长，肠管局部存在激惹征，钡剂通过快，钡剂通过时肠管仍稍可扩张，与癌之狭窄僵硬仍有不同。

4. 临床评价　结合临床表现很重要，若同时患有肺结核或回盲部肠结核，有助于本病之诊断。一般需结合内镜活检确诊。

五、浸润型结肠癌

1. 临床特点　结肠癌是发生于结肠部位的常见的消化道恶性肿瘤。好发部位为直肠及直肠与乙状结肠交界处，以40~50岁年龄组发病率最高。浸润型结肠癌以向肠壁各层呈浸润生长为特点。病灶处肠壁增厚，表面黏膜皱襞增粗、不规则或消失变平。早期多无溃疡，后期可出现浅表溃疡。如肿瘤累及肠管全同，可因肠壁环状增厚及伴随的纤维组织增生使肠管狭窄，即所谓的环状缩窄型，此时在浆膜局部可见到缩窄环：切面肿瘤边界不清，肠壁因肿瘤细胞浸润而增厚。

左半结肠胚胎起源于后肠，肠腔较细，肠内容物呈固态，主要功能为贮存及排出粪便，癌肿多属浸润型，易致肠腔环形绞窄。常见症状为排便习惯改变、血性便及肠梗阻。肠梗阻可表现为突然发作的急性完全性梗阻，但多数为慢性不完全性梗阻，腹胀很明显，大便变细形似铅笔，症状进行性加重最终发展为完全性梗阻。

2. X线表现　如下所述。

（1）腹部平片检查：适用于伴发急性肠梗阻的病例，可见梗阻部位上方的结肠有充气胀大现象。

（2）钡剂灌肠检查：可见癌肿部位的肠壁僵硬，扩张性差，蠕动至病灶处减弱或消失，结肠袋形态不规则或消失，肠腔狭窄，黏膜皱襞紊乱、破坏或消失，充盈缺损等（图7-16）。

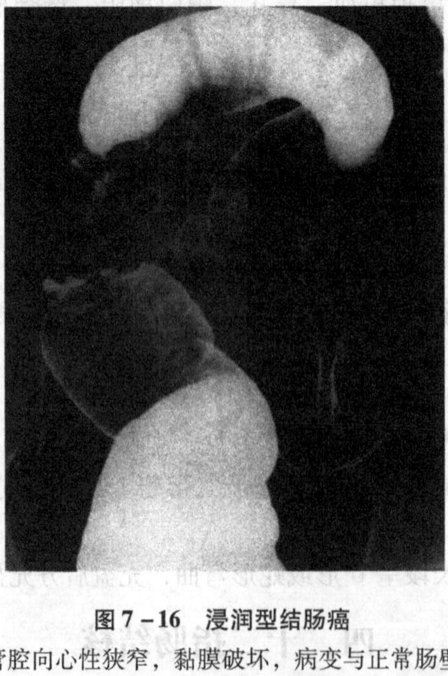

图7-16　浸润型结肠癌

乙状结肠管腔向心性狭窄，黏膜破坏，病变与正常肠壁分界清楚

3. 鉴别诊断　需与以下疾病鉴别：①特发性溃疡性结肠炎。②阑尾炎。③肠结核。④结肠息肉。⑤血吸虫病肉芽肿。⑥阿米巴肉芽肿。

4. 临床评价　对结肠腔内形态变化的观察，一般气钡灌肠检查优于CT。CT有助于了解癌肿侵犯程度，CT可观察到肠壁的局限增厚、突出，但有时较早期者难鉴别良性与恶性，CT最大优势在于显示邻近组织受累情况、淋巴结或远处脏器有无转移，因此有助于临床分期。

CT分期法：第1期：消化道管壁厚度正常（一般为5mm），息肉样病变向腔内突出。第2期：管壁局部增厚，呈均匀的斑块或结节状表现，无壁外扩展。第3期：管壁局部增厚，周围组织已有直接侵犯；可有局限或区域性淋巴结受累，但无远处转移。第4期：有远处转移（如肝、肺、远处淋巴结）。对肠道肿瘤的诊断仍未能明确者，MRI可弥补CT诊断的不足，MRI对直肠周围脂肪内浸润情况易于了解，故有助于发现或鉴别第3期患者。

六、子宫内膜异位症

1. 临床特点　见于直肠、乙状结肠，偶见于盲肠、小肠与阑尾。由于病变肠壁内周期性出血，可引起邻近组织反应性纤维组织增生，形成粘连包块，而致肠腔呈环形或压迫性狭窄。临床上多见于20～50岁女性患者，有周期性痛经、腹胀、腹泻症状。

2. X线表现　钡剂灌肠有两种X线表现：①环形狭窄，但黏膜纹可以正常。②病变肠曲有弧形或分叶状压迹（图7-17）。

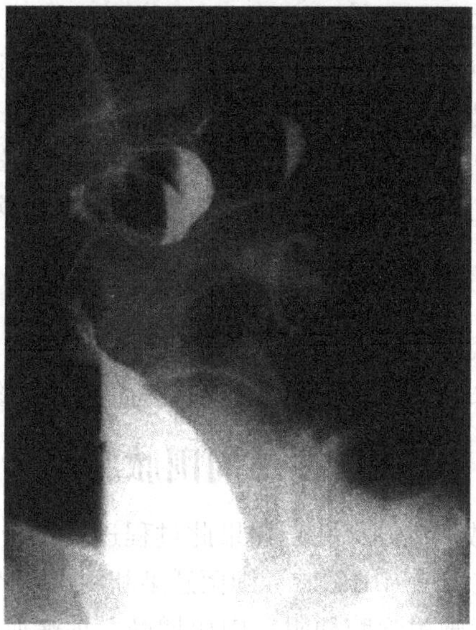

图7-17　子宫内膜异位症

直肠环形向心性狭窄

3. 鉴别诊断　上述两种X线表现难以与肿瘤鉴别需结合临床，才能做出诊断。

七、盲肠类癌

1. 临床特点　结肠类癌起源于肠黏膜腺体的嗜银Kultschitzkx细胞，又称嗜银细胞瘤。这种细胞是一种特殊的上皮细胞。在结肠呈弥散性分布，能产生多种肽胺类激素，与肾上腺细胞甚相似，具有嗜铬性，所以类癌又有嗜铬细胞瘤之称。是一种少见的低度恶性肿瘤；在结肠类癌中68%位于右半结肠，其中盲肠占50%。有半结肠与阑尾、回肠同起源于中肠，其类癌细胞类型65%属亲银性，30%属嗜银性。绝大多数类癌体积较小时无明显症状，临床上也多在偶然情况下发现。若瘤结节长到一定大小或生长于特殊部位时，常可引起一些肠道功能紊乱、腹痛或不同程度的梗阻症状。

2. X线表现　钡剂灌肠检查，由于病灶一般较小，所以常易漏诊，待发展到一定大小，可表现为轮廓光整的充盈缺损或肠管环状狭窄。在X线上，结肠的损害可表现出4种类型：①肿块型：呈多个结节融合。②息肉型：充盈缺损样改变。③浸润型：肠段浸润狭窄。④肠梗阻型：钡剂通过受阻。

3. 鉴别诊断　结肠类癌与盲肠癌很难鉴别，但本病往往比肠腔内充盈缺损病变要大，甚至大数倍于腔外肿块，且易侵及邻近肠襻或使之受压移位之特征，借以可与一般结肠癌进行鉴别。

4. 临床评价　结肠类癌早期无症状，随着肿瘤的进展，大部分都有不同程度的症状出现。但结肠类癌的临床表现缺乏特异性，与结肠腺癌较难鉴别，术前诊断较困难。临床上在诊断结肠疾病时，应考虑结肠类癌存在的可能性，并根据需要辅以X线钡剂造影检查、B超、结肠镜检查等以帮助诊断。病理检查，是目前对类癌重要的诊断方法，根据肿瘤的组织学特点，一般不难做出诊断。

八、结肠阿米巴病

1. 临床特点　为肠道传染病之一，常发生于青壮年，个别病例可侵犯肝、肺、脑及皮肤等。肠道阿米巴病易侵犯盲肠及升结肠，其次为乙状结肠、直肠及阑尾。慢性期可导致盲肠变形。急性期临床表现为起病缓慢，以腹痛、腹泻开始，大便次数逐渐增加，便时有不同程度的腹痛与里急后重，后者表示病变已波及直肠。大便带血和黏液，多呈暗红色或紫红色，糊状，具有腥臭味，病情较重可为血便，或白色黏液上覆盖有少许鲜红色血液。患者全身症状一般较轻，在早期体温和白细胞计数可有升高，粪便中可查到滋养体。

2. X线表现　如下所述。

（1）肠道功能紊乱改变：如盲肠、升结肠之肠袋较深，大小不一，肠腔窄小，由于刺激性增强而钡剂易于排空。黏膜纹理紊乱，有时可见突出肠腔外龛影。

（2）因肠壁瘢痕收缩致盲肠腔窄小、缩短及肠袋消失，有时形成所谓锥状盲肠。

3. 鉴别诊断　本病应与盲肠结核鉴别：结肠阿米巴病呈跳跃性分布于盲肠、升结肠及横结肠，一般末端回肠多不侵犯，以此与盲肠结核进行鉴别。少数病例表现为多发性，常于肠腔某一侧产生较大的边缘缺损或圆形凹迹，使肠管产生偏心性狭窄，形态类似肿瘤，这类病例称之为阿米巴瘤。由于这类患者的病变为多发性，累及范围较长，病变与正常肠壁间边界为移行性，以内科治疗有较好的疗效，从而可与结肠癌进行区别。

4. 临床评价　本病以粪便内找到阿米巴滋养体而得以确诊，一般不用X线检查，X线征象虽非特征性改变，但可提示做进一步的粪便检查或乙状结肠镜检查而进行确诊。慢性期可用钡剂造影检查。

九、阑尾周围脓肿

1. 临床特点　急性阑尾炎化脓坏疽或穿孔，如果此过程进展较慢，大网膜可移至右下腹部将阑尾包裹并形成粘连，形成炎性肿块或阑尾周围脓肿。细菌感染和阑尾腔的阻塞是阑尾炎发病的两个主要因素。由早期炎症加重而致，或由于阑尾管腔梗阻，内压增高，远端血运严重受阻，感染形成和蔓延迅速，以致数小时内即成化脓性甚至蜂窝织炎性感染。阑尾肿胀显著，浆膜面高度充血并有较多脓性渗出物，部分或全部为大网膜所包裹。临床表现：患者多有右下腹疼痛，或者转移性右下腹疼痛病史，可有发热、恶心、呕吐等表现，亦可有轻微腹泻等表现。少数患者可因大网膜压迫肠管，造成不完全肠梗阻症状。

2. X线表现　如下所述。

（1）钡剂造影检查可见右下腹包块与肠管粘连，不能分开；盲肠变形，边缘不规则，但黏膜皱襞无破坏，局部有压痛。

（2）盲肠有激惹征象，钡剂通过快，盲肠也可处于痉挛状态。

（3）盲肠局部可出现压迹，末端回肠可同时向上推移。

（4）若脓肿与盲肠相同，可使之显影，为肠道外不规则窦腔（图7-18）。

3. 鉴别诊断　根据上述阑尾脓肿的X线特点，结合临床，多数诊断应无困难，但少数病例由于临床表现复杂，须与下列回盲部病变鉴别：包括回盲部良、恶性肿瘤及炎性病变，有些表现与脓肿相似，但均有相应的临床及X线特点可资鉴别。如结肠癌时的肠腔狭窄、充盈缺损、形态恒定、管壁僵硬、黏膜破坏、无弧形压迹、能触及肠腔内包块、临床可有黏液血便等。炎性病变可见肠腔狭窄、短缩、牵拉移位及激惹等，且有弧形压迹及包块。

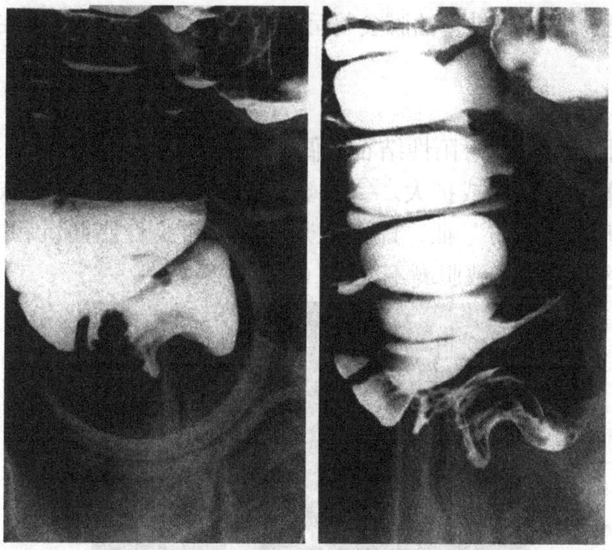

A　　B

图7-18　阑尾周围脓肿

盲肠下端管腔狭窄，见弧形压迹影，术后病理为阑尾脓肿

4. 临床评价　阑尾脓肿有以下X线特征：回盲部弧形压迹和触及肠腔外包块，压迹边缘毛糙不整，肿块多数较软，边缘不清，有明显压痛。回盲肠痉挛性狭窄变形，边缘呈锯齿状或毛刷状，肠壁软，形态多变。黏膜无异常，阑尾不显影。钡剂灌肠能很好地观察结肠及回盲部的充盈情况和黏膜有无异常，为首选方法。但钡餐检查由于回盲部往往充盈不满意而不常用，但能较好地观察功能性改变，如激惹、痉挛等，必要时可做气钡双重造影。CT检查示病灶呈圆形或类圆形，其密率低于脑脊液，CT值在5～50Hu，边缘光整，与周围组织界限清晰，无占位效应，对于阑尾脓肿的诊断有较大意义（图7-19）。

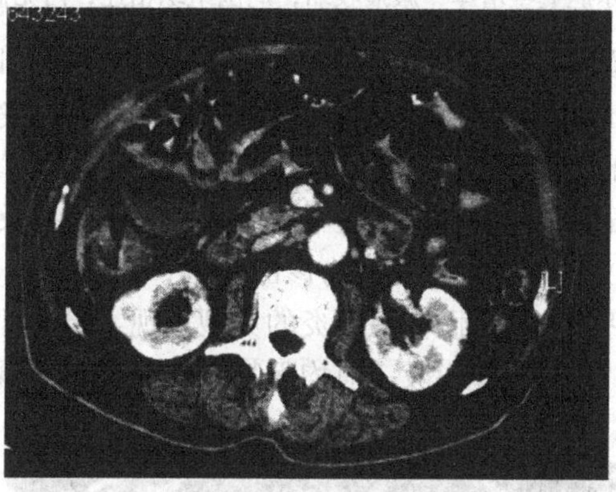

图7-19　阑尾周围脓肿

阑尾区见类圆形水样密度肿块影，边缘欠清晰，局部盲肠等肠壁增厚，增强后呈环形强化，中央低密度无强化

（杨西敏）

第五节　胆囊及胆管异变

一、慢性胆囊炎

1. 临床特点　为常见病，系指胆囊慢性炎症性病变，大多为慢性结石性胆囊炎，占85%～95%，少数为非结石性胆囊炎，如伤寒带菌者。主要病理有胆囊壁增厚、瘢痕性收缩、囊腔缩小及其周围粘连等。本病可由急性胆囊炎反复发作迁延而来，也可慢性起病。临床表现无特异性，常见的是右上腹部或

心窝部隐痛，食后饱胀不适，嗳气，进食油腻食物后可有恶心，偶有呕吐。在老年人，可无临床症状，称无症状性胆囊炎。

2. X线表现　如下所述。

（1）平片：有时所见胆囊壁钙化、阳性结石，偶见有胆囊积气。

（2）造影所见：①胆囊明显缩小或扩大。②胆囊轮廓不规则、平直或固定的屈曲改变。③浓缩功能和收缩功能明显差。④胆囊“脂肪”征，即胆囊浆膜下大量炎性脂肪沉积。⑤由于合并结石、胆囊管炎性闭塞或胆囊充满脓液，均可导致胆囊不显影（图7-20）。

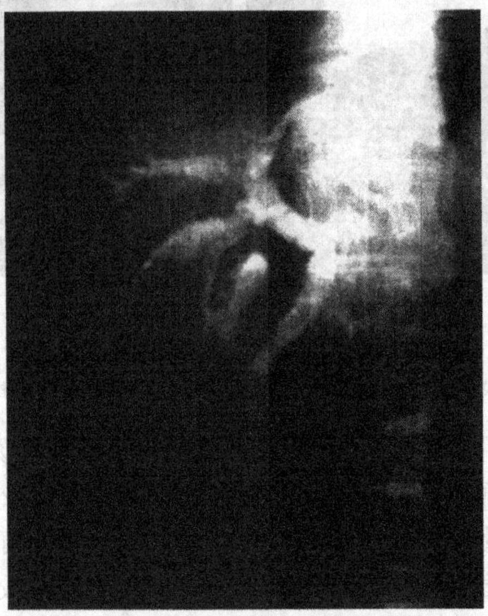

图7-20　慢性胆囊炎

胆结石造影，示胆囊壁增厚、瘢痕收缩，周围组织粘连，内见低密度结石影

3. 鉴别诊断　由于慢性胆囊炎的临床症状不典型，临床常易误诊，以下疾病常被误诊为慢性胆囊炎，故应注意鉴别：①消化性溃疡。②慢性胃炎。③食管裂孔疝。④原发性肝癌。⑤胆囊癌。

4. 临床评价　慢性胆囊炎的诊断主要依赖临床表现及超声检查。CT诊断慢性胆囊炎的价值有限，能看到胆囊壁增厚，胆囊内结石影，但胆囊壁厚度个体差异较大，充盈及排空时间相差也很大。若充盈良好，壁厚大于3mm有一定意义，但一般不能作为诊断标准；若无结石，仅发现胆囊壁增厚不能做出明确诊断，有时可看到胆囊壁钙化，这是慢性胆囊炎的典型表现，但非常少见，胆囊体积多缩小，表现胆囊壁纤维化。少数可见增大，表示胆囊积液，但均无特征性。MRI表现与CT类似，但对结石及胆囊壁钙化的显示较CT差些（图7-21）。

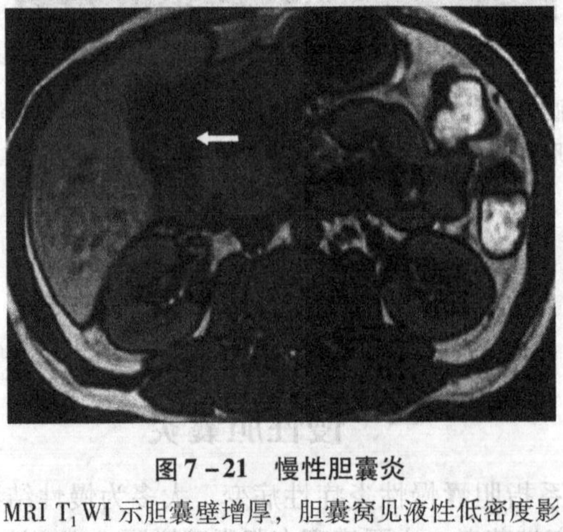

图7-21　慢性胆囊炎

MRI T_1WI示胆囊壁增厚，胆囊窝见液性低密度影

二、胆囊结石

1. 临床特点 属于胆囊腔内可移动性的充盈缺损。由于结石的化学成分不同，可分为：①胆固醇结石：多为单发、圆形，较大的可透 X 线结石。②胆色素结石：常系多发的、较小的、无一定形态的可透 X 线结石。③胆固醇胆色素结石：可单发或多发的、大小形态不定的可透 X 线结石。④凡钙盐含量较多的混合结石：往往是多发的、状如石榴样的不透 X 线结石。前三种称为阴性结石，X 线胆囊造影显示为可移动性的充盈缺损。

2. X 线表现 如下所述。

（1）阳性胆结石：平片即可发现。可单发或多发，呈多种形态，如圆形、类圆形、近方形，周围致密中央较透亮的阴影。较大的结石常表现中间透亮，周围有向心性成层钙化改变。需与右上腹其他钙化影鉴别，必要时可做胆囊造影进一步检查。

（2）阴性结石：需造影检查方可发现，表现为边缘光滑之负影，可移动，其大小、数目、形态依据存在的结石而定，多发性结石影相互重叠呈蜂窝状。直立摄片检查，直径 2mm 以下的小结石则沉积于胆囊底，呈一堆透亮阴影，或成层地漂浮在含造影剂的胆汁中，形成一层横贯胆囊的串珠样带状透亮区，称为浮形结石（图 7－22）。

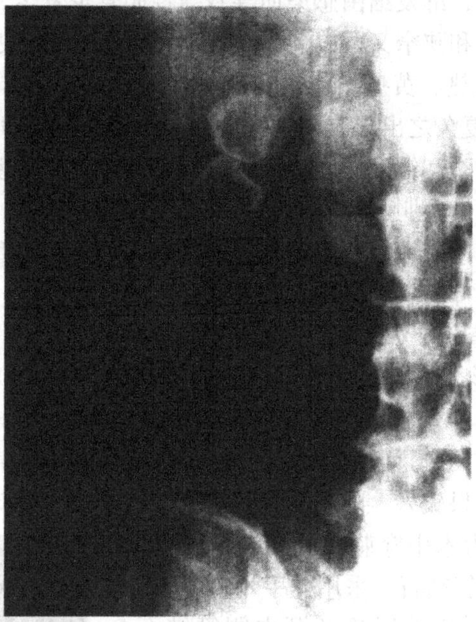

图 7－22 胆囊结石

胆囊内见多发大小不等结节样充盈缺损，胆囊壁粗糙

3. 鉴别诊断 主要与肠腔积气影区别，与胆囊重叠的肠气影，其范围一般均超过胆囊影之外，同时伴有明显的结肠积气，因此鉴别不难。若仍有困难的，可在做造影检查时，视其阴影是否仍然存在，及其与胆囊的关系。还需与右侧肾结石鉴别，右肾结石有时与胆囊结石很难鉴别，但侧位片时，肾结石与脊柱重叠，而胆囊结石位于脊柱前缘，两者可鉴别。

4. 临床评价 有急性发作史的胆囊结石，一般根据临床表现不难做出诊断。但如无急性发作史，诊断则主要依靠辅助检查如 B 超检查可显示胆囊内光团及其后方的声影，诊断正确率可达 95% 以上。CT 扫描对于胆囊结石的诊断意义较大。对于阴性结石及阳性结石，因为 CT 密度分辨率较高，都可显示。磁共振胰胆管造影（MRCP）是不同于 ERCP 的无创性检查方法，不需要做十二指肠镜即可诊断胆囊结石及肝内、外胆管结石，但价格较贵，不易普及（图 7－23）。

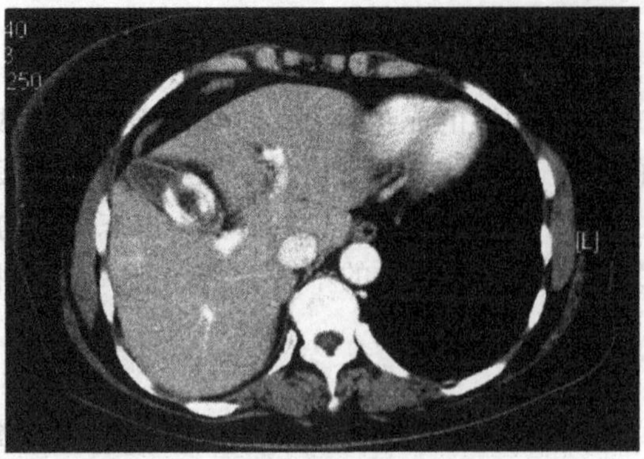

图7-23 胆囊结石

胆结石、胆囊炎，CT扫描示胆囊壁增厚，内见类圆形高密度结石影

三、胆管结石

1. 临床特点　胆管结石是指肝内外胆管内有结石形成，是最常见的胆管系统疾病。

结石阻塞胆管引起胆汁淤滞，继发细菌感染而导致急性胆管炎发生。胆管反复炎症可造成局部管壁增厚或瘢痕性狭窄，而胆管炎症和狭窄又可以促进结石形成。胆管狭窄近端被动扩张，内压增高。临床上患者常出现上腹绞痛、寒战发热、黄疸，即夏科（Charcot）三联征。感染严重可出现休克和精神异常（Reynolds 五联征），症状反复久之出现胆汁性肝硬化，继而出现门静脉高压症。

胆管结石分为原发性胆管结石和继发性胆管结石，原发性胆管结石系指在胆管内形成的结石，主要为胆色素结石或混合性结石。继发性胆管结石为胆囊结石排至胆总管者，主要为胆固醇结石。根据结石所在部位分为肝外胆管结石和肝内胆管结石。肝外胆管结石多位于胆总管下端；肝内胆管结石可广泛分布于两叶肝内胆管，或局限于某叶胆管，其中以左外叶和右后叶多见。

2. X线表现　胆道X线检查主要如下。

（1）静脉胆道造影法：造影剂经静脉注射或滴注进入血液循环，80%与血浆白蛋白结合，10%与红细胞表面的蛋白结合，循环至肝，与肝细胞小分子蛋白结合，由胆汁排出。常用造影剂有胆影钠、胆影葡胺、碘甘葡胺等。主要不良反应是低血压、过敏反应、肝肾功能损害等。轻度不良反应率为5%～20%，对肝内胆管结石的诊断效果较差。随着ERCP及PTC的应用，临床较少用此法。

（2）术中胆道造影：可分为术中穿刺胆总管法，经肝内胆管法、T形管法等。对肝内胆管结石，采用非手术治疗者不适用，但适用手术切除胆囊、术中造影诊断肝内胆管结石。其中T形管法是在胆囊手术中，切开胆总管，清除胆总管结石，做T形管引流。术后可经T形管注入泛影葡胺，观察胆总管及肝内胆管结石的病情是否存在，图像清晰，对诊断肝内胆管结石有较大意义。

X线所见：除有胆管扩张外，显示管腔有类圆形透亮区，其形态与胆囊结石相同。但需考虑到，胆管宽径正常，不一定能完全排除胆管内小结石存在的可能。再者，若用T形管胆道造影，应避免将气体注入，因为气泡影可被误认为阴性胆管结石，必要时可重复造影检查（图7-24）。

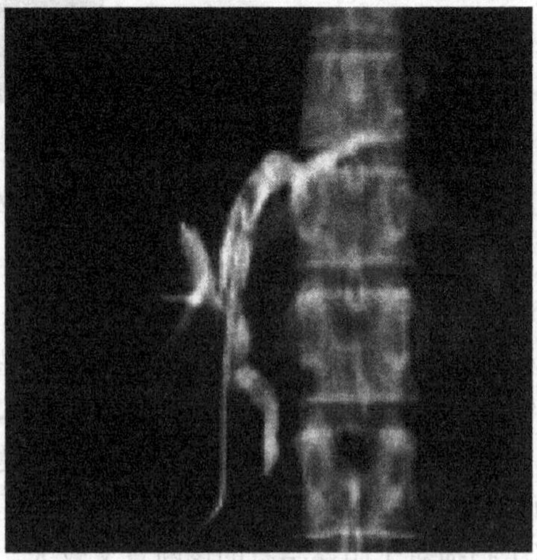

图7-24 胆管造影

示左肝内胆管见类圆形低密度影，边缘光整

3. 鉴别诊断　胆管结石需与胆管肿瘤鉴别。胆管良性肿瘤极为少见。多见的胆管癌，阻塞端常有破坏、狭窄、僵直及不规则充盈缺损。胆管结石的阻塞端多为圆形充盈缺损，典型者则显示“杯口”状充盈缺损是其特征，无破坏、狭窄及僵直改变。胆管癌扩张的肝内胆管往往呈“软藤”状，而结石扩张的肝内胆管则

显示“枯枝”状，两者表现不同（图7－25）。

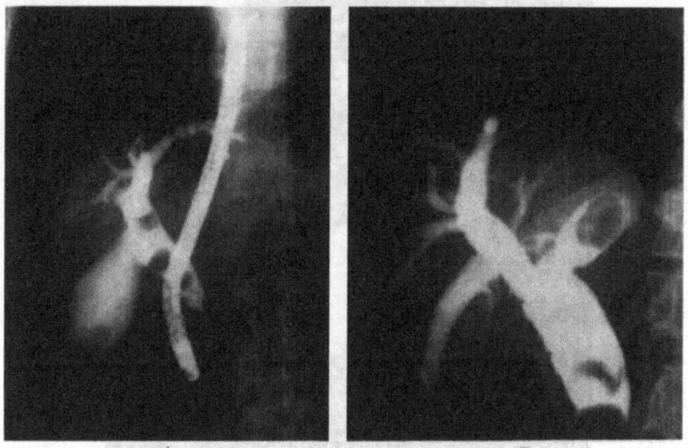

A　　　　B

图7－25　胆管结石ERCP造影

示类圆形充盈缺损，边缘光整，肝内胆管则显示“枯枝”状

4. 临床评价　B超检查可发现胆管内结石及胆管扩张影像，故胆管结石一般首选B超检查，必要时可加行ERCP或PTC。PTC的X线特征有：①肝总管或左右肝管处有环形狭窄，狭窄近端胆管扩张，其中可见结石阴影。②左右肝管或肝内某部分胆管不显影。③左右叶肝内胆管呈不对称性、局限性、纺锤状或哑铃状扩张。ERCP可选择性胆管造影，对肝内胆管结石具有较高的诊断价值，可清晰显示肝内胆管结石，确定结石的部位、大小、数量，肝内胆管的狭窄或远端扩张。CT扫描对于肝内胆管结石的诊断意义较大。胆总管结石由于较大而容易被发现，而胰腺钩突内结石则较小，尤其是含钙量少时只表现为小致密点，因为CT密度分辨率较高，则可显示。胆总管扩张时，胆总管的横断面呈边界清楚的圆形或椭圆形低密度影，自上而下逐渐变小。MRCP不管结石，对肝内胆管结石有较大诊断价值，但价格较贵。总之，B超、ERCP、胆道镜等方法诊断价值较大，简便易行，是诊断肝内胆管结石的首选方法。尤其是ERCP和胆道镜，对肝内胆管结石诊断的准确性高于B超。在B超检查发现肝内胆管结石后，应常规进行上述方法的检查。

四、胆管肿瘤

1. 临床特点　近50%肝外阻塞的患者是由非结石性病因引起的，其中以恶性肿瘤最多见。这些恶性肿瘤大多数发生于远端胆总管所在的胰头部，少数发生于肝胰壶腹部、胆管、胆囊和肝内。由转移性肿瘤和淋巴结阻塞胆管的现象极为少见。发生在胆管的一些良性乳头状瘤或绒毛状腺瘤也可阻塞胆管。早期肿瘤较小时，多无临床症状。随着胆管阻塞的症状和体征进行性加重，可见黄疸、不同程度的腹部不适、厌食、体重下降、皮肤瘙痒、腹部可触及包块或胆囊等，但寒战、高热少见。

2. X线表现　X线所见：早期多为偏侧性充盈缺损而造成胆管狭窄，其范围多在1cm以下，边缘光滑者应考虑为良性肿瘤，边缘不规则者多为癌，同时伴有狭窄上端胆管扩张；晚期则胆管不显影。本病术前X线确诊者少见，经皮肝脏穿刺可提高本病的诊断率。

3. 鉴别诊断　胆管肿瘤需与胆管结石鉴别。胆管良性肿瘤极为少见。多见的胆管癌阻塞端常有破坏、狭窄、僵直及不规则充盈缺损。胆管结石的阻塞端多为圆形充盈缺损，典型者则显示“杯口”状充盈缺损是其特征，无破坏、狭窄及僵直改变。胆管癌扩张的肝内胆管往往呈“软藤”状（图7－26），而结石扩张的肝内胆管则显示“枯枝”状，两者表现不同。结节型胆管癌影像学有时需与胆管良性肿瘤如乳头状腺瘤相鉴别，后者少见，其在胆管内可形成广基底或带蒂的充盈缺损，轮廓光整，胆管壁光滑无内陷。而浸润型胆管癌所致胆管不规则狭窄，管壁粗糙、僵硬，与硬化型胆管炎累及范围较长、管腔狭窄、管壁光滑的影像也不同。

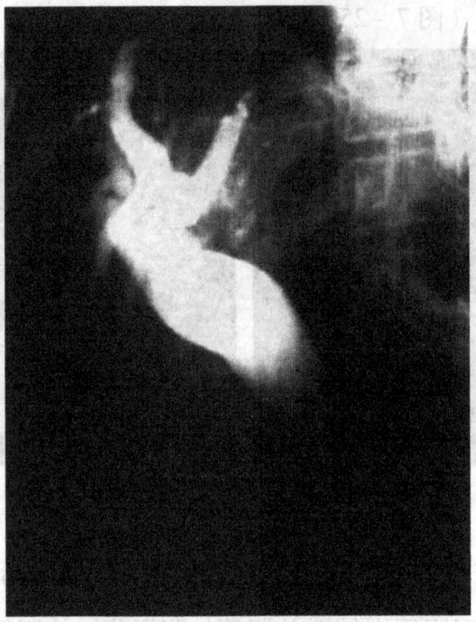

图7-26 胆管癌胆管造影

胆总管下端梗阻，上端扩张，肝内胆管亦扩张呈“软藤”状

4. 临床评价 胆管肿瘤的X线诊断作用不大，需结合其他多种检查才能确诊，如：①实验室检查：主要表现为梗阻性黄疸的肝功能异常，如胆红素和碱性磷酸酶的增高等。②B超检查：B超检查可显示扩张的胆管及梗阻的部位，胆管癌的超声像可呈肿块型、条索状突起型及血栓状，由于胆管扩张发生在黄疸之前，B超具有诊断早期胆管癌的价值。③PTC：是诊断胆管癌的主要方法，它能显示胆管癌的位置和范围，确诊率可达94%～100%。④CT：胆管癌的CT基本表现为：胆管癌之近端胆管明显扩张，接近肿瘤的胆管壁增厚，于增强扫描时胆管更清晰，可被强化，管腔呈不规划的缩窄变形，一般可发现软组织密度的肿瘤影。肿瘤多数沿胆管壁浸润型生长，胆管壁增厚，边缘欠清晰，增强扫描时可被强化而易显示。少数呈息肉状或结节状向管腔内生长，结节呈软组织密度。肿瘤也可向腔外浸润扩展，管壁边缘模糊，常侵犯胆囊、肝脏毗邻的血管及淋巴组织，而呈不均密度软组织影，形态不规整，组织结构模糊、界限不清。⑤MRCP：对于胆管癌诊断意义较大。⑥ERCP：可直接观察十二指肠大乳头造影，能显示梗阻远端胆管。

（杨西敏）

第六节 肝脓肿

一、X线诊断要点

较大的脓肿，腹部平片有时可见肝区含气或液平的脓腔影，改变体位投照，液平可随之移动。同时可见右膈膨隆、右下肺盘状不张、右胸膜增厚及胸腔少量积液。有并发症还可见膈下脓肿、肺脓肿、脓胸等。

二、临床联系

本病男性多见，全身症状明显，持续肝区疼痛，并放射到右肩，有时出现黄疸，还有消化系统症状。

（杨西敏）

第七节 原发性肝癌

一、X线诊断要点

1. 透视和平片检查 肝影可增大，右侧膈肌升高，活动正常或受限，膈面可不规则呈波浪状或结节状。有时在横结肠内积气的对比下，可见肝下缘向下伸展，其外下缘圆钝。肿瘤钙化可为散在的斑点状或不规则条状，但少见。病变侵及膈肌或胸膜时出现胸腔积液。

2. 肝动脉造影 肝动脉肝内分支显示扭曲、移位，肿瘤区内出现血管数量明显增加的肿瘤循环；有时肿瘤供应血管见于肿瘤周围，其中心区无血管。

二、临床联系

本病好发于30~60岁男性，症状多出现在中晚期，表现肝区疼痛、消瘦乏力、腹部包块，晚期出现黄疸。

（杨西敏）

第八节 钡餐造影检查

一、食管造影

1. 适应证 如下所述。

（1）吞咽困难及吞咽不适。

（2）咽部肿瘤或异物感。

（3）门脉高压患者，了解有无静脉曲张。

（4）观察肺、纵隔病变是否压迫食管。

（5）食管异物。

（6）患者误服强酸、强碱后造成化学烧伤，了解食管狭窄程度。

2. 禁忌证 如下所述。

（1）妊娠。

（2）食管静脉曲张出血。

3. 方法 如下所述。

（1）检查前准备：禁食4小时，余无特殊准备。

（2）造影剂：硫酸钡混悬液。

（3）造影步骤

1）胸部透视。

2）口服钡剂，正、侧位观察咽部结构是否对称，有无吞咽功能障碍。

3）直立位，先取右前斜位，再转至正位及左前斜位，多个角度观察食管情况，显示清晰时摄像点片。

4）食管静脉曲张以卧位检查为宜。

5）食管异物患者用钡棉检查。

二、上消化道气钡双对比造影

1. 适应证 如下所述。

（1）消化不良、上腹部不适等症状。

(2) 体重下降。

(3) 上腹部肿块。

(4) 上消化道出血。

(5) 消化道部分梗阻。

(6) 食管裂孔疝。

(7) 上消化道术后复查。

2. 禁忌证　如下所述。

(1) 完全性消化道梗阻。

(2) 消化道出血急性期。

(3) 消化道穿孔。

(4) 患者体质差，难以耐受检查。

(5) 妊娠。

3. 方法　如下所述。

(1) 检查前准备

1) 禁食6小时。

2) 检查当日尽量不吸烟（吸烟可增加胃动力）。

3) 检查前3天禁服影响胃肠道功能和不透X线的药物。

(2) 造影剂：硫酸钡混悬液。

(3) 造影步骤

1) 胸、腹透视。

2) 口服发泡剂。

3) 正、侧位观察咽部结构及吞咽功能情况。

4) 多个体位观察食管情况，必要时点片。

5) 口服钡剂150~200mL后，将检查床放平，让患者翻身，使钡剂均匀涂布于胃黏膜上，透视下不同体位观察胃及十二指肠并点片。

6) 观察裂孔疝及胃食管反流，需采用俯卧、右后斜及头低脚高位，让患者吞服钡剂的同时令其作Valsalva动作，增加腹压，观察有无疝囊及食管胃环的出现。

4. 并发症　如下所述。

(1) 钡剂自未知的穿孔处漏出。

(2) 部分结肠梗阻因钡剂嵌塞转变成完全梗阻。

5. 注意事项　嘱患者多喝水以避免大便干结，必要时可口服泻药。

三、全消化道造影

1. 适应证　如下所述。

(1) 腹部疼痛。

(2) 腹泻。

(3) 贫血或消化道出血查因。

(4) 消化道部分梗阻。

(5) 吸收不良。

(6) 腹部肿块。

(7) 小肠灌肠失败。

2. 禁忌证　如下所述。

(1) 完全梗阻。

(2) 可疑穿孔。

（3）妊娠。

3. 方法　如下所述。

（1）检查前准备：同上消化道造影。

（2）造影剂：硫酸钡混悬液。

（3）造影步骤

1）按上消化道气钡双对比造影常规检查至十二指肠。

2）口服促胃肠道动力药（甲氧氯普胺）20mg（腹泻及吸收不良的患者除外），再次口服钡剂100～150mL。

3）每隔15～20分钟检查一次，观察各组小肠的形态、分布及钡剂通过情况并摄片，直至钡剂到达结肠。

4）各组小肠及回盲部的良好显示常需压迫器的辅助才能做到。

四、十二指肠低张造影

1. 适应证　如下所述。

（1）黄疸，疑有胰头、十二指肠壶腹及胆总管下端占位性病变。

（2）十二指肠肿瘤、溃疡、炎症或憩室。

（3）因十二指肠球部溃疡变形致内镜不能通过者。

2. 禁忌证　如下所述。

（1）青光眼。

（2）前列腺增生肥大。

（3）心脏疾患，尤其是心律不齐、心动过速者。

（4）妊娠。

3. 方法　如下所述。

（1）检查前准备：禁食6小时。

（2）造影剂：硫酸钡混悬液。

（3）造影步骤

1）嘱患者口服发泡剂（约为上消化道造影检查的2倍）。

2）口服200mL左右的钡剂，透视下观察，当钡剂通过十二指肠后，静脉注射平滑肌松弛剂。

3）让患者翻身，使钡剂均匀涂布于十二指肠黏膜上。

4）透视下观察，当十二指肠蠕动消失后，于多个体位拍摄点片。

4. 并发症　口干、心动过速、视物模糊、尿潴留，系平滑肌松弛剂山莨菪碱不良反应所致。

五、小肠气钡双对比造影

1. 适应证　如下所述。

（1）小肠部分梗阻。

（2）小肠炎性疾病。

（3）消化道出血，已排除其他部位者。

（4）腹部肿块需除外小肠来源。

（5）消化道多发息肉。

2. 禁忌证　如下所述。

（1）消化道穿孔。

（2）小肠坏死。

（3）消化道完全梗阻。

（4）年老体弱不能耐受检查。

（5）上消化道局部有狭窄变形，不能插管者。

（6）妊娠。

3. 方法　如下所述。

（1）检查前准备

1）检查前2天进食少渣食物，并停用镇静或低张药物。

2）造影前1天服缓泻剂。

3）禁食6小时以上。

（2）造影剂：硫酸钡混悬液。

（3）造影步骤

1）口服促胃肠道动力药（甲氧氯普胺）20mg。

2）患者取坐位，头后仰，将导管经患者鼻孔插入胃内。

3）仰卧位，透视下借助导丝将导管送过幽门进入十二指肠直至Treitz韧带，将导管外侧固定。

4）经导管将钡剂灌入小肠内，透视下观察钡首走行情况并摄片，当钡首到达回盲部时停止灌钡。

5）经导管注入空气，形成双对比，观察各段小肠情况并摄片。

4. 并发症　导管、导丝所致的肠穿孔。

5. 注意事项　检查后5小时内禁食。

6. 优点　可使小肠更好地显示。因为快速、大量而连续地把钡剂灌入小肠可有效防止钡柱分节现象及钡剂沉淀。

7. 缺点　如下所述。

（1）插管可给患者造成一定的痛苦，少数情况下，插管可不成功。

（2）耗时较长。

（3）接受射线量较高。

（4）患者呕吐可造成检查失败。

六、结肠气钡双对比造影

1. 适应证　如下所述。

（1）大便习惯改变。

（2）腹部疼痛。

（3）腹部肿块。

（4）黑便或贫血。

（5）消化道梗阻。

2. 禁忌证　如下所述。

（1）绝对禁忌

1）中毒性巨结肠。

2）伪膜性结肠炎。

3）直肠活检术24小时内。

4）妊娠。

（2）相对禁忌

1）肠道准备不充分。

2）7～10天内做过钡餐造影。

3）患者年老体弱不能耐受检查。

3. 方法　如下所述。

（1）检查前准备

1）检查前3天进食少渣食物。

2）检查前1天吃流食，下午开始服泻药，并大量饮水。

3）检查当日早晨用开塞露，促使患者排便，若患者大便次数较少，应做清洁洗肠。

（2）造影剂：硫酸钡混悬液。

（3）造影步骤

1）静脉或肌内注射平滑肌松弛剂（青光眼、前列腺增生、心脏疾病患者禁用）。

2）患者左侧卧位于检查床上，右腿屈曲，将肛管插入直肠内，嘱患者平卧，灌入钡剂，透视下观察，当钡首到达结肠脾曲时停止灌钡。

3）向患者结肠内注入空气，当钡剂到达盲肠，整个结肠充气满意后停止注气。

4）嘱患者翻身，使钡剂均匀涂抹在结肠黏膜面，多种体位拍摄各段结肠。

4. 并发症　如下所述。

（1）结肠穿孔。

（2）短暂菌血症。

（3）平滑肌松弛剂的不良反应。

（4）直肠扩张导致的心律失常。

（5）钡剂静脉栓塞。

（杨西敏）

第八章

泌尿系统疾病X线诊断

第一节　肾脏异常

一、孤立性肾囊肿

1. 临床特点　孤立性肾囊肿最为常见，主要发生于成人。孤立性肾囊肿可以是先天性的，也可以是后天性的。其病理基础不清楚。有人认为是肾小管在发育过程中联合不佳，也有人认为是由于肾小管发生阻塞而引起的。囊肿位于皮质或髓质中，囊壁薄而透明，由单层扁平上皮细胞构成，内含透明液体。

2. X线表现　较小囊肿在平片上不易显示，较大囊肿表现为肾脏局部呈圆形隆起。IVU囊肿区显影密度淡，肾盂肾盏受压变形，可呈半月形、变平、伸长、扩大、移位，甚至消失。囊肿较大且位于肾的一极时，可使肾轴旋转。囊肿与肾盂肾盏相通时造影剂可进入囊腔而显影（图8－1）。

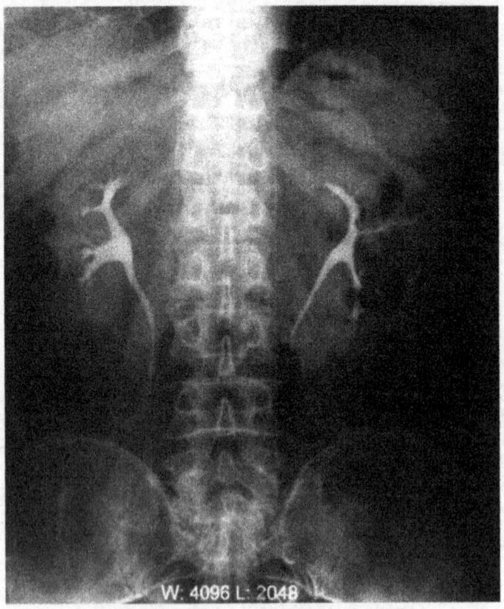

图8－1　左肾囊肿

左侧肾脏外侧缘膨隆明显，肾盂肾盏受压变形，边界光整

3. 鉴别诊断　需与肾癌鉴别，在平片中软组织肿块密度较高，IVU中当肾实质显影时，由于造影剂在富血供的肿瘤中积聚，密度可增高，此外肾盂肾盏的改变主要以破坏为主。

4. 临床评价　患者多无症状，囊肿可发生感染或出血而呈现相应的临床症状。较小囊肿，X线不能显示。较大囊肿，引起肾脏轮廓及肾盂肾盏变形可以初步诊断，但需与肾肿瘤鉴别，后者在造影上常有肾盂肾盏的破坏。

二、多囊肾

1. 临床特点　多囊肾为常染色体显性遗传性疾病，常伴发其他脏器囊变，如肝、脾、胰等。病理上可见两肾布满大小不等的囊肿，囊肿间肾实质退化。囊内含水样黄色液体，囊与囊不相通。肾脏呈葡萄状或分叶状增大，可比正常肾大5~6倍。多囊肾可并发结石和肿瘤。

2. X线表现　两侧肾增大，边缘呈分叶状，可不对称。IVU肾盏受压缩短、拉长、分离或聚拢，有的肾盏拉长呈“蜘蛛足”状，有的肾盏颈变细远端扩张积水（图8-2）。病变晚期，可因功能减退而显影不良。

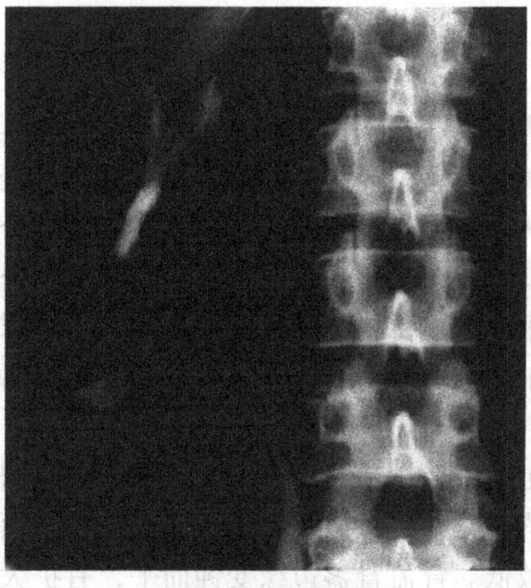

图8-2　多囊肾

右侧肾盂肾盏伸长变细，并显示多弧形压迹

3. 鉴别诊断　主要与肾胚胎瘤鉴别。后者多为单侧性，且肾盂肾盏的受压及牵拉等改变往往不及前者广泛，发病年龄亦较早。

4. 临床评价　多囊肾虽是先天性疾病，但症状多在40~60岁出现。主要症状为肾脏增大、钝痛和血尿。由于肾小动脉硬化，引起一系列的症状，如头痛、高血压、脑卒中、水肿、呼吸困难等。根据病史及X线表现可以初步诊断多囊肾。本病与肾癌不同之处在于本病为两侧性，累及全肾，不造成肾盂肾盏的侵蚀破坏。进一步确诊还需进行CT或MRI检查，不仅能确诊，而且可明确多囊肾是否有并发症。

三、肾动脉狭窄

1. 临床特点　肾动脉狭窄是指各种原因引起的肾动脉起始部、肾动脉主干或其分支的狭窄。肾动脉狭窄是继发性高血压的常见原因。

肾动脉狭窄的病因较多，常见的原因为大动脉炎、动脉粥样硬化、纤维肌肉发育不良和肾动脉周围病变引起的肾动脉压迫等。

2. X线表现　肾动脉狭窄可引起患侧肾脏缩小。常规IVU对肾动脉狭窄的诊断无特殊价值。采用快速IVU法对肾动脉狭窄的筛选有较大的帮助。具体方法为将IVU剂20~25ml在15~30秒内快速静脉注射。注射开始计算30秒摄肾实质像，并在最初5分钟内每分钟摄片一张，以后在10分钟、15分钟和30分钟各摄片1张，比较两肾大小。其诊断标准为：①肾脏阴影缩小。②造影剂延迟排泄。③肾盂显影延迟且增浓。其中以造影剂延迟排泄的意义最大。

肾动脉造影对肾动脉狭窄具有诊断价值，为血管性病变诊断的金标准。造影有多种表现：①大动脉炎表现为肾动脉起始段或近段，呈较光滑的向心性狭窄。②纤维肌肉发育不良，狭窄部发生于肾动脉的远段或分支，病变较长，呈串珠样改变。③动脉粥样硬化，肾动脉起始段向心性或偏心性狭窄。

3. 鉴别诊断　肾动脉梗死在动脉造影时可见肾动脉影的突然中断，同时无造影剂进入肾内动脉，也见不到明显的侧支循环显影，肾实质也不能显影。结合临床症状，容易诊断。

动脉粥样硬化在动脉造影时可见到较广泛的动脉改变的表现，特别是腹主动脉表现为管径增粗且管壁不规则，有时可呈动脉瘤样扩大。而肾动脉的改变大多是双侧性的，表现为范围广泛的管径粗细不一致且管壁不规则，同时可见肾动脉内有过分的扭曲或管径变细的现象。

4. 临床评价　肾动脉狭窄临床上常以高血压表现为主，当降压药难以控制血压时，应考虑肾动脉狭窄的可能。常规 X 线检查提示患侧肾脏影缩小。IVU 可更清晰显示病变侧肾影缩小及肾功能减退。CTA 及 MRA 作为首选的无创伤筛选检查，可进一步发现有无肾动脉狭窄。选择性肾动脉造影对肾动脉病变可以明确诊断。

四、肾盂肾炎

1. 临床特点　肾盂肾炎为最常见的肾脏感染性疾病。好发于女性。多为逆行性感染所致，亦可因先天发育异常或因结石引起阻塞而继发感染。此外可经血行或淋巴途径感染而发病。

急性肾盂肾炎常为双侧性，两侧肾脏不同程度肿大，皮质与髓质分界不清，肾盂肾盏黏膜水肿。慢性肾盂肾炎大多是急性肾盂肾炎没有及时治愈迁延而引起或长期低毒炎症的结果。肾盂肾盏呈瘢痕性收缩，肾包膜粘连，肾皮质内纤维瘢痕形成，肾小管阻塞性坏死，肾小球纤维化。最后肾脏缩小变硬，肾盏变细，拉长，变平且宽，是由于乳头萎缩所致，同时有间质炎症性改变。急性期患者有发热、寒战、尿频尿急、肾区疼痛及血尿。

2. X 线表现　急性肾盂肾炎在临床上较易诊断，一般不需做 X 线检查，静脉肾盂造影时，急性期肾盂肾盏显影的时间与浓度一般均正常，少数病例可见肾盏边缘变平而钝。慢性肾盂肾炎时，肾功能减退，肾盂肾盏的显影延迟，浓度减低。肾盂肾盏边缘变钝而平，有扩大积水的征象，肾实质萎缩以肾皮质变薄为主。病变多为两侧性，但以单侧的改变较为明显。

3. 鉴别诊断　慢性肾盂肾炎引起肾脏缩小时，需与肾脏先天发育不良及肾血管狭窄引起的肾萎缩相鉴别。肾脏先天性发育不全，平片上肾脏外形常更小，但边缘光滑，IVU 上其功能减低的程度更明显。肾盂肾盏亦小但与肾的大小成比例，小肾盏多缺如，输尿管亦成比例地细小，无肾盂肾盏的瘢痕性牵拉畸形。肾血管狭窄引起的肾萎缩平片上可见肾外形缩小，IVU 上肾脏显影可延迟，且密度较淡。

4. 临床评价　肾盂肾炎可由上行性及血行感染而引起。常发生于女性，多为双侧感染。各种原因引起的尿路梗阻、畸形和发育不良等因素均可成为发病诱因。因纤维组织增生和瘢痕收缩，可导致肾轮廓呈分叶状。根据临床症状、尿液检查及尿路造影检查一般可以明确诊断，CT 检查有助于与其他疾病鉴别。

五、肾结核

1. 临床特点　泌尿系统结核大多为继发性，原发灶多在肺内。其中以肾结核更为重要，多为单侧。大多见于 20 ~ 40 岁的成人。

肾结核的发病有 4 种途径：经血液、经尿路、经淋巴管和直接蔓延。经血液途径是肾结核的最重要途径。原发病灶的结核杆菌经血液侵入肾脏，在肾小球的毛细血管丛中开始感染，并形成结核结节。主要位于肾皮质，并不引起临床症状，但在尿中可查到结核分枝杆菌，称为病理肾结核。这种病理肾结核自行愈合的机会较大。如病变继续发展，结核结节融合扩大，病变侵入肾髓质或肾曲小管到达肾乳头，在肾的髓质内形成病灶。病灶进行性发展形成临床症状，这就是临床肾结核。

2. X 线表现　早期肾结核，肾脏轮廓可以正常，但当结核病变继续发展，有脓肿形成时，则局部轮廓可向外凸出。多数脓肿形成时，肾脏外形可呈分叶状，整个肾脏的大小可以无改变或稍大。晚期肾结核，由于有广泛的结核性肾炎纤维瘢痕，以致肾外形可缩小。肾结核晚期常形成钙化灶，肾结核钙化的特点有：①全肾或肾脏大部弥漫性钙化。②云朵状钙化。③斑点状钙化（图 8 - 3）。

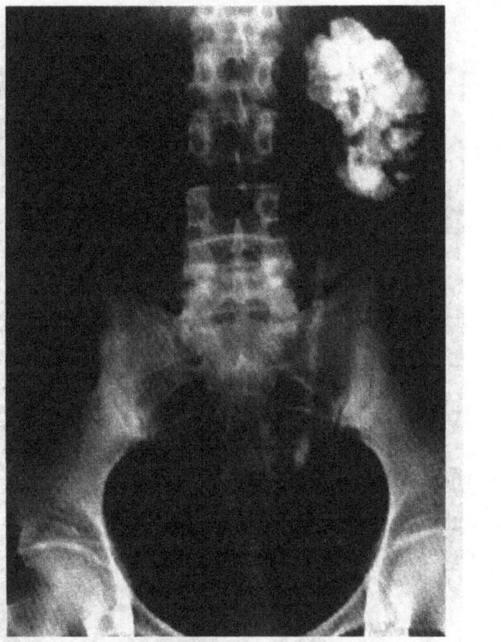

图 8－3　肾自截

肾/输尿管结核后期，腹部平片示左肾钙化，左侧输尿管中上段钙化

IVU 按肾结核病理改变的不同阶段，其 X 线表现如下：①肾功能障碍而肾盂肾盏正常的早期肾结核，因肾脏分泌功能障碍使肾脏显影较淡或显影延迟，但外形正常。②肾皮质脓肿。肾皮质结核病变继续发展，破溃而形成脓肿。脓肿内脓液通过肾盏完全或部分排空，造影片上，脓肿显示为边缘不规整的、密度不均匀的近似圆形阴影，脓肿与肾盏之间有条状瘘管影相连，相应肾盏的边缘亦常不整齐或狭窄变形（图 8－4）。③溃疡空洞型肾结核。此种类型常见。肾皮质脓肿继续发展，侵犯肾脏乳头，继而侵犯肾盏。肾小盏杯口部分显示有虫蚀样改变，边缘毛糙。破坏区扩大，由一个肾小盏扩大到数个肾小盏，干酪样物质破溃形成空洞。造影显示为云朵状、边缘不整的空洞阴影和肾盂肾盏虫蚀样改变。因肉芽增生可形成肾盏颈部瘢痕狭窄。逆行造影时，造影剂无法进入病变的肾盏而显示肾盏缺如。但排泄性造影可显示出狭窄上方的肾盏，并见狭窄前扩张。④肾盂积脓，病变继续发展，使输尿管痉挛、狭窄、梗死而形成肾盂积脓。肾脏轮廓增大，肾盂扩张。肾盂边缘呈广泛虫蚀样改变。输尿管受累，管腔变得粗细不一，自然弯曲度消失、僵硬，影像模糊。此时有更多的肾小盏、肾乳头被破坏。最后使肾脏全部组织破坏，成为含脓的囊腔。逆行造影多因输尿管梗阻常无法成功。排泄性造影因肾功能丧失亦不能显影。⑤一侧肾结核伴对侧肾盂积水，肾结核常可继发膀胱结核，使膀胱黏膜产生结核性溃疡和纤维组织增生，并可涉及健侧输尿管口而产生狭窄，从而形成健侧肾盂积水。在排泄性肾盂造影时，该侧肾显影延迟，肾小盏的杯口变圆钝，边缘光滑，严重者使肾盂肾盏和输尿管均有明显扩张，但无破坏现象。⑥病变波及整个肾脏，全肾广泛破坏，肾盂肾盏不能辨认，并最后形成肾大部分或全肾钙化且肾功能完全丧失，称为肾自截。

3. 鉴别诊断　平片发现肾区不规则、无定形散在或比较局限的斑点状钙化，需与肿瘤或其他肾内外的钙化鉴别，也需与结石鉴别。结石阴影密度较高且均匀，多有一定的形态，多发生于肾盂肾盏内。钙化还需与腹腔淋巴结钙化鉴别。

4. 临床评价　早期肾结核，仅有肾功能障碍，影像学上与常见的非特异性肾盂肾炎相似。病变进展，侵犯肾乳头及肾盂肾盏时，IVU 有一定特异性，但仍需与集合系统肿瘤鉴别。结合临床及实验室检查，可以确诊。

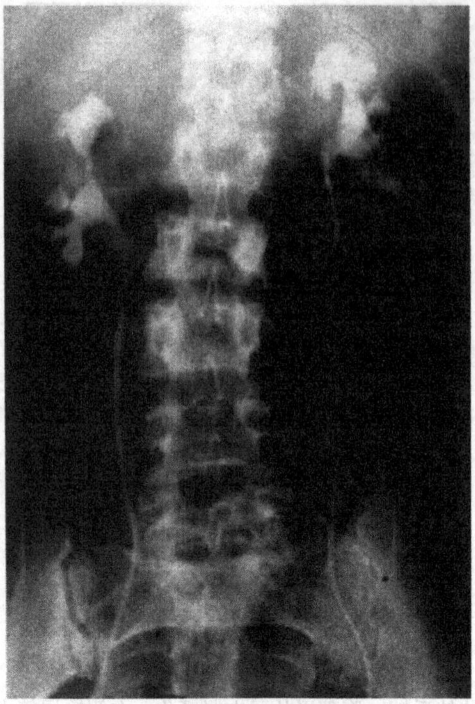

图 8-4　左肾、输尿管结核

逆行造影示左侧肾盂肾盏破坏变形，周边有不规则小脓腔，输尿管上段粗细不均，边缘不光整

六、肾母细胞瘤

1. 临床特点　好发于婴幼儿，本病来自肾脏胚胎期组织，发展迅速，可直接侵犯肾周围组织及腹腔脏器，很少侵犯肾盂，故多无血尿。

2. X 线表现　KUB：腹部膨隆并可使脂肪线消失。

IVU：肾盂肾盏受压移位及肾盂肾盏积水征象。IVU 表现可分 5 型：①移压型：肾盂肾盏以受压移位为主，此型占 32.6%。②积水型：肾盏或肾盂肾盏呈囊状扩张，占 7.6%。③破坏型：肾盂肾盏拉长变形、分离或部分不显影，残存肾盏形态不规则，占 24.2%。④不显影型：占 33.3%。⑤肾外型：肿瘤位于肾包膜外，对肾脏可有压迫移位，肾盂肾盏完整，占 2.3%。

3. 鉴别诊断　如下所述。

肾癌：约占小儿恶性肿瘤的 1%。多见于年长儿，腹部肿块相对较小，最后需依靠病理学确诊。

神经母细胞瘤：少数神经母细胞瘤可侵入肾内，实验室检查儿茶酚胺在尿中排出增加有助于诊断神经母细胞瘤。

腹膜后畸胎瘤：畸胎瘤为肾外肿瘤，肿瘤密度不均匀，内见脂肪及钙化灶。

4. 临床评价　本病可以根据影像学表现及患者发病年龄小、病变进展迅速进行诊断。KUB 常为首选的检查方法，因肿瘤较大，多见于小儿，腹部肠管充气很容易显示占位病变的大小和位置，约 5% 可见条状或点状的钙化。但不能区别肾内或肾外的病变，故不能确诊。

IVU 可反应肾功能变化及肾盂肾盏形态、大小及位置，但其缺点为部分病例 IVU 不显影，不能显示腹部脏器有无转移灶。CT 及 MR 不仅能显示病灶位置及大小，而且对病灶内部的结构能清楚显示，如钙化出血、囊变坏死等，同时可发现有无周围组织侵犯和远处转移（图 8-5）。

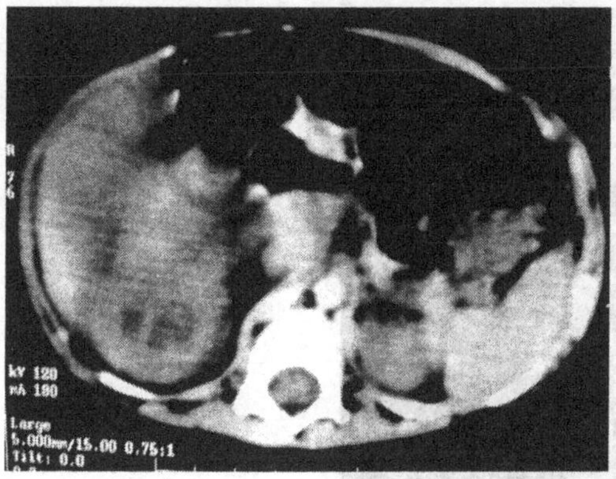

A

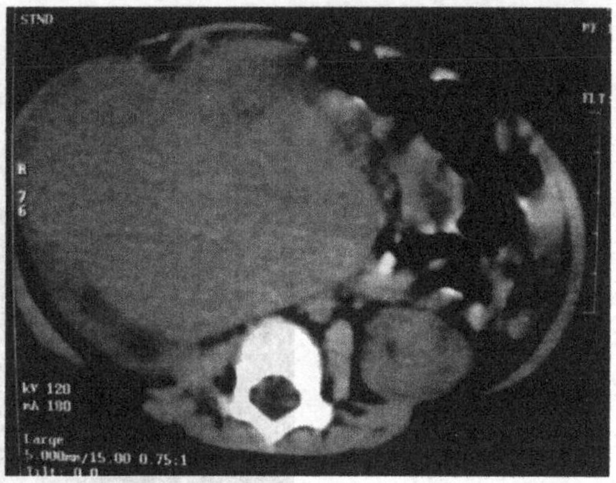

B

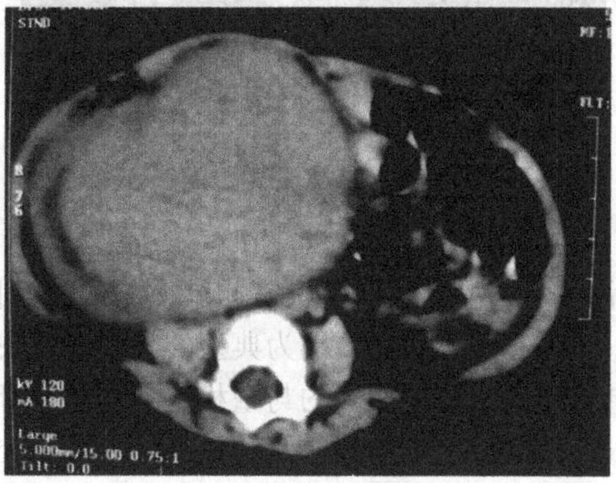

C

图 8－5　右肾肾母细胞瘤

女性，4 个月，发现腹部肿大 4 天。CT 示右侧肾区巨大占位，右肾影消失，周围脏器组织受压推移

七、肾盂癌

1. 临床特点　肾盂癌最常见的为移行上皮癌。多呈乳头状结构，少数为坚实硬结，可单发或多发。肿瘤发生在肾盂或肾盏，向输尿管及膀胱扩散。主要临床症状为间歇性无痛血尿、腹部肿块和腰痛。

2. X 线表现　KUB：多无阳性。偶有不规则钙化。

IVU：肾盂肾盏内见不规则充盈缺损（图 8－6、图 8－7），如肾盏漏斗部受阻，则发生肾盏积水。

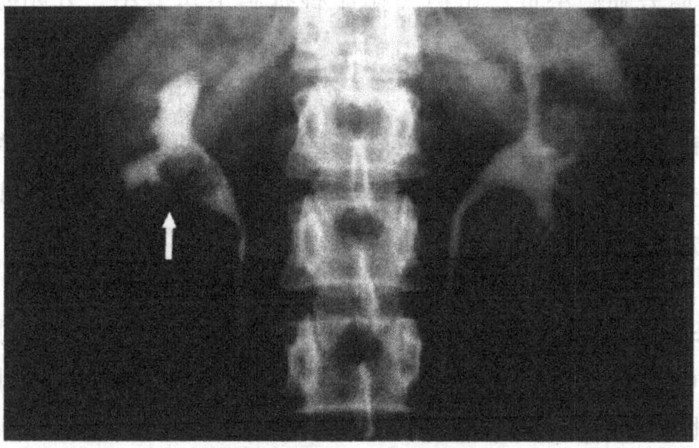

图 8－6　右侧肾盂癌

右侧肾盂内见乳头状充盈缺损，边界毛糙，僵硬（箭头）

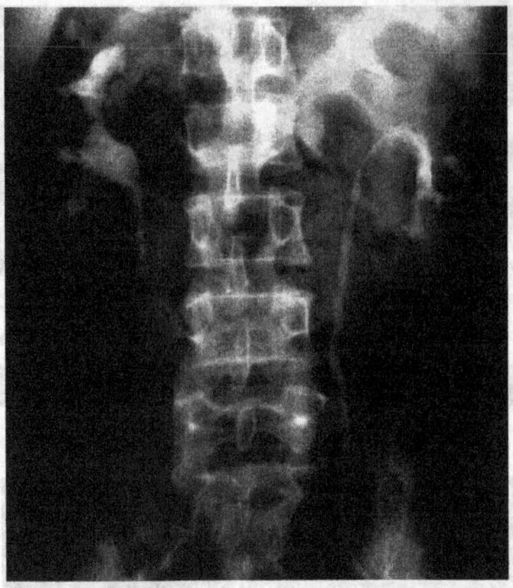

图8－7　左侧肾盂癌

左侧肾盂内见大而不规则充盈缺损，肾盏显影不全

3. 鉴别诊断　主要与乳头状瘤及异位肾乳头区别。与乳头状瘤鉴别困难，一般乳头状瘤较小，常为多发，应结合临床应用考虑。与异位肾乳头的区别为典型的异位肾乳头的形态光滑且呈锥形，IVU片中正面观为圆形或椭圆形，旋转体位时常可见较宽的与壁相连的基地，肾盂肾盏的本身正常，无牵拉压迫及阻塞征象。另外要与血块及阴性结石鉴别。血块及阴性结石表现为腔内的充盈缺损，变动体位或复查时则此种充盈缺损往往可以移位、变形或消失。

4. 临床评价　IVU为肾盂肿瘤首选的检查方法，可显示肾盂内充盈缺损的大小、形态和位置，比较全面地反映肾积水的程度和肾功能的状况。

（于水昌）

第二节　输尿管异常

一、输尿管肿瘤

1. 临床特点　输尿管原发肿瘤少见，主要为输尿管黏膜上皮发生，在组织形态学上与肾盂、膀胱肿瘤相同。组织学上主要分为4个类型：移行细胞癌、鳞癌、腺癌以及乳头状瘤。前三者为恶性肿瘤，其中以移行细胞癌最为常见。移行细胞癌分为乳头状癌和非乳头状癌两类，80%以上为乳头状癌，非乳头状癌均呈浸润型生长。癌肿多发生在输尿管下段，单发或多发，广基向腔内突出，或弥漫地毯状生长。鳞癌少见，多为非乳头状型，呈浸润型生长，转移早。腺癌罕见。癌瘤可以直接浸润扩散，以淋巴和血行方式转移。乳头状瘤多单发有蒂，常小于1cm，但手术切除后易复发。常见的症状为血尿和疼痛。男性60岁以上多见。若输尿管梗阻肾积水明显，可触及腹部肿块。

2. X线表现　X线表现必须依靠造影剂才能显示，以尿路造影为主，CT或超声一般也不易发现原发病灶。肾积水时，肾影可增大。尿路造影的直接征象为输尿管内充盈缺损（图8－8）。充盈缺损可为偏心性或中心性，表面常凹凸不平，形状不规则。若肿瘤呈表面浸润型生长，则可见输尿管腔一段边缘毛糙不规则，管壁僵硬，但一般同正常段分界清楚。此外，特征性表现为病变所在管腔和病变以下管腔增宽，可能为肿瘤推挤管腔向外扩张的结果。约半数不到的病例癌肿引起输尿管梗阻，梗阻以上尿路扩张积水，严重时静脉尿路造影可不显影，需做逆行或经皮穿刺顺行尿路造影。逆行或顺行造影可更明确地显示肿瘤本身的形态，阻塞端可呈杯口状、尖角状，其边缘常毛糙不整。如肿瘤为偏心性生长，造影剂则可上行或下行，显示肿瘤下方一段管腔扩张（图8－9）。肿瘤巨大时，血管造影可见输尿管动脉增粗，向肿瘤区供血。肿瘤血管少见，一般较为纤细。

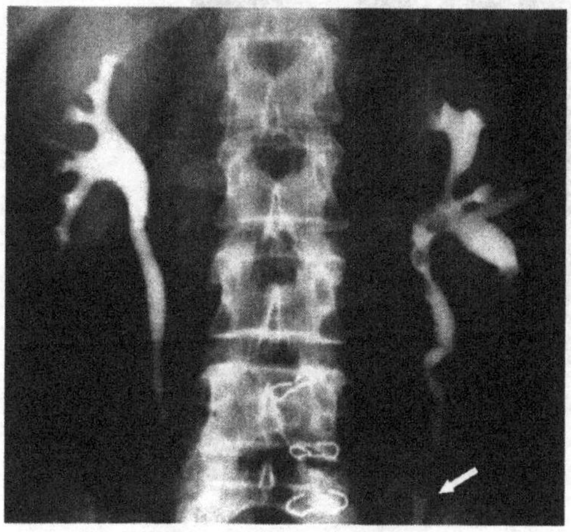

图8-8 输尿管肿瘤

IVU示左输尿管多发充盈缺损

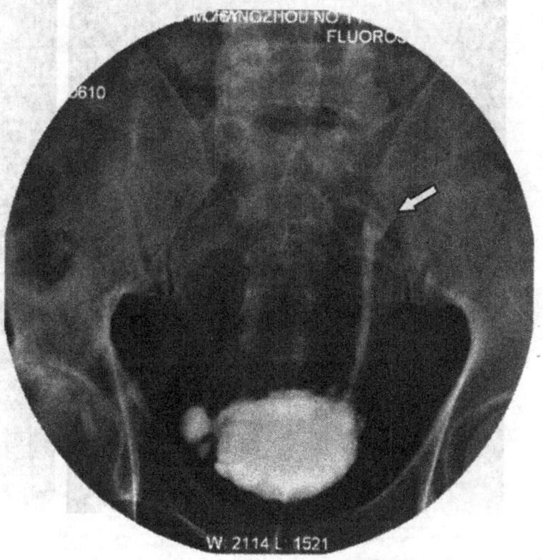

图8-9 输尿管肿瘤

逆行造影示左输尿管下段见充盈缺损，边界清晰，膀胱多发憩室

3. 鉴别诊断 诊断中应注意同输尿管结石、血凝块、炎性输尿管狭窄相鉴别。结石多为阳性结石，位置可变，所致充盈缺损之表面多光滑，结石下方输尿管腔不增宽；血凝块所致充盈缺损数天内可有改变。

4. 临床评价 静脉尿路造影，因多数有肾盂肾盏长期积水，故肾功能较差，多数患者显影不够满意，有时需用逆行肾盂造影。典型表现为输尿管腔内可见乳头样充盈缺损，表面不甚规则，甚至可见到虫蚀样不规则溃疡并伴有管腔狭窄，狭窄上段的输尿管及肾盂肾盏则扩大积水。此外，病变发展缓慢，因而对侧肾脏常可有代偿性肥大。

二、输尿管结石

1. 临床特点 输尿管结石多自肾结石下移而来，易停留在输尿管3个生理狭窄处，即肾盂输尿管连接处，输尿管与髂血管交叉处及输尿管人膀胱处。以突然发生胁腹部绞痛为其主要症状，疼痛向下部睾丸或阴唇放射。同时伴有血尿，也可有尿急、尿频、尿痛及膀胱刺激症状。引起巨大肾积水时，腹部可触及肿块。

2. X线表现 KUB：结石多为长圆形或卵圆形，长轴与输尿管走向一致。常单发，单侧多发者少，若为多发常在扩张的输尿管内呈串珠状排列。

IVU：可显示结石位于输尿管内的具体位置。一般见结石以上输尿管及肾盂积水征象（图8-10）。如为输尿管末端结石，则可见患侧输尿管全程显影，阴性结石则形成圆形或卵圆形充盈缺损。

逆行肾盂造影：可显示结石以下输尿管。不仅对输尿管结石的诊断有价值，而且可以鉴别结石或输尿管肿瘤，如梗阻下方呈杯口状，边缘光滑，则多为结石（阴性石）。如充盈缺损下方不规则，且输尿管局限扩张，则输尿管肿瘤多见。

3. 鉴别诊断 如下所述。

（1）盆腔静脉石：通常较小，呈圆形，边缘光滑，常边缘密度高，中央密度低，往往多发，双侧，位置偏外，且多沿两侧坐骨嵴附近分布。

（2）淋巴结钙化：其位置常可变化，侧位多位于前腹部，而输尿管结石位于后腹部。

（3）动脉壁钙化：多呈平行条索样。

（4）肿瘤：肿瘤上方输尿管扩张，下方与输尿管萎陷段之间有一漏斗状局部扩张段，输尿管阴性结石的下方与萎陷之间无漏斗状局部扩张段。

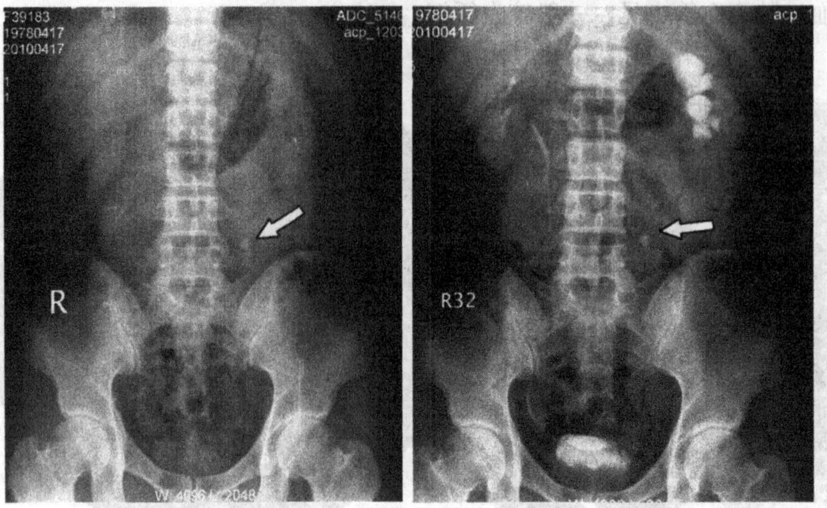

A　　　　B

图8-10　左侧输尿管结石

L4/5椎间隙层面左侧见不规则高密度影，在左输尿管移行区，造影后示，左侧肾盂肾盏积水扩张，左输尿管未显影

4. 临床评价　X线可以显示阳性结石，IVU对于阳性结石及阴性结石的诊断均有重要价值。无论阳性或阴性结石，CT检查根据CT值特征利于诊断，并能准确显示结石的形状、大小及并发症，易于鉴别输尿管周围的钙化灶，通过增强检查可鉴别阴性结石与输尿管肿瘤。尿液在MRI的T_2WI呈明显高信号，与结石信号有明显差异，故无须使用造影剂即可清楚显示。MRI是有造影检查禁忌证患者的首选检查。

（于水昌）

第三节　膀胱病变

一、慢性膀胱炎

1. 临床特点　膀胱炎是一种常见的尿路感染性疾病，占尿路感染总数的50%～70%。多为大肠杆菌与葡萄球菌感染所致。通常多发生于女性，因为女性的尿道比男性的尿道短，又接近肛门，大肠杆菌易侵入。膀胱炎最典型的症状是尿频、尿急、尿痛，甚至有急迫性尿失禁，可以有血尿和脓尿。异物、结石、肿瘤、神经源性膀胱及下尿路梗阻等为其诱因。

2. X线表现　平片可发现并发的结石、异物，若发现膀胱壁线样钙化，则提示有膀胱血吸虫病的可能。轻型病例在膀胱造影时可近于正常，但有时可见膀胱边缘毛糙或不规则，膀胱体积缩小。并发梗阻者则见膀胱肌肉肥厚即小梁形成，显示为膀胱壁呈波浪状突出或憩室形成，憩室内常可见到结石。由于炎症浸润到输尿管口，造影时常见膀胱-输尿管反流，即造影剂经输尿管开口逆流入输尿管现象。

3. 鉴别诊断　如下所述。

（1）急性膀胱炎：起病急，症状重，见不到慢性膀胱炎特有的多发憩室和膀胱小梁。

（2）先天性膀胱憩室：多见于儿童和青少年，单发和体积大是其特征。

（3）间质性膀胱炎：尿液清澈，极少脓细胞，无细菌，膀胱充盈时有剧痛，耻骨上膀胱区可触及饱满而有压痛的膀胱。

（4）嗜酸细胞膀胱炎：临床表现与一般膀胱炎相似，区别在于前者尿中有嗜酸粒细胞，并大量浸润膀胱黏膜。

（5）腺性膀胱炎：鉴别主要依靠膀胱镜检查和活体组织检查。

4. 临床评价　慢性膀胱炎膀胱刺激症状长期存在，且反复发作，但不如急性期严重，尿中有少量或中量脓细胞、红细胞。这些患者多有急性膀胱炎病史，且伴有结石、畸形或其他梗阻因素存在，故非单纯性膀胱炎。病理上，多数慢性膀胱炎以膀胱壁纤维增生、瘢痕挛缩为特征，变现为膀胱壁一致性增厚、膀胱容积缩小，伴下尿路梗阻（如前列腺增生）的慢性膀胱炎。由于膀胱内压力持续性增高，膀胱容积增大，常有多发膀胱憩室和膀胱小梁形成。临床尿液检查及病史即可确诊。IVU 膀胱表现具有一定的特征，CT 对于本病的检查无明显优势（图 8－11）。

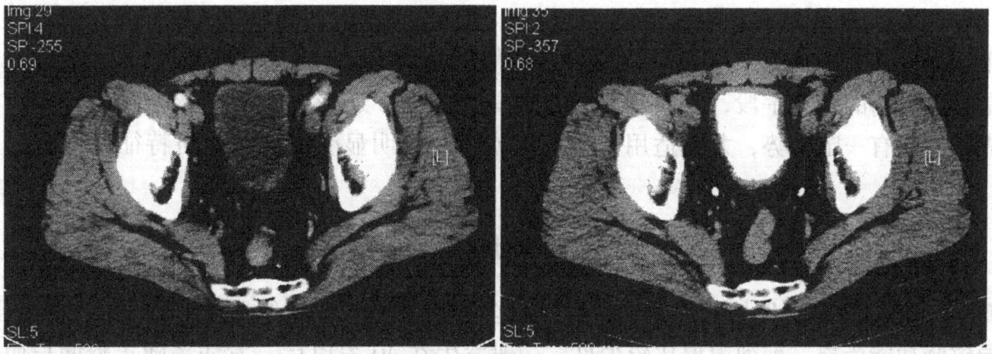

A　　B

图 8－11　慢性膀胱炎

CT 示膀胱壁增厚，膀胱体积缩小

二、膀胱结核

1. 临床特点　膀胱结核多由尿路下行感染所致。临床除低热、盗汗、乏力、贫血等全身中毒症状外，局部还有尿频、尿急、血尿、脓尿等表现。少数患者可无明显症状，于体检中偶然发现，中段尿沉渣涂片或尿培养发现结核菌，OT 试验阳性可确诊。早期改变多发生于膀胱输尿管交界处。早期病变为炎症水肿充血和溃疡，随着病变进展，炎症逐渐波及整个膀胱，由于炎症刺激，肌层挛缩，膀胱容积缩小。病变累及输尿管口发生狭窄或闭锁不全，致肾、输尿管积水，肾功能减退。

2. X 线表现　KUB：多数无异常发现。少数可见膀胱壁钙化，其特点是膀胱壁内的不规则线条状钙化，膀胱广泛钙化时可形如包壳，但比较少见。

膀胱造影：①轻微或早期膀胱结核，可无阳性发现，有时可见膀胱边缘略模糊，欠规整，大小尚正常。②患侧输尿管口附近局部不规则及变形，甚至可形成如充盈缺损样表现。患侧输尿管口扩张，可见造影剂向肾盂及输尿管反流。③病变侵及全部膀胱黏膜，由于广泛的水肿，膀胱边缘呈不规则变形。④病变侵犯肌层，广泛纤维组织及瘢痕收缩，膀胱变形、挛缩，边缘极不规则，容积缩小不能扩张，可有憩室样改变。

排泄性尿路造影：85% 显示一侧肾脏结核病变。晚期病例有对侧肾积水，肾功能减退。膀胱造影见膀胱边缘毛糙，不光滑。

3. 鉴别诊断　如下所述。

（1）非特异性膀胱炎：常见于女性，特别是新婚妇女。两者均有尿频、尿急、尿痛、血尿和脓尿。但膀胱炎如果伴有肾盂肾炎，患者有发热和腰痛，耻骨上区有压痛，中段尿细菌培养阳性。排泄性尿路造影，肾脏无破坏性病变。用抗生素治疗后效果明显。

（2）尿道综合征：尿道综合征见于女性，除有尿频、尿急、尿痛外，多伴有下腹部或耻骨上区疼痛，外阴痒。常由于劳累、饮水少或性交后，导致急性发作。膀胱镜检查，膀胱黏膜光滑，色泽较暗，血管清晰。三角区血管模糊不清，结构紊乱，由于反复炎症损害而变苍白。排泄性尿路造影，肾脏无异常发现。

（3）膀胱结石：由于结石的刺激和损伤，有尿频、尿急和尿痛。但膀胱结石有排尿困难，其特点是突然尿中断，改变体位后排尿困难及疼痛可以缓解。膀胱区平片显示不透光阴影。膀胱镜检查可以直接看到结石。

（4）血吸虫性膀胱炎：虽也有膀胱壁线样钙化，但泌尿生殖系统和腹腔、盆腔无其他结核钙化灶。

（5）盆腔肿瘤：原发性盆腔肿瘤边界多较清，转移性肿瘤边缘可模糊，但无论哪种肿瘤，都少有钙化和内瘘形成，也极少突破膀胱内膜，形成腔内肿块。

（6）盆腔细菌性脓肿：细菌性脓肿与结核性脓肿均为炎性肿块，前者起病急，变化快，临床、实验室检查有相应发现，影像检查无明显钙化。

4. 临床评价　平片除发现结核性钙化外，对显示病变的解剖细节价值有限。由于多数患者肾功能受损明显，常规顺行尿路造影虽能了解内瘘的结构、走向，但不能显示膀胱周围病灶全貌，且对尿路感染者应慎用创伤性检查。CT 的优势不仅在于显示病灶解剖细节，对钙化的显示能力也明显高于其他成像手段，是诊断本病的最佳手段，若要观察内瘘的具体方向，还应与膀胱造影相结合。MRI 在定位和了解病理成分方面有一定优势，尤其适用于碘过敏或肾功能明显受损者，但对特征性钙化的显示能力不足。

三、前列腺增生和肿瘤

1. 临床特点　前列腺增生是男性老年人常见的多发病，为腺体组织增生。增生后可引起膀胱颈梗阻，最终导致肾功能受损。前列腺癌比较少见，一般发生在 40 岁以后，发病率随年龄增长而升高。前列腺增生多累及侧叶及中叶。前列腺癌多发生在后叶。主要症状为排尿困难，有时有局部疼痛。此外，可发生尿频、尿急、尿失禁、血尿、急性尿潴留以及慢性尿毒症。前列腺癌可出现骨转移的临床征象。

2. X 线表现　膀胱底部因前列腺增生而造成向上的压迹（图 8－12）。早期压迹可不明显。后期肿块较大，膀胱可完全被推向上移位，底部压迹明显，甚至突入膀胱腔内，而需同膀胱本身肿瘤相鉴别。前列腺癌多起于后叶，位置比较低，早期常不引起膀胱变化，晚期膀胱壁受浸润而僵直，并可发生偏侧性压迹。此外，由于膀胱颈梗阻，可见膀胱内小梁形成，有小室或多发憩室。

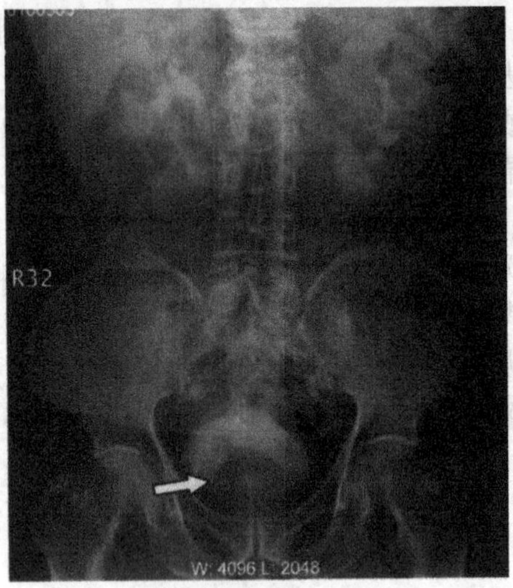

图 8－12　前列腺增生

前列腺体积增大，膀胱见充盈缺损，边界光滑、清晰（箭头）

3. 鉴别诊断　主要与前列腺周围的组织肿瘤性病变侵犯前列腺导致的前列腺体积增大鉴别。CT 与 MRI 可明确定位，并对良性前列腺增生与前列腺癌可鉴别。必要时临床穿刺可明确诊断。

4. 临床评价　前列腺增生与肿瘤在 X 线表现为前列腺体积增大引起的膀胱充盈改变，在 X 线表现上鉴别诊断非常困难，CT 与 MRI 表现可准确定位，并对肿瘤进行分期，对鉴别诊断有很大价值。

（于水昌）

第四节　肾上腺肿瘤

一、皮质醇增多症

1. 临床特点　本症指库欣综合征。可发生在男、女任何年龄，最常见于中年女性。库欣综合征主要表现向心性肥胖，面部大量脂肪堆积而呈“满月脸”，皮肤紫纹、高血压、闭经、多毛、阴蒂肥大、痤疮、糖尿病、葡萄糖耐量降低、骨质疏松或阳痿等。依病因可分为垂体性、异位性、肾上腺性。肾上腺性通常由于肾上腺皮质增生、肾上腺皮质腺瘤或皮质癌所致。

2. X线表现　腹部X线片：一般无特殊表现，诊断价值不大。骨骼系统照片部分病例可见普遍骨质稀疏。

腹膜后充气造影：具有一定诊断价值，肾上腺轮廓饱满。两侧缘膨隆，失去正常肾上腺边缘内凹之形状，密度均匀。如同时断层摄影，影像显示更好。

3. 鉴别诊断　鉴别诊断需依赖于临床症状和实验室检查资料。

4. 临床评价　本病原因多，X线检查不作为临床的首选。影像学检查依赖于CT、IRI检查。CT、MRI能清楚显示肾上腺病变的大小、形态、有无坏死及其与邻近脏器的关系（图8－13）。此外，CT、MRI动态增强检查对于肿瘤的鉴别有重要价值，肾上腺腺瘤多为速升速降；MRI正反相位诊断富脂腺瘤等。MRI是诊断垂体病变的首选。

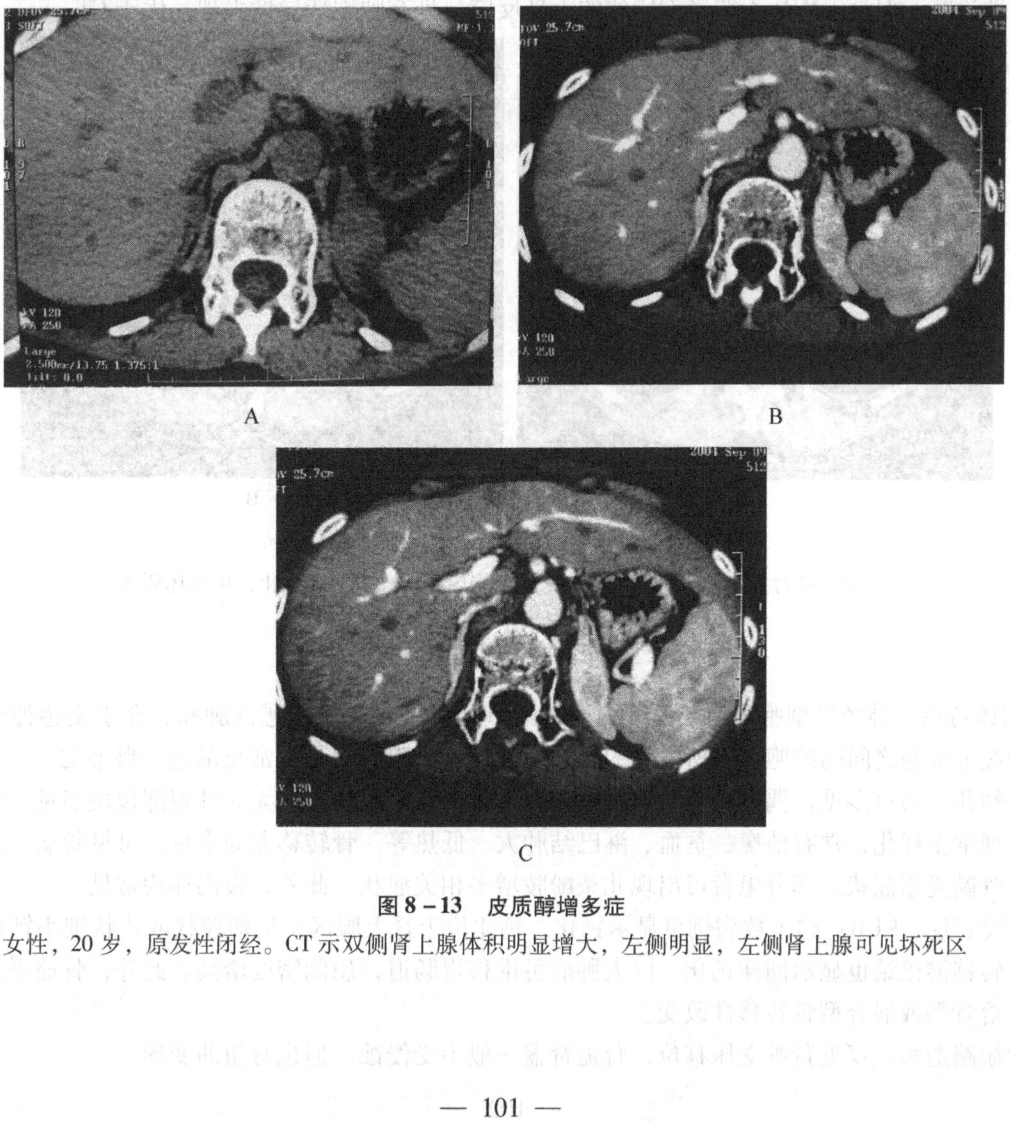

A　B　C

图8－13　皮质醇增多症

女性，20岁，原发性闭经。CT示双侧肾上腺体积明显增大，左侧明显，左侧肾上腺可见坏死区

二、嗜铬细胞瘤

1. 临床特点　嗜铬细胞瘤是一种产生儿茶酚胺的肿瘤，起源于交感神经系统。10% 位于肾上腺之外，本节讨论肾上腺嗜铬细胞瘤。本病好发于 20～50 岁年龄组，男女发病率相等，90% 为良性。肿瘤直径为 1～10cm，分叶状，有包膜，质较硬，瘤组织可有出血及囊变。临床上，典型表现为阵发性高血压、头痛、心悸、多汗和皮肤苍白，发作数分钟后症状缓解。实验室检查可发现血或尿儿茶酚胺增高。

2. X 线表现　腹部 KUB 及 IVU：肿瘤较大时，肾上腺区见软组织肿块影，部分肿瘤可见钙化影。IVU 示肾盂肾盏受压变形，肾脏可受压下移，肾轴旋转。

腹膜后充气造影：常显示肾上腺增大致密，正常结构消失，呈圆形、团块状，边缘膨隆呈波浪状，典型者可见“尖顶”征。

3. 鉴别诊断　临床疑为嗜铬细胞瘤患者，当 CT 检查发现肾上腺较大肿块，密度均一或不均并有实体部分明显强化，结合临床和实验室检查，通常可做出准确定位和定性诊断。

4. 临床评价　本病常规 X 线检查不能准确定性诊断。CT 和 MRI 有特征性表现。CT 表现为肾上腺区较大肿块，偶为双侧性，肿瘤通常为圆形或卵圆形，较小的肿瘤密度均一，类似肾脏密度，较大的肿瘤常因陈旧性出血、坏死而密度不均，增强检查时，肿瘤实体明显强化（图 8－14）。MRI 的 T_1WI 信号强度类似肌肉，T_2WI 信号明显增高，甚至可高于脂肪，当肿瘤内有坏死时，表现为肿瘤中心在 T_1WI 和 T_2WI 均有高信号灶。因肿瘤内不含脂肪，因而在反相位成像时，其信号强度无减低。

CT 和 MRI 检查能同样准确地发现肾上腺嗜铬细胞瘤并显示其特征，结合临床和实验室检查均可做出准确定性诊断。但是，MRI 无造影剂所致的不良反应，且有肿瘤特异性表现，优于 CT。

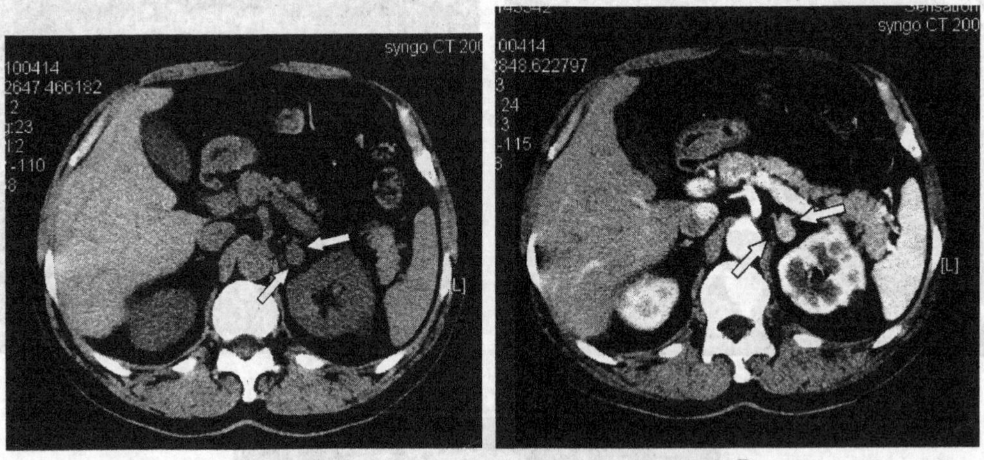

A　　B

图 8－14　左侧肾上腺嗜铬细胞瘤

CT 示左侧肾上腺软组织肿块影，密度欠均匀，增强后明显强化，可见坏死区

三、神经母细胞瘤

1. 临床特点　神经母细胞瘤为起源于交感神经节和肾上腺髓质的恶性肿瘤，介于交感神经母细胞和交感神经节细胞之间的细胞类型所发生的肿瘤。神经母细胞瘤为儿童常见的恶性肿瘤之一，多见于 3 岁以下婴幼儿。男孩多见，偶有少年发病，成人罕见，偶为家族性。以无痛性腹部包块多见。由于转移发生早表现常多样化，常有消瘦、贫血、淋巴结肿大、低热等。骨转移尤为多见，可见骨痛、运动障碍等，以及骨髓受累症状。部分患者可出现儿茶酚胺增多相关症状。此外，腹泻亦为常见。

2. X 线表现　KUB：约半数病例可显示钙化。钙化位于肾上腺区，呈颗粒状或片状细小钙化影。偶尔腹膜后转移淋巴结也显示同样钙化。巨大肿瘤可推移胃肠道，患侧密度增高。此外，骨骼平片上常见成骨型、溶骨型或混合型骨转移性改变。

静脉尿路造影：仅见肾脏受压移位，肾盂肾盏一般不受侵蚀，但也有扭曲变形。

腹膜后充气造影：如肿瘤局限于肾上腺髓质，多可显示患侧肾上腺区肿块影。

3. 鉴别诊断　肾胚胎瘤：肾胚胎瘤的发病年龄较神经母细胞瘤大，腹部平片上肿瘤钙化率也低于后者，此外肾胚胎瘤常侵及肾盂肾盏，而神经母细胞瘤仅引起肾脏受压移位，肾盂肾盏不受侵犯。

腹膜后畸胎瘤：腹膜后畸胎瘤在腹部平片上也常有钙化，但常显示为未成熟骨骼、牙齿或成堆钙化，神经母细胞瘤钙化散在、细小。此外神经母细胞瘤常有骨骼转移也为鉴别要点。

4. 临床评价　本病X线表现缺乏特异性，仅能显示病灶内的钙化，肿瘤较大时可观察到肾脏受压。CT表现为不规则形实性肿块，常较大，呈软组织密度，常并发出血、坏死或钙化（图8－15）。钙化以斑点状最为常见，亦可见环形或斑状钙化，化疗后钙化更明显。少数仅为软组织或脂肪密度。无钙化，诊断困难。

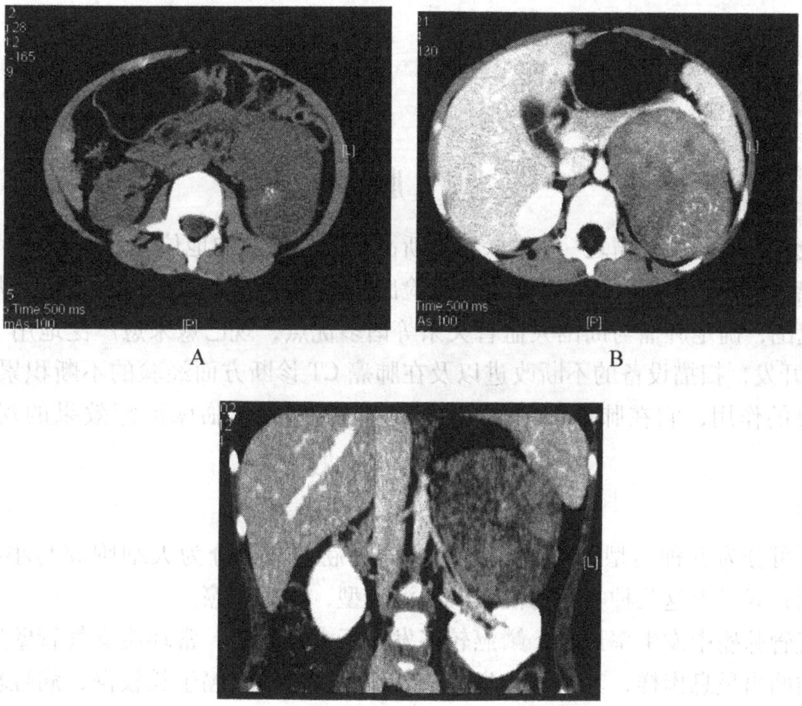

A　B

C

图8－15　左侧肾上腺神经母细胞瘤

CT示左侧肾上腺巨大肿块影，密度不均，可见颗粒样钙化，增强后不规则明显强化，冠状位重建示左肾受压下移

（于水昌）

第九章

呼吸系统疾病 CT 诊断

第一节　肺肿瘤

一、肺癌

肺癌是我国最常见的恶性肿瘤之一，其 CT 诊断占有十分重要的地位。

由于 CT 图像密度分辨率高，影像无重叠，能检出微小早期病变，能发现纵隔肿大的淋巴结，确定肿瘤侵犯胸膜的范围，确定肿瘤与周围大血管关系等诸多优点，现已愈来愈广泛地用于肺癌的诊断。随着 CT 技术的不断开发，扫描设备的不断改进以及在肺癌 CT 诊断方面经验的不断积累，CT 在肺癌的诊断上将发挥更重要的作用，它在肺癌的早期诊断、病期的确定，临床治疗效果的观察方面具有重要价值。

（一）病理

组织学分类：可分为五种类型：①鳞癌；②未分化癌，又可分为大细胞癌与小细胞癌；③腺癌；④细支气管肺泡癌；⑤以上这几种类型的混合——混合型，如腺鳞癌。

鳞癌：在支气管肺癌中发生率最高，鳞癌较多发生于大支气管，常环绕支气管壁生长，使支气管腔狭窄，亦可向腔内凸出呈息肉样，其空洞发生率较其他类型高。鳞癌生长较慢，病程较长，发生转移较晚。鳞癌的发展趋向于直接侵犯邻近结构。

未分化癌：未分化癌的发生率仅次于鳞癌，约占 40%，发病年龄较小，其生长速度快，恶性程度高，早期就有淋巴或血行转移。未分化癌大多向管壁外迅速生长，在肺门区形成肿块，较少形成空洞。

腺癌：腺癌发生率仅次于鳞癌和未分化癌，约占 10%，腺癌较多发生于周围支气管，亦能形成空洞，但较鳞癌少见，腺癌较易早期就有血行转移，淋巴转移也较早，较易侵犯胸膜，出现胸膜转移。

细支气管肺泡癌：它起源于终末细支气管和肺泡上皮，其发生率为 2% ~5%，分为孤立型，弥漫型与混合型，细支气管肺泡癌生长速度差异很大，有的发展非常迅速，有的病例发展非常缓慢，甚至可多年保持静止。

根据肺癌的发生部位可分为中央型、周围型和弥漫型。根据肿瘤形态可分为六个亚型，即中央管内型，中央管壁型，中央管外型，周围肿块型，肺炎型及弥漫型。

中央管内型：中央管内型是指癌瘤在支气管腔内生长，呈息肉状或丘状附着于支气管壁上。肿瘤侵犯黏膜层和（或）黏膜下层，可引起支气管不同程度阻塞，产生肺不张，阻塞性肺炎，支气管扩张或肺气肿。

中央管壁型：中央管壁型是指肿瘤在支气管壁内浸润性生长，也可引起支气管腔的不同程度狭窄。

中央管外型：中央管外型是指肿瘤穿破支气管壁的外膜层并在肺内形成肿块。可产生轻度肺不张或阻塞性肺炎。

周围肿块型：周围肿块型表现为肺内肿块，其边缘呈分叶状或规整，瘤肺界面可有或无间质反应，也可有一薄层肺膨胀不全圈。肿块内可形成瘢痕或坏死，当肿瘤位于胸膜下或其附近时因肿瘤内瘢痕收缩，肿瘤表面胸膜可形成胸膜凹陷，肿瘤坏死经支气管排出后，可形成空洞。

周围肺炎型：肺癌可占据一个肺段大部，一个肺段或一个以上肺段，有时可累及一个肺叶。其病理所见与大叶性肺炎相似，肿瘤周边部与周围肺组织呈移形状态，无明显分界。此型多见于细支气管肺泡癌。

弥散型：弥散型肺癌发生于细支气管与肺泡上皮。病灶弥散分布于两肺，呈小灶或多数粟粒样病灶，亦可两者同时存在，此型多见于细支气管肺泡癌。

（二）临床表现

肺癌在早期不产生任何症状，多数在查体时才发现病变。最常见的症状为咳嗽，多为刺激性呛咳，一般无痰，继发感染后可有脓痰，其次为血痰或咯血，为癌肿表面破溃出血所致，一般多是痰中带有血丝。

肺癌阻塞较大的支气管，可产生气急和胸闷，当支气管狭窄，远端分泌物滞留，发生继发性感染时可引起发热。

肿瘤侵犯胸膜或胸壁可引起胸痛，当胸膜转移时，如产生大量胸腔积液，可出现胸闷，气急。

肺癌常转移至脑，其临床表现与原发脑肿瘤相似。纵隔内淋巴结转移，可侵犯膈神经，引起膈麻痹，侵犯喉返神经可引起声音嘶哑。上腔静脉侵犯阻塞后，静脉回流受阻，可引起脸部、颈部和上胸部的水肿和静脉怒张。尚可引起四肢长骨、脊柱、骨盆与肋骨转移，往往产生局部明显的疼痛及压痛。有的患者可引起内分泌症状。肺上沟癌侵犯胸壁，可产生病侧上肢疼痛，运动障碍和水肿。

（三）CT 表现

1. 中央型肺癌　CT 能显示支气管腔内肿块（图 9－1），支气管壁增厚（图 9－2），支气管腔狭窄与阻断（图 9－3、图 9－4），肺门区肿块等肺癌的直接征象，继发的阻塞性肺炎与不张（图 9－6），以及病灶附近和（或）肺门的淋巴结肿大等。CT 对于显示右上叶前段、后段、右中叶，左上肺主干与舌段支气管，以及两下肺背段病变较常规 X 线平片和断层为优，CT 可显示支气管腔内和沿管壁浸润的早期肺癌（图 9－7）。

2. 周围型肺癌　周围型肺癌在 CT 上显示有一定特征，即使小于 2.0cm 的早期肺癌，也有明确的恶性 CT 征象。

（1）形态：多为圆形和类圆形的小结节（或肿块），但也有的可呈斑片状或星状（图 9－8、图9－9）。

（2）边缘：多不规则，有分叶切迹，多为深分叶（图 9－10）。可见锯齿征，小棘状突起与细毛刺（图 9－11、图 9－12），肺癌的毛刺多细短，密集，大小较均匀，密度较高。病理上为肿瘤的周围浸润及间质反应所致。

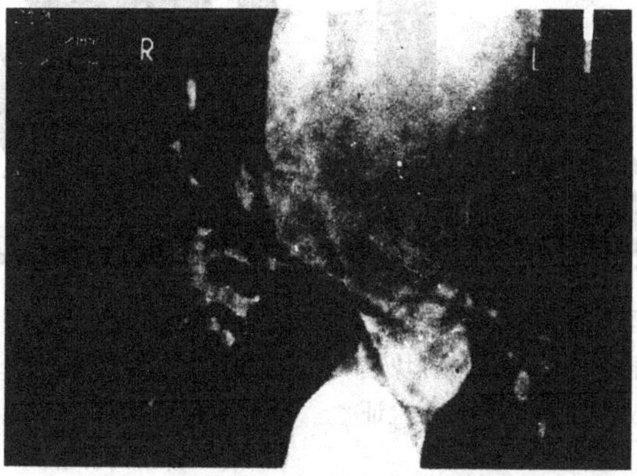

图 9－1　中央型肺癌

右肺下叶背段支气管开口处有一小丘状软组织密度结节影，直径 7mm，向下叶支气管腔内突入，使之变窄。病理证实为下叶背段低分化鳞癌

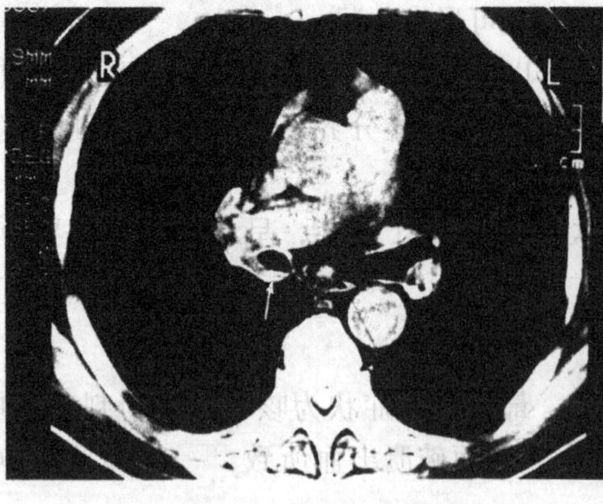

图 9－2　中央型肺癌

右中间段支气管变窄，后壁增厚（↑），病理证实为鳞癌

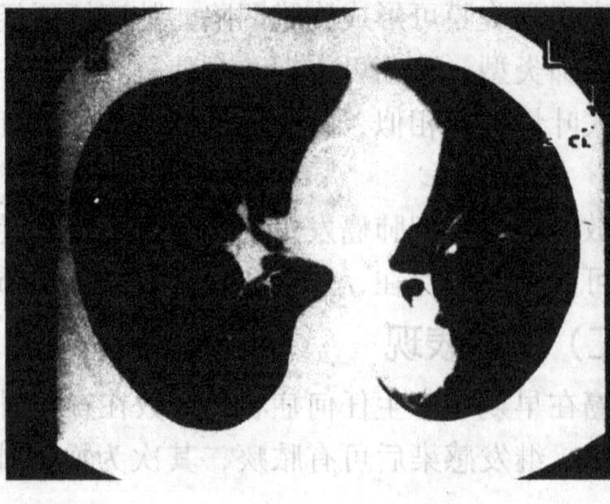

图 9－3　中央型肺癌

左肺下叶背段支气管变窄，其远端有一类圆形肿块，病理证实为结节型黏液腺癌

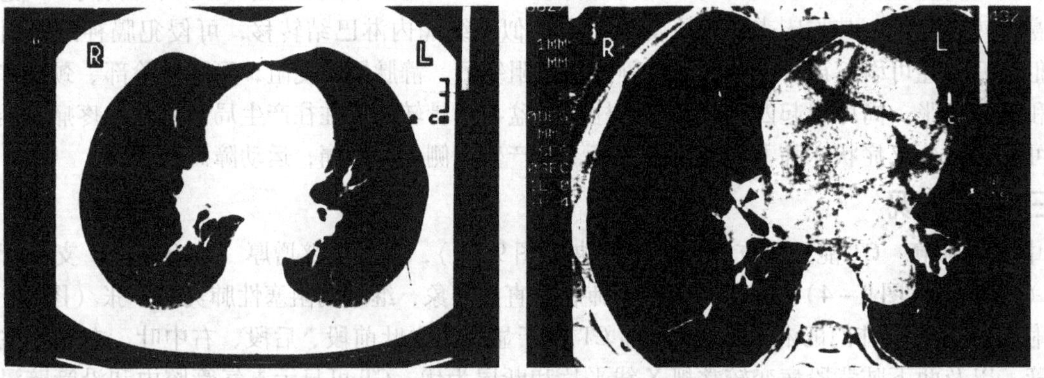

A　　B

图 9－4　中央型肺癌

女，55 岁，痰中带血一个月，伴胸闷气短，痰中发现腺癌细胞。A. CT 平扫右中叶支气管层面，肺窗示右中叶支气管腔显示不清；B. 相应层面纵隔窗示右中叶支气管狭窄。手术病理证实为腺癌

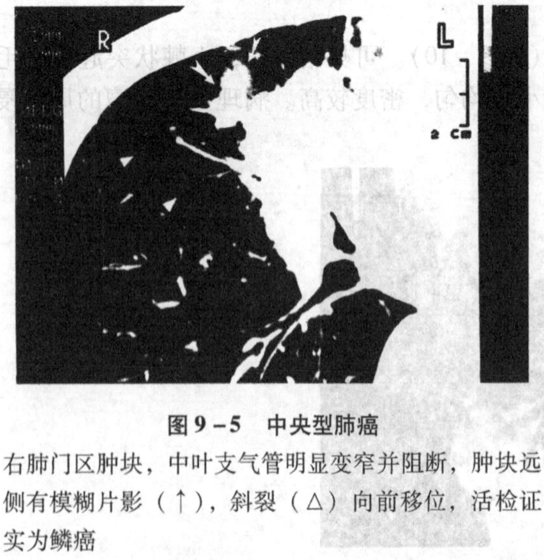

图 9－5　中央型肺癌

右肺门区肿块，中叶支气管明显变窄并阻断，肿块远侧有模糊片影（↑），斜裂（△）向前移位，活检证实为鳞癌

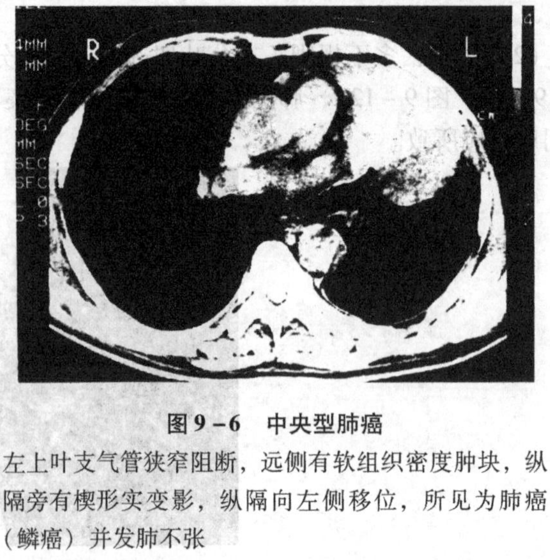

图 9－6　中央型肺癌

左上叶支气管狭窄阻断，远侧有软组织密度肿块，纵隔旁有楔形实变影，纵隔向左侧移位，所见为肺癌（鳞癌）并发肺不张

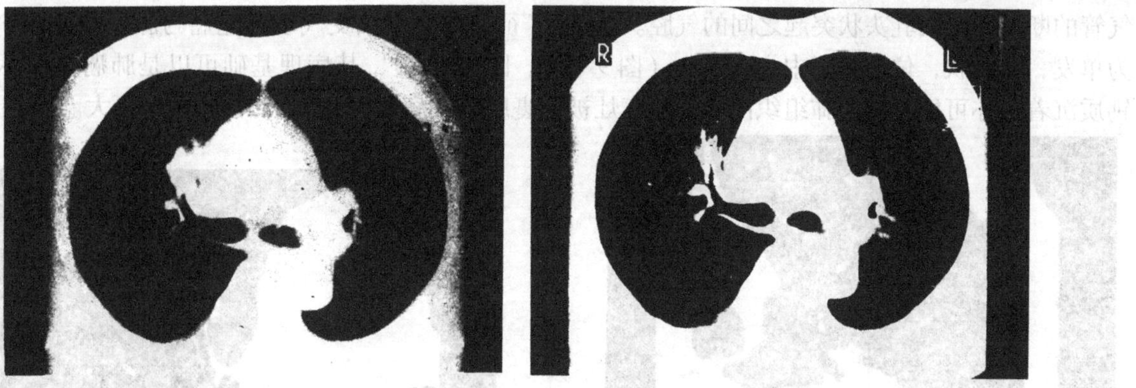

A　　　　B

图 9-7　早期中央型肺癌

男，61 岁，患者因肺部感染住院。A. 示右上肺前段片状密度增高影；B. 经治疗后右上肺片影吸收，但示前段支气管狭窄，壁厚僵硬，普通 X 线检查阴性。手术病理证实为早期鳞癌

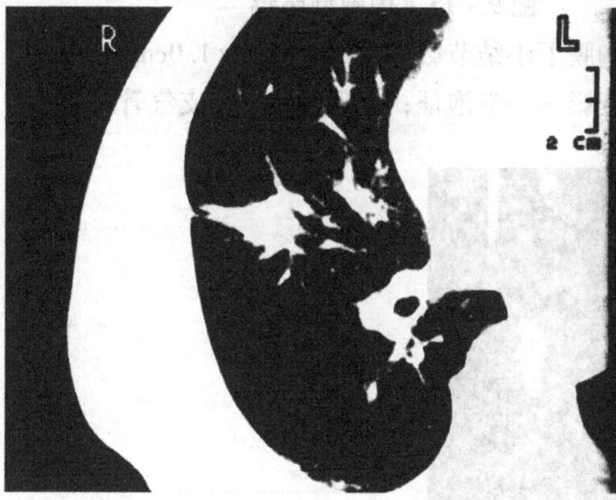

图 9-8　周围型肺癌

右中叶外侧段病变，外形不规则，呈星星状

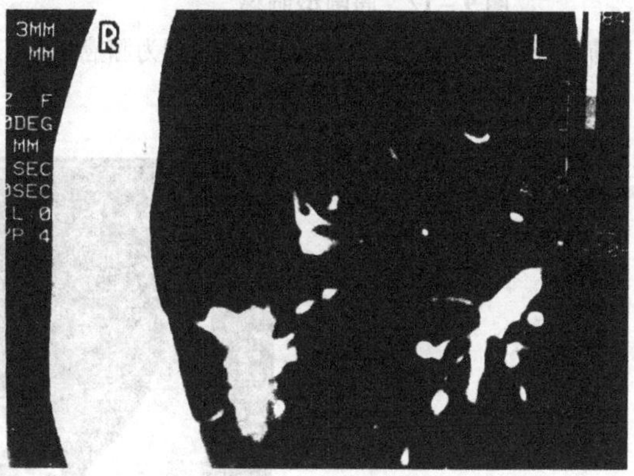

图 9-9　周围型肺癌

右下肺外基底段斑片状密度增高影，边缘不规则，毛糙、密度不均匀，术前诊断为肺结核，病理证实为细支气管肺泡癌

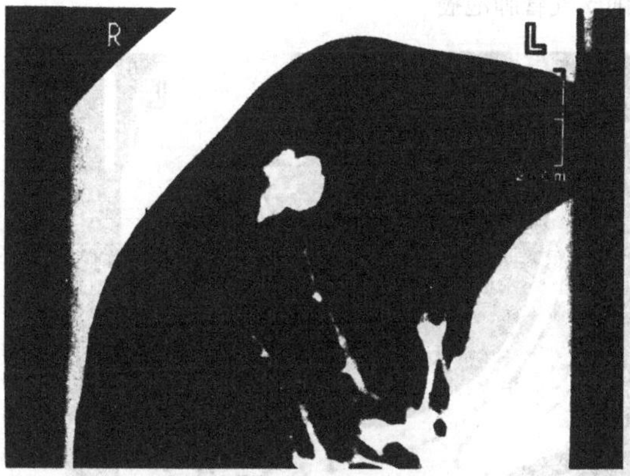

图 9-10　周围型肺癌

右肺中叶外侧段结节状密度增高影，大小为 1.6cm × 2.0cm，边缘不规则，有深分叶改变，病理证实为腺癌

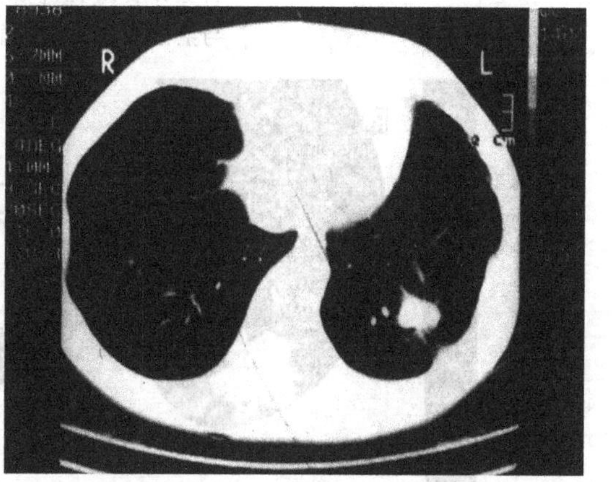

图 9-11　周围型肺癌

左下肺后基底段结节影，边缘有细短毛刺

（3）内部密度：大多数肿瘤密度较均匀，部分密度不均匀，可见空泡征，空气支气管征（图 9-13、图 9-14），以及蜂窝状改变（图 9-15A、B），病理上为未被肿瘤侵犯的肺组织，小支气管或细支

气管的断面，以及乳头状突起之间的气腔。上述 CT 征象多见于细支气管肺泡癌与腺癌。钙化少见，可为单发，小点状，位于病变中央或偏心（图 9－16、图 9－17），其病理基础可以是肺癌组织坏死后的钙质沉着，亦可能是原来肺组织内的钙化病灶被包裹所致。病变的 CT 值对诊断帮助不大。

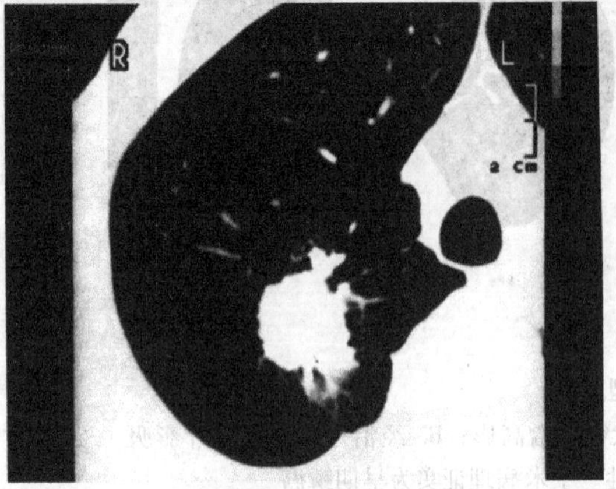

图 9－12　周围型肺癌

右上肺后段结节影，边缘呈锯齿状，病理为腺癌

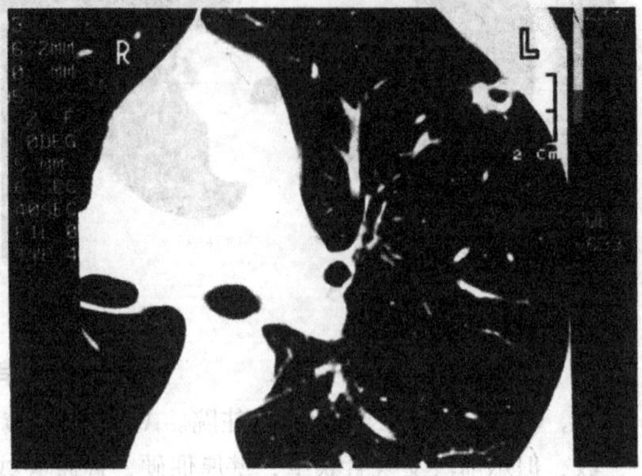

图 9－13　周围型肺癌

左上肺前段胸膜下小结节影大小约 0.9cm×1.0cm，内有小圆形空气密度影——空泡征；病理证实为细支气管肺泡癌

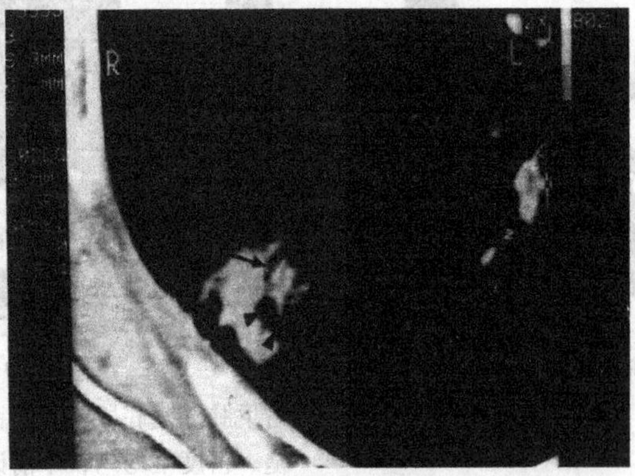

图 9－14　周围型肺癌

右上肺后段斑片状影，可见细支气管充气征（↑）与空泡征（▲），病理证实为细支气管肺泡癌

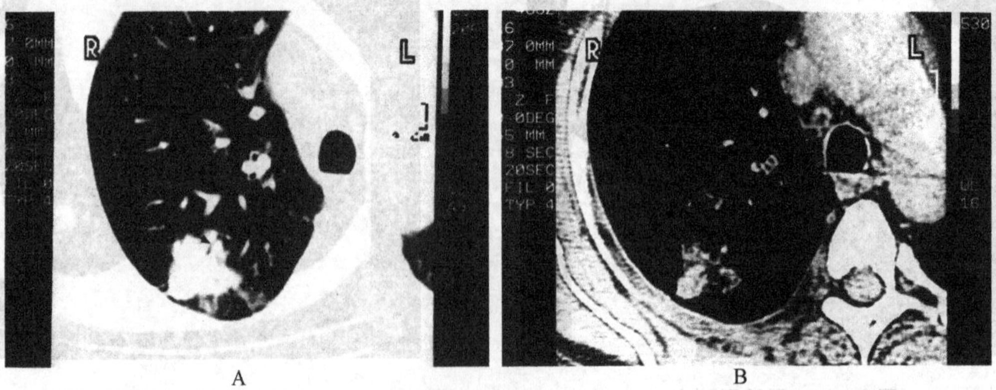

A　　　　　　　　B

图 9－15　周围型肺癌

右上肺后段斑片影，肺窗（A）显示细支气管充气征（↑）；纵隔窗（B）显示病变内有多数直径约 1mm 之低密度（接近空气密度）影，呈蜂窝状，胸膜侧有一结节样软组织密度影

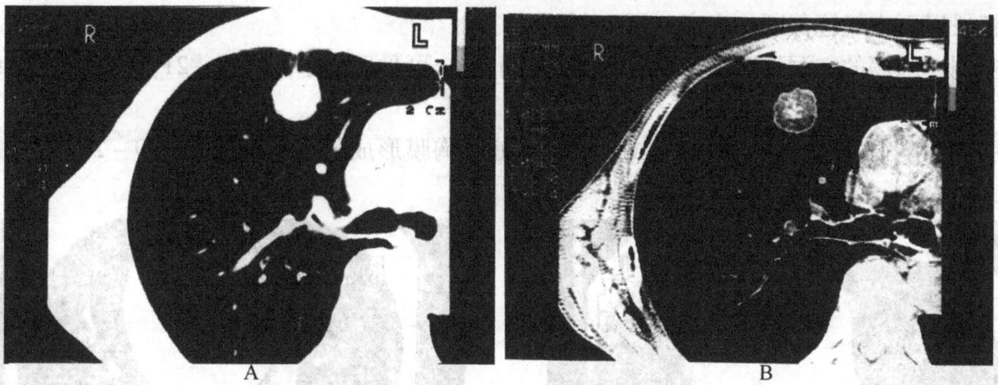

A　　　　B

图 9－16　周围型肺癌

A. 肺窗示右上叶前段结节影，直径约 2.2cm，略呈分叶，胸膜侧边缘不规则，呈锯齿状；B. 纵隔窗示病变中央有数个小点状钙化密度影，病理证实为腺癌

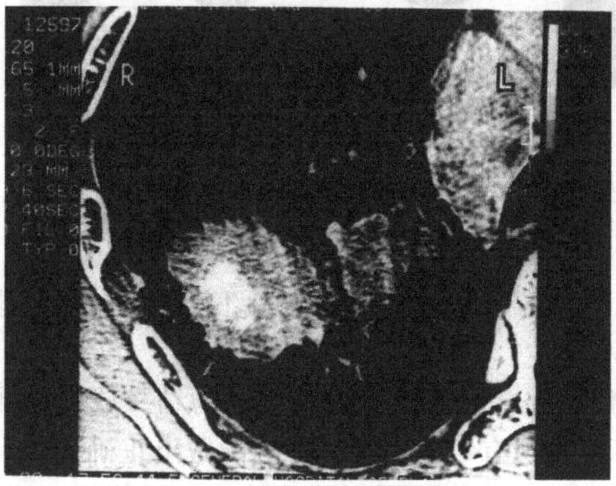

图 9－17　周围型肺癌

右上肺后段肿块影，其外 1/3 有斑点状钙化。肺门淋巴结肿大

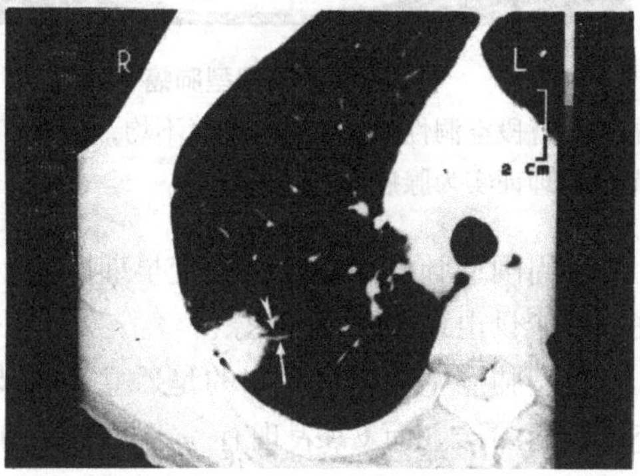

图 9－18　周围型肺癌

左下肺背段结节样病变，可见与血管（↑）与细支气管（↑）相连接

（4）血管支气管集束征：肿块周围常可见血管与小支气管向病变聚集（图 9－18），我院 97 例直径 3cm 以下的肺癌，其中 68 例（70%）有此征象。

（5）病变远侧（胸膜侧）模糊小片影或楔形致密影：此为小支气管与细支气管阻塞的表现（图9－19）。

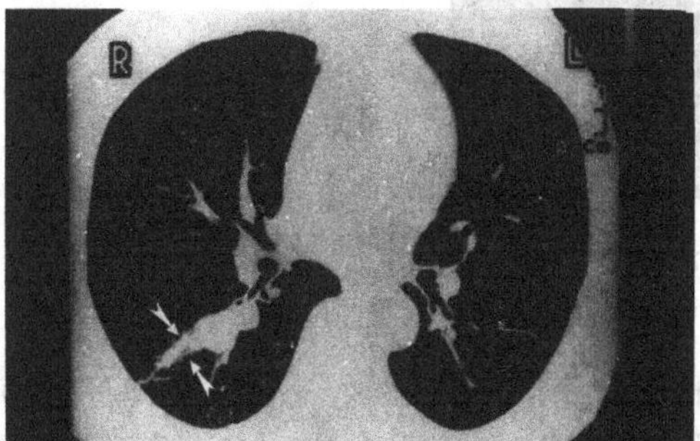

图 9－19　周围型肺癌

右下叶背段支气管外侧支中断，其远侧有一分叶状肿块，略呈葫芦状，其胸膜侧有楔形密度增高影（↑）

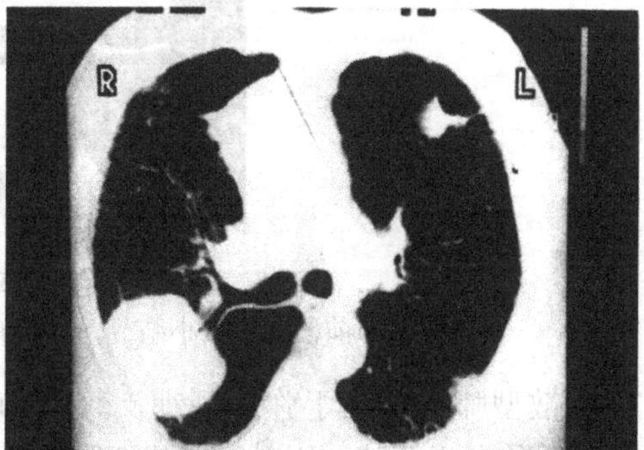

图 9－20　周围型肺癌

右上叶后段支气管分出亚段支气管处中断（↑），其远侧可见分叶状肿块

（6）亚段以下支气管截断，变窄（图9-20）。

（7）空洞：肺癌的空洞形态不规则，洞壁厚薄不均，可见壁结节（图9-21）；多见于鳞癌，其次为腺癌。

（8）胸膜凹陷征：因肿瘤内瘢痕形成，易牵扯脏层胸膜形成胸膜凹陷征（图9-22），肺癌胸膜改变较局限。

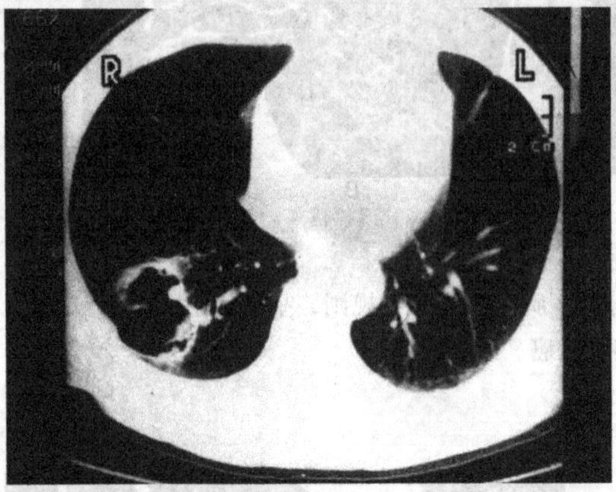

图9-21　周围型肺癌

右下肺背段空洞性病变，其壁厚薄不均，内缘有壁结节。病理证实为腺癌

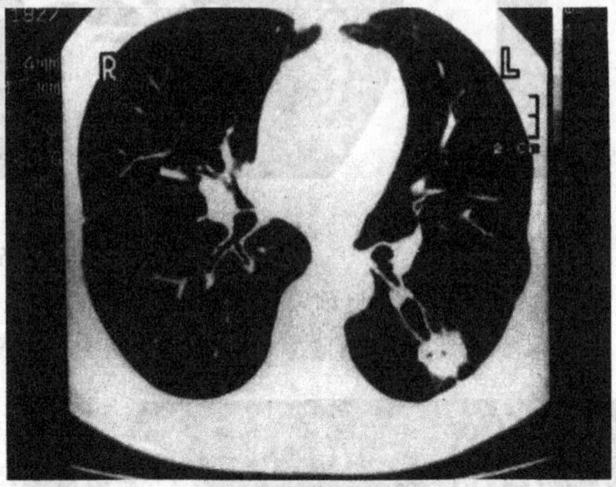

图9-22　周围型肺癌

示胸膜凹陷征，空泡征，并见病变与血管连接，病理证实为鳞癌

上述周围型肺癌的征象于病变早期即显示十分清楚，明确。对于某一患者来说不一定具备所有这些征象，可能只出现2~3个征象。

周围型肺癌中需特别提出的是孤立型细支气管肺泡癌，在常规X线上常被误诊为结核或炎症或因病变较小而漏诊。而CT表现有一定特征，如能对它的CT表现有一定认识，一般能做出正确诊断。根据我院经手术病理证实的38例细支气管肺泡癌的CT诊断分析，细支气管肺泡癌除有一般肺癌CT征象外，尚有以下几个特点：①病变位于肺野外周胸膜下（图9-23）。②形态不规则成星状或斑片状。③多数（约76%）病变有空泡征和（或）空气支气管征（图9-24）。④胸膜凹陷征发生率高。

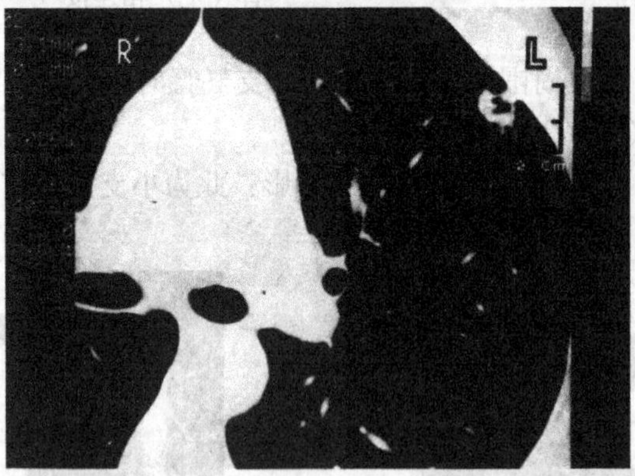

图9-23　孤立型细支气管肺泡癌（早期）

左上肺前段胸膜下小结节，边缘有锯齿状改变，可见小泡征，并有胸膜凹陷改变

3. 弥散型肺癌　见于弥散型细支气管肺泡癌，有两种情况：①病变累及一个肺段或整个肺叶。②病变广泛分布于两肺。因其手术机会少，不易被证实。我院总结14例经手术和（或）病理证实的弥散型细支气管肺泡癌的CT表现。根据病变形态可分为四个亚型：①蜂房型；②实变型；③多灶型；④混合型。可归纳为5个有特征性的征象：①蜂房征：病变区内密度不均，呈蜂房状气腔，大小不一，为圆形及多边形（图9-25），其病理基础是癌细胞沿着肺泡细支气管壁生长，但不破坏其基本结构，而使其不规则增厚，故肺泡腔不同程度存在；此征与支气管充气征同时存在，有定性意义。②支气管充

气征：与一般急性炎性病变不同，其特点是：管壁不规则，凹凸不平；普遍性狭窄；支气管呈僵硬，扭曲；主要是较大的支气管，较小的支气管多不能显示，呈枯树枝状（图 9－26）；可与炎症性病变相鉴别。③磨玻璃征：受累肺组织呈近似水样密度的网格状结构，呈磨玻璃样外观（图 9－27），其病理基础是受累增厚的肺泡内充满黏蛋白或其他渗液。④血管造影征：增强扫描前可见病变以肺叶，肺段分布，呈楔形的实变，病变尖端指向肺门；外围与胸膜相连；密度均匀一致，边缘平直，亦可稍外凸或内凸，无支气管充气征（图 9－28）；增强后可见均匀一致的低密度区内树枝状血管增强影。⑤两肺弥漫分布的斑片状与结节状影（图 9－29）。

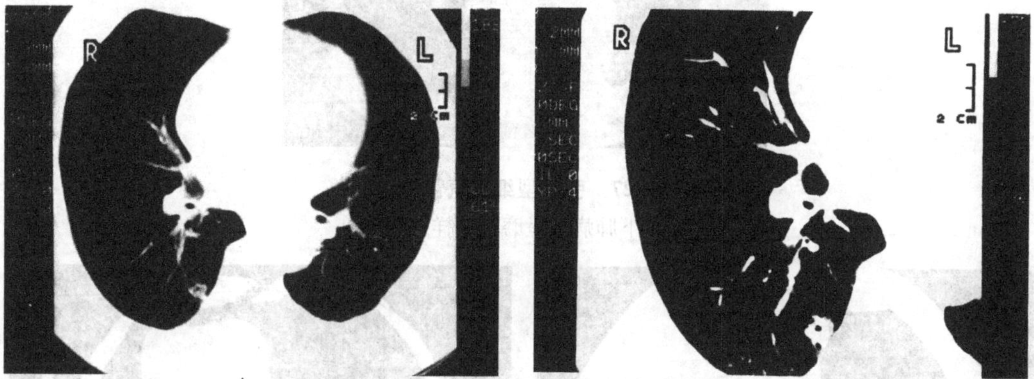

A　　　　B

图 9－24　孤立型细支气管肺泡癌（早期）

A. 层厚 9mm，常规 CT 扫描；B. 薄层（3mm 层厚）CT 扫描

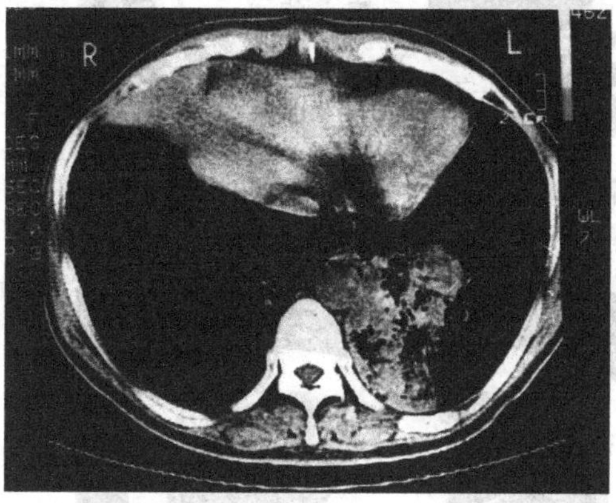

图 9－25　弥散型细支气管肺泡癌

左下肺病变内显示蜂窝征

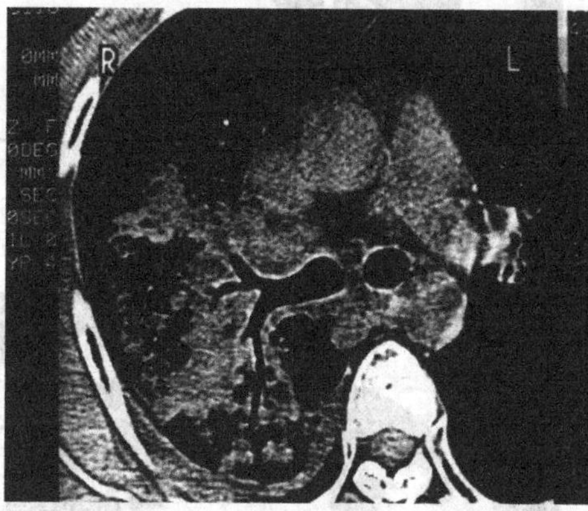

图 9－26　弥散型细支气管肺泡癌

病变内显示支气管充气征与蜂窝征，前者呈枯树枝状

右下肺背段胸膜下小结节病变，边缘不规则，可见小泡征与胸膜凹陷征，并见与血管连接，观察一年余，病变大小形态无改变，手术病理证实为肺泡癌（图 9－26～图 9－29）。

4. 多发性原发性支气管肺癌（简称多原发性肺癌）　是指肺内发生两个或两个以上的原发性肺癌。肺内同时发生的肿瘤，称同时性；切除原发性肺癌后，出现第二个原发性肺癌，称异时性。其发生率，国外文献报道多为 1%～5%，自 1980 年以来，国内文献报道为 0.5%～1.6%，较国外报道明显偏低。多原发性肺癌的诊断标准：异时性：组织学不同；组织学相同，但间隔 2 年以上；需原位癌；第二个癌在不同肺叶；并且两者共同的淋巴引流部位无癌；诊断时无肺外转移。同时性：肿瘤大体检查不同并分开；组织学不同；组织学相同，但在不同段、叶或肺，并属原位癌或两者共同的淋巴引流部分无癌，诊断时无肺外转移。

CT 检查时，对于两肺同时出现孤立性块影或肺内同时存在孤立性病变与支气管的狭窄阻塞，或首次原发癌切除后两年以后，肺内又出现任何肿瘤；应考虑第二个原发癌的可能性。多原发性肺癌的 CT 表现；大多呈孤立的结节状或块状软组织影，可有分叶和毛刺，支气管狭窄或阻塞性肺炎与肺不张等

（图9－30），而转移癌常呈多发的球形病变，边缘较光整，多无分叶和毛刺或肺不张征象。

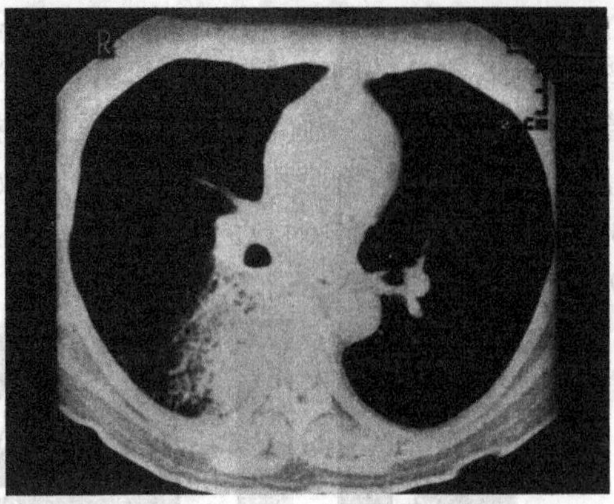

图9－27　弥散型细支气管肺泡癌

右下肺病变呈磨玻璃样外观

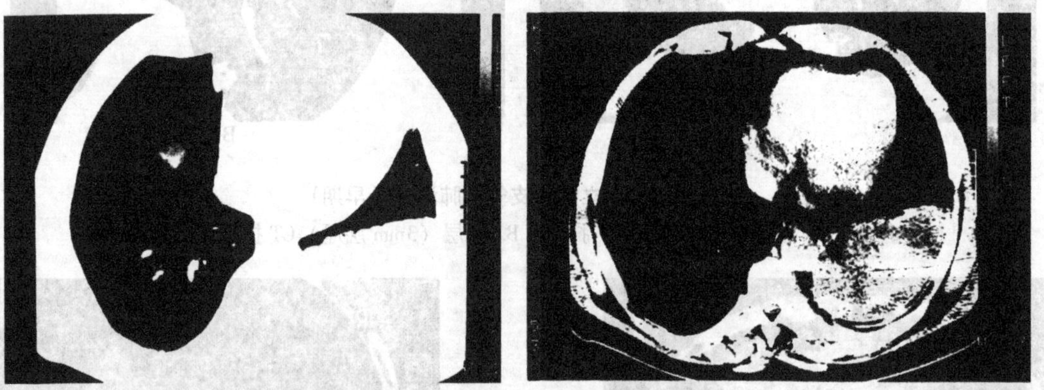

图9－28　弥散型细支气管肺泡癌

A. 肺窗；B. 纵隔窗，示左下叶实变，呈软组织密度，前缘稍外凸，病变内未见支气管充气征

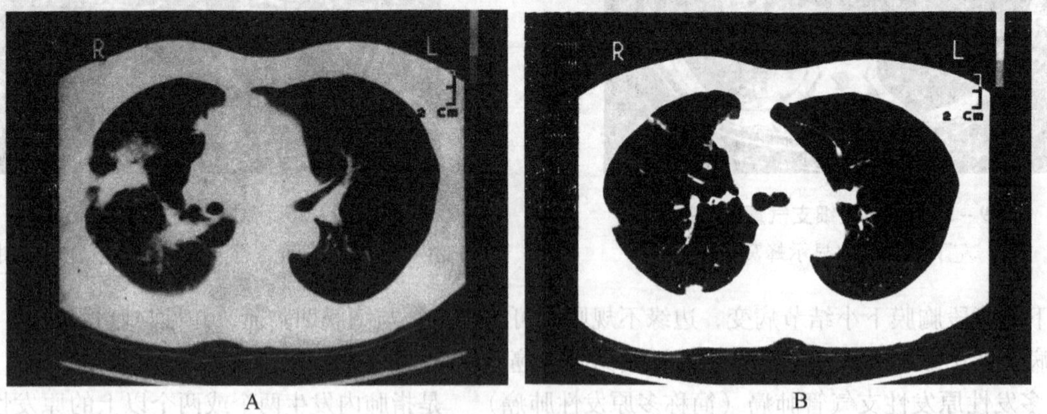

A　　　　　　　　　　　　　　　　B

图9－29　弥散型细支气管肺泡癌

A. 经过左上叶支气管层面示右肺野内多发斑片状影，形态不规则，有胸膜凹陷改变；B. 经过气管隆嵴层面，于胸膜下与纵隔旁多个结节状影。手术病理证实为细支气管肺泡癌

5. 肺癌的临床分期与CT的作用　对肺癌进行分期的目的在于提供一个判定肺癌病变发展程度的统一衡量标准，从而有助于估计预后，制订治疗方案和评价疗效，目前通常所采用的是经1986年修改的TNM分类方法（表9－1、表9－2）。T表示肿瘤的大小与范围；N是区域性淋巴结受累；M为胸外远处转移。CT在支气管肺癌临床分期中有很大作用，它是TNM放射学分类的最佳方法，与普通X线比较，在肺癌分类上CT有以下优点：

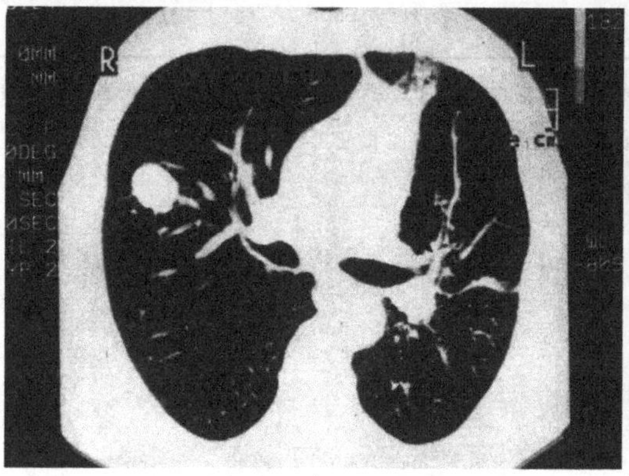

A

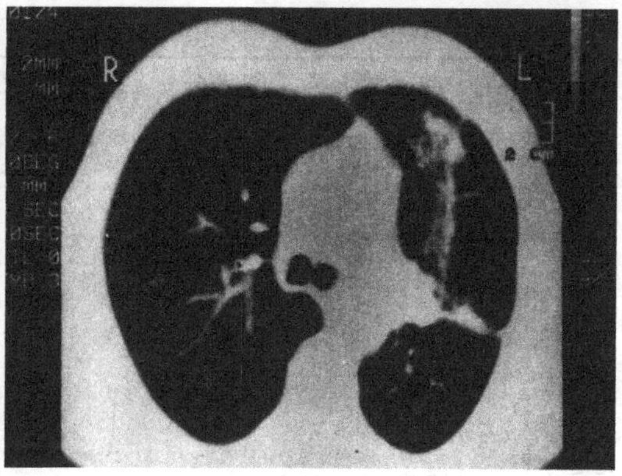

B

图 9-30 多原发肺癌

A. 右上肺前段有一直径 2.0cm 之结节影，外后缘欠光整，有小棘状改变，左上叶舌段支气管示变窄壁增厚（↑）；B. 左上肺有自纵隔旁向侧胸壁走行之楔形致密影，其前方肺野（前段）有斑片状影，尖后段支气管断面未显示，病理证实右上肺前段病变为鳞癌，左上肺支气管开口部狭窄，为未分化癌

（1）CT 可显示肿瘤直接侵犯邻近器官：肿瘤直接侵入纵隔的 CT 表现为纵隔脂肪间隙消失（图9-31），肿瘤与纵隔结构相连。纵隔广泛受侵时，CT 扫描分不清纵隔内解剖结构。

CT 可清楚显示肿瘤侵犯血管的范围与程度，对术前判断能否切除很有帮助。当肿瘤与主动脉接触，但两者间有脂肪线相隔时，一般能切除（图 9-32）；当肿瘤与主动脉或肺动脉粘连时，CT 表现为肿瘤与大血管界线消失，文献报道肿瘤包绕主动脉，上腔静脉在周径 1/2 以上时一般均不易切除。

邻近肿块处的心包增厚，粘连或心包积液表明肿瘤直接侵犯心包或心包转移。

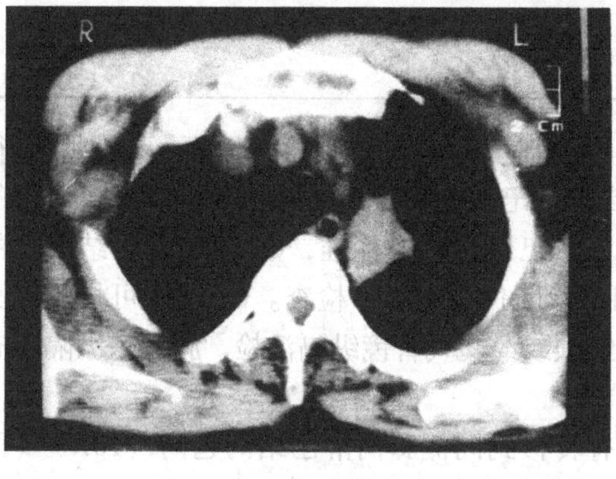

图 9-31 肺癌侵犯纵隔

左上肺尖后段有一不规则肿块影，密度均匀，病变侵犯纵隔内脂肪，其下邻近层面可见与主动脉弓顶后部紧贴

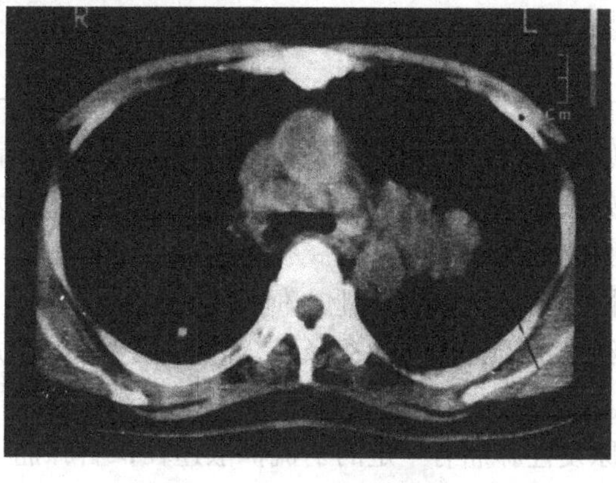

图 9-32 肺癌侵犯纵隔

左肺门有一不规则肿块影与降主动脉紧贴，但两者间有线状脂肪密度影相隔，气管隆嵴前方有数个结节状软组织密度影，气管隆嵴前缘受压变平。手术病理证实为右上肺鳞癌，纵隔淋巴结转移，肿块与降主动脉无粘连

表 9-1 肺癌的 TNM 分类

（T） 原发肿瘤

T_0 无原发肿瘤征象

T_0 癌细胞阳性，而影像学和纤维支气管镜均未发现肿瘤

T_{is} 原位癌

T_1 肿瘤最大直径 <3.0cm，被正常肺组织或脏层胸膜包围，未累及肺叶支气管近端

T_2 肿瘤最大直径 >3.0cm，或肿瘤与大小无关，而侵及脏层胸膜，或伴有肺叶不张或阻塞性肺炎，肿瘤的近端扩展必须局限于叶支气管内或至少在隆突以远 2.0cm 外

续 表

T_3	不管肿瘤大小，直接侵犯胸壁，横膈，纵隔胸膜或心包；或肿瘤侵犯主支气管，距气管隆嵴 <2.0cm（除表浅性病变除外）
T_4	不管肿瘤大小，侵及大血管，气管或隆突部，食管、心脏或脊柱，或有恶性胸腔积液
（N）	所属淋巴结
N_0	无区域性淋巴结肿大
N_1	支气管周围或同侧肺门淋巴结浸润
N_2	同侧纵隔淋巴结或隆突下淋巴结浸润
N_3	对侧纵隔或锁骨上淋巴结浸润
（M）	远处转移
M_0	无远处转移
M_1	远处转移

表9-2 肺癌的TNM分期

隐性癌	$T_XN_0M_0$
原位癌	$T_{is}N_0M_0$
Ⅰ期：	T_{1-2}，N_0，M_0
Ⅱ期：	T_{1-2}，N_1，M_0
Ⅲa期	（预后差，胸内弥散，技术上可切除）
	T_3，N_{0-1}，M_0
	T_{1-3}，N_2，M_0
Ⅲb期	（胸内弥散，不可切除）
	T_{1-3}，N_3，M_0
	T_4，N_{0-2}，M_0
Ⅳ期：	（胸外扩散）
	任何T，任何N_1，M_1

（2）CT能显示纵隔淋巴结肿大：有无淋巴结转移是肺癌临床分期中很重要的因素。即使肿瘤很小，如有淋巴结转移，就要归入Ⅱ期或Ⅲ期；有无肺门或纵隔淋巴结转移是比原发肺肿瘤大小更重要的观察肺癌远期预后的指标。一般以直径大于10～15mm作为淋巴结转移的标准，CT发现淋巴结增大的敏感性较高，达70%以上，但特异性较低，定性差、病因学诊断仍需组织学检查。CT检查可指明肿大淋巴结的部位，以帮助选择最合适的组织学检查方法。如经颈或经支气管镜纵隔活检，胸骨旁纵隔探查术等。

原发性肺癌有一定的引流扩散途径，右肺癌一开始就有转移到同侧肺门淋巴结的趋向（10R）（图9-33），然后转移到右气管旁淋巴结（2R，4R）（图9-34），很少转移到对侧淋巴结（约3%），但左侧肺癌在同侧淋巴结转移后常弥散到对侧淋巴结。左上肺癌通常一开始转移到主肺动脉窗淋巴结，左上叶和左下叶的肺癌首先弥散到左气管支气管区域（10L）淋巴结。右肺中叶和两下肺癌常在早期弥散到隆突下淋巴结（图9-35）。下叶病变也可扩展到食管旁，肺韧带和膈上淋巴结，熟悉这种引流途径有助于对纵隔、肺门淋巴结的性质做出评价；如右肺癌的患者很少可能只有主肺动脉窗淋巴结转移，此区域的孤立淋巴结肿大很可能系其他原因如结核性肉芽肿所致。

（3）CT对肺癌侵犯胸膜的诊断价值：周围型肺癌直接侵犯胸膜及胸膜转移均可引起胸膜病变，CT上表现为肿瘤附近局限性胸膜增厚，胸膜肿块及胸腔积液等胸膜转移征象（图9-36），肿块附近胸膜增厚为肿瘤直接浸润。

（4）可以确定远处脏器转移：肺癌容易转移到肾上腺、脑、肝等远处脏器（图9-37），尸检资料提示肺癌有35%～38%转移到肾上腺，以双侧转移多见。脑转移可以发生在原发肺癌之前。对于上述器官的CT扫描，对肺癌临床分期与确定能否手术很有必要。有些医院主张将肺癌患者的CT扫描范围扩大包括上腹部与肾上腺区。

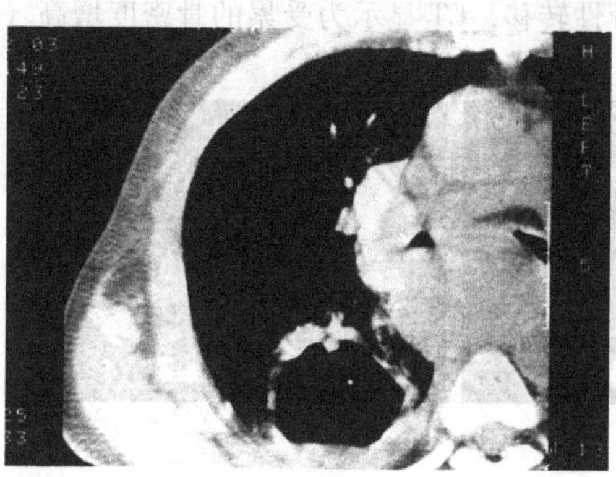

图 9－33　右下肺癌，肺门与隆突下淋巴结转移

右下肺巨大空洞性病变，壁厚薄不均，有一小液面，右肺门增大，可见结节影，隆突下有巨块状软组织密度影

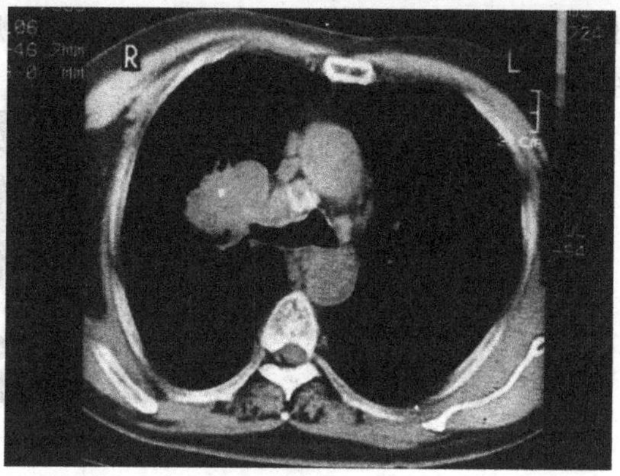

图 9－34　右肺癌右肺门与气管旁淋巴结转移

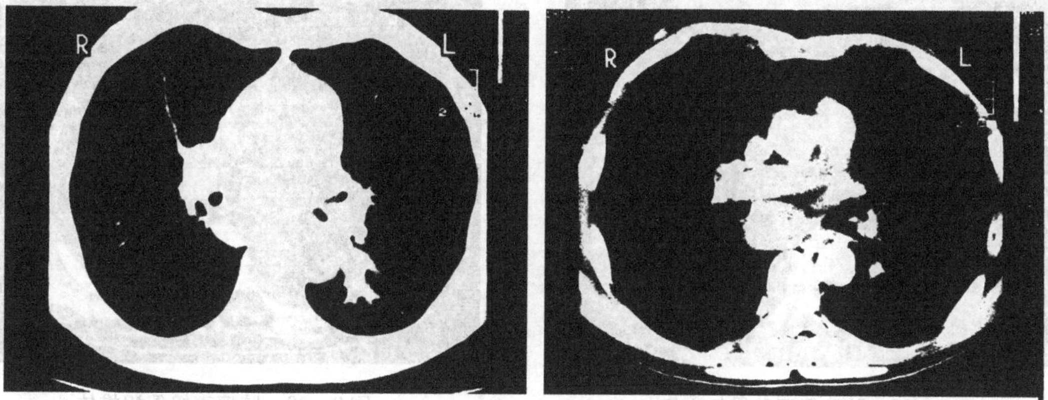

A　　　　B

图 9－35　左下肺癌隆突下淋巴结转移

A. 肺实质像；B. 软组织像

左下叶背段结节状病变约 1.5cm×2cm 大小，左肺门增大，并不规则，隆突下有 4cm×3cm 大小软组织密度肿块。病理证实为左下肺癌，左肺门及隆突下淋巴结转移

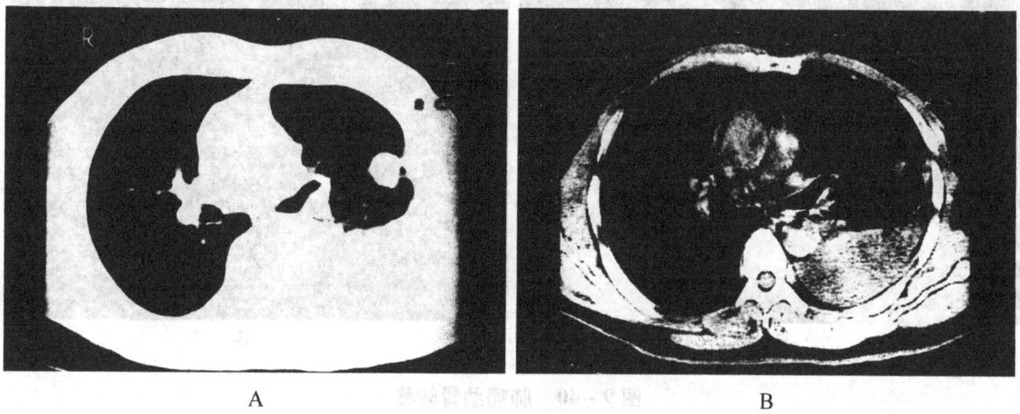

A　　　　B

图 9－36　左上肺癌侵犯胸膜

A. 肺窗像；B. 纵隔窗像

左上肺外带胸膜下有一结节状病变，其外侧胸膜增厚并有凹陷，胸腔中等量积液，病理证实为肺泡癌胸膜转移

此外，CT 还可显示肿瘤直接侵犯胸壁软组织与附近骨结构以及骨转移的征象。肺癌可直接侵犯或转移至胸骨、胸椎、肋骨，引起骨质破坏与软组织肿块（图 9－38、图 9－39），CT 上骨质破坏表现为

形状不规则、边缘不整齐之低密度，少数病灶可为成骨性转移，CT 显示为受累的骨密度增高（图9－40A、B）。

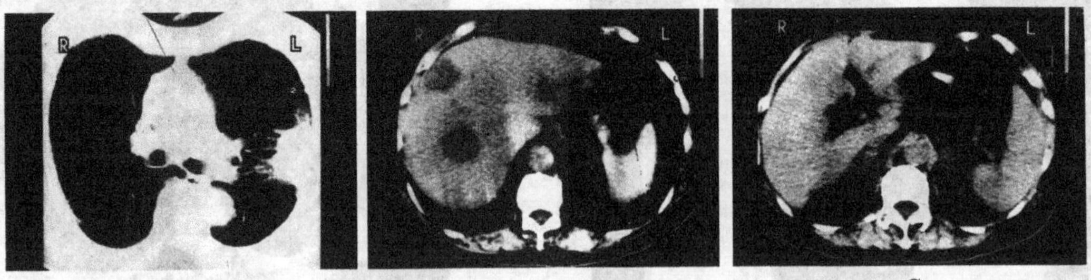

A　　　　B　　　　C

图 9－37　肺癌肾上腺转移

A. 左上肺中野外带有一肿块影，形态不规则略呈分叶，紧贴胸壁，病理证实为鳞癌；B. 肝左、右叶内有多个大小不等圆形低密度影；C. 两侧肾上腺区有软组织密度肿块影，所见为肺癌肝与肾上腺转移

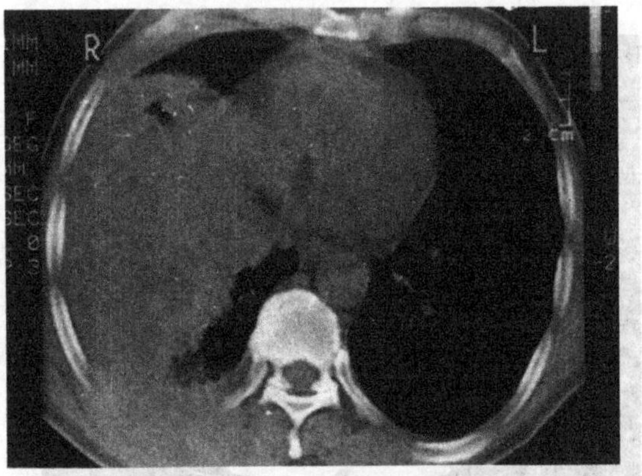

图 9－38　肺癌侵犯肋骨与心包

右下肺巨大软组织密度肿块影与心影相连，右侧心包影消失。后胸壁肋骨破坏消失并有胸壁软组织肿块影，为肺癌（鳞癌）侵犯胸壁、肋骨及心包

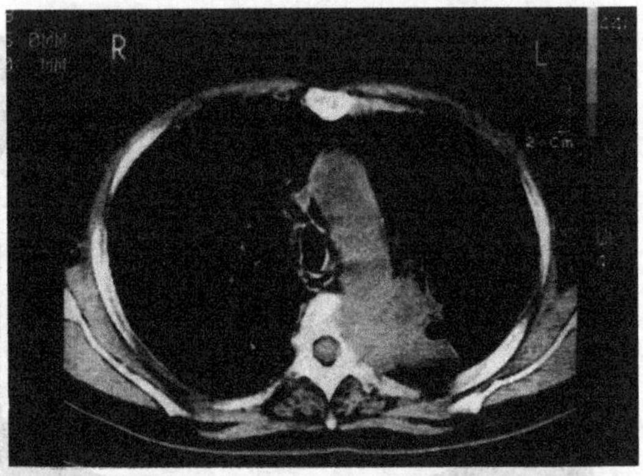

图 9－39　肺癌直接侵犯椎体

左上肺尖后段椎旁不规则软组织密度肿块影，靠近胸椎椎体左缘骨质受侵蚀破坏

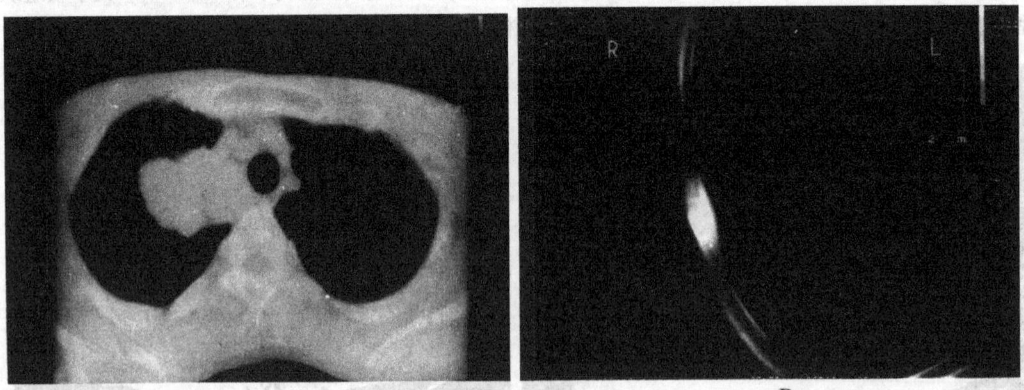

A　　　　B

图 9－40　肺癌肋骨转移

A. 右上肺纵隔旁分叶状肿块与纵隔内气管旁圆形肿块影融合；B. 右第 6 肋外缘中后部骨质密度增高，骨皮质与骨松质境界不清。其外侧胸壁软组织梭形肿块，病理证实为右上肺鳞癌肋骨转移

（四）鉴别诊断

1. 中央型肺癌　中央型肺癌有典型的 CT 表现，一般诊断不难，但有时它所引起的支气管阻塞性改变与支气管内膜结核所引起的表现在鉴别上存在一定困难。支气管内膜结核可引起肺叶不张，甚至一侧

全肺不张，在CT上支气管腔显示逐渐变窄而呈闭塞，但不形成息肉样或杯口样肿块影；支气管内膜结核在狭窄的支气管周围很少形成明显的肿块影，通常没有明显的肺门或纵隔淋巴结肿大；如有淋巴结肿大一般较小，位于气管旁，通常可见钙化，在肺内常可见支气管播散病灶可作参考，支气管内膜结核多见于青年人。

中央型肺癌尚需与引起肺门肿块的其他疾病相鉴别。这些疾病包括转移性肿瘤、淋巴瘤、淋巴结结核、结节病以及化脓性炎症等，其中除淋巴结核外，肺门淋巴结肿大，大多见两侧，支气管腔无狭窄，无腔内肿块，有时有压迫移位，但内壁光滑，肿大淋巴结位于支气管壁外。

2. 周围型肺癌 肺内孤立型球形病变的病因很多，以肺癌与结核球多见，其他还有转移瘤、良性肿瘤，球形肺炎，支气管囊肿等，应注意鉴别。

（1）结核球：边缘多光滑，多无分叶毛刺，病灶内可见微细钙化，呈弥漫或均匀一致性分布，CT值多高于160H，可有边缘性空洞呈裂隙状或新月形；结核周围大多有卫星病灶，局限性胸膜增厚多见。

（2）转移瘤：转移瘤有各种形态，一般病灶多发，大小不同，形态相似，由于转移瘤来自于肺毛细血管后静脉，因而病变与支气管无关。

（3）良性肿瘤：病变密度均匀，边缘光滑，分叶切迹不明显，多无细短毛刺与锯齿征以及胸膜皱缩，无空泡征与支气管充气征。错构瘤内可见钙化，其CT值可高于160H，也可见脂肪组织，CT值在-50~0H以下。

（4）支气管囊肿：含液支气管囊肿发生在肺内可呈孤立肿块性阴影；CT表现为边缘光滑清楚的肿块，密度均匀，CT值在0~20H，但当囊肿内蛋白成分丰富时，可达30H以上，增强扫描，无增强改变。

（5）球形肺炎：多呈圆形或类圆形，边缘欠清楚，病变为炎性且密度均匀，多无钙化，有时周围可见细长毛刺，周围胸膜反应较显著，抗感染治疗短期复查逐渐缩小。

（6）肺动静脉瘘或动静脉畸形：CT上为软组织密度肿块，呈圆形或椭圆形，可略有分叶状，边缘清晰，病灶和肺门之间有粗大血管影相连，增强动态扫描呈血管增强，有助于与非血管性疾病鉴别。

二、腺瘤

支气管腺瘤发生于支气管黏膜腺体上皮细胞，以女性患者较多见。

（一）病理

支气管腺瘤可分为两种类型，类癌型和唾液腺型，以前者多见，占85%~95%。唾液腺瘤又可分圆柱瘤（腺样囊性癌）、黏液表皮样腺瘤和多形性腺瘤（混合瘤），约3/4的支气管腺瘤发生于大支气管为中央型，支气管镜检查可以看到肿瘤。中央型腺瘤常向支气管腔内生长呈息肉样，引起支气管腔的狭窄，阻塞，产生阻塞性肺炎，肺不张，支气管扩张等继发改变。

类癌型腺瘤是低度恶性的肿瘤，常常有局部侵犯，可累及支气管壁并向外生长，形成肺门肿块，可转移到局部淋巴结并可有远处转移。

（二）临床表现

中央型腺瘤可引起支气管腔的阻塞，产生阻塞性肺炎，肺不张，引起发热、咳嗽、咳痰和咯血。类癌型腺瘤偶可产生类癌综合征，出现面部潮红、发热、恶心、呕吐、腹泻、低血压，支气管哮鸣、呼吸困难以及心前区有收缩期杂音等。

（三）CT表现

中央型支气管腺瘤表现为支气管腔内息肉样肿瘤（图9-41），支气管腔阻塞中断，断端常呈杯口状。其远侧可有阻塞性炎症或肺不张表现。反复感染发作可导致支气管扩张或肺脓肿。当肿瘤侵犯支气管壁并向壁外发展形成肺门肿块以及转移到肺门淋巴结时与支气管肺癌难以鉴别。周围型支气管腺瘤CT表现为肺野内球形病变，通常轮廓清楚，整齐而光滑，密度均匀，不形成空洞，可有钙化，但很少见。CT表现接近于良性肿瘤（图9-42）。但有些腺瘤可有分叶征象，并可伴有细小毛刺影，使其与肺癌甚为相似（图9－43）。

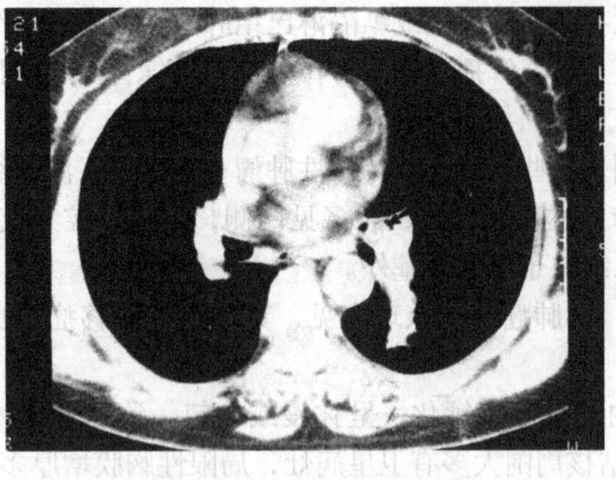

图9－41　中央型支气管腺瘤

左下叶背段支气管开口处有一息肉样肿瘤（↑）向下叶支气管腔内突出，背段支气管阻塞致肺段性不张与炎症

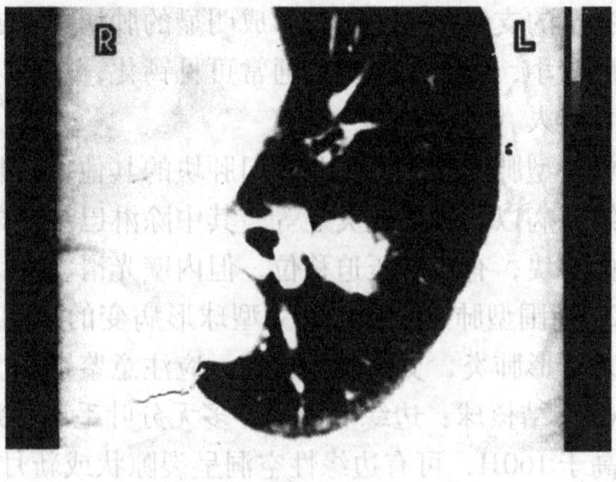

图9－42　周围型支气管腺瘤

左下肺有一类圆形病变，直径约2cm，轮廓清楚，密度均匀，边缘欠光整稍有分叶

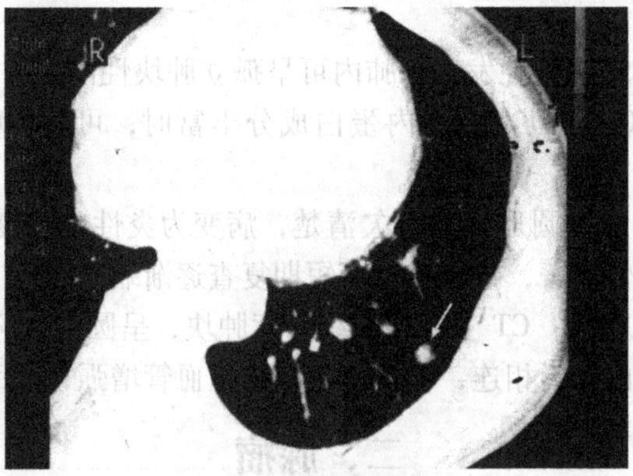

图9－43　类癌

左下肺外基底段小结节影（↑），直径约0.7cm，轮廓清楚，外缘有分叶，手术病理证实为类癌

三、肺部其他肿瘤与肿瘤样病变

（一）肺部原发性良性肿瘤

肺部原发性肿瘤比较少见，肿瘤类型很多，包括平滑肌瘤、纤维瘤、脂肪瘤、血管瘤、神经源性肿瘤、软骨瘤等，错构瘤虽属发育方面的因素引起，但性质近似良性肿瘤，故归入本节叙述。这些肿瘤多数无任何症状，于胸部X线检查时才被发现。有些周围型肿瘤可有痰中带血。发生于大支气管者可以引起支气管腔的阻塞，产生阻塞性肺炎和肺不张的症状。

CT表现：大多数没有特征性的CT征象，不同类型的肿瘤CT表现相似，很难加以区别，发生于周围肺组织的肿瘤，通常表现为肺内球形肿块，边缘清楚，整齐而光滑，形态多为圆形或椭圆形（图9－44），可以有分叶，但多为浅分叶（图9－45），多数密度均匀，但不少良性肿瘤可有钙化，错构瘤与软骨瘤的钙化更为多见。钙化通常为斑点状或结节状，可自少量至大量。错构瘤钙化可表现为爆米花样。脂肪瘤呈脂肪密度。含有脂肪组织的肿瘤密度部分下降，少数错构瘤有此征象（图9－46），其CT值常在－50H以下。空洞在良性肿瘤极少见，病变周围无卫星灶。良性肿瘤生长缓慢，无肺门及纵隔淋巴结肿大。

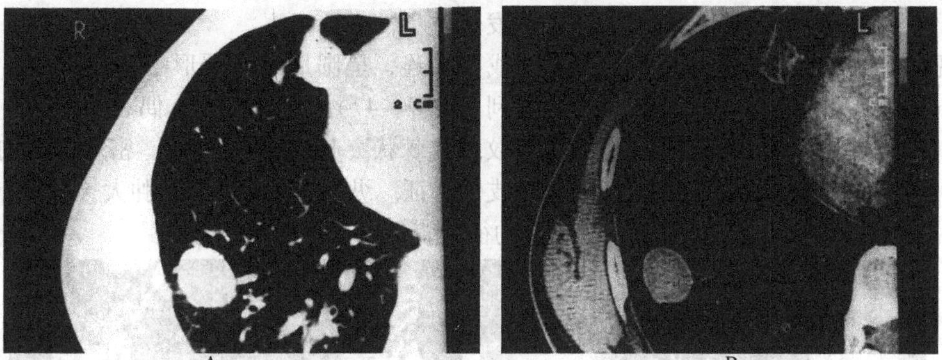

A　　　　　　　　　　B

图9-44　右下肺错构瘤

A. 肺窗：右下肺前外基底段交界处有一类圆形病变，直径约2.5cm，边缘光整；B. 纵隔窗：病变后部有两小钙化点

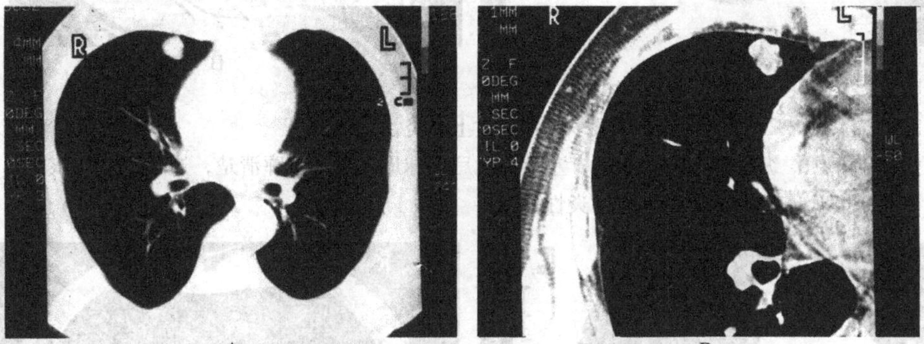

A　　　　　　　　　　B

图9-45　右肺中叶错构瘤

A. 肺窗；B. 纵隔窗：右肺中叶内侧段胸膜下结节影，轮廓清楚，边缘光滑，密度均匀，其内前缘有浅分叶，术前诊断为肺癌

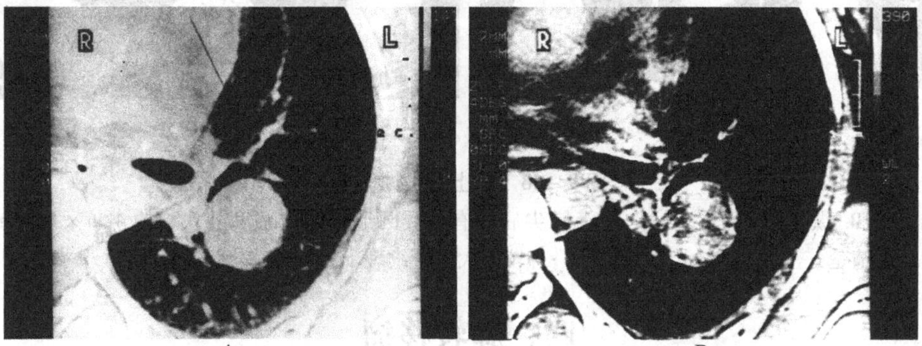

A　　　　　　　　　　B

图9-46　左下肺错构瘤

女，29岁。A. 肺窗像；B. 纵隔窗像：左下肺背段球形病变，轮廓清楚，边缘光滑无分叶，密度较低，CT值-90H

（二）肺炎性假瘤

肺炎性假瘤是非特异性炎症细胞集聚，导致的肺内肿瘤样病变，但并非是真正的肿瘤，也不是另一些特异性炎症所引起的肿瘤样病变，如结核球，因此称为炎性假瘤。女性中较多见，发病大多为中年人。其病理分型尚不统一，根据细胞及间质成分之不同，可有多种名称，如纤维组织细胞瘤，黄色瘤样肉芽肿，浆细胞肉芽肿，纤维性黄色瘤，硬化性血管瘤等。肺炎性假瘤可有包膜或无包膜。

患者大多有急性或慢性的肺部感染病史，约1/3的患者无临床症状，或症状甚轻微。多数仅有胸疼、胸闷、干咳；少数患者痰中带血丝，一般无发热。

CT 表现：病灶多近肺边缘部，与胸膜紧贴或有粘连，呈圆形或卵圆形结节或肿块；直径自小于 1cm 至 10cm 以下，多为 2～4cm；边缘清楚，锐利（图 9－47）。多无分叶，偶有小切迹，亦可呈不规则形，边缘较毛糙，肿块周围可有粗长条索血管纹理或棘状突起（图 9－48）。密度多数均匀，但个别病例可有钙化或发生空洞。较大的病灶可有空气支气管征。纵隔内多无淋巴结肿大，这一点有利于良性病变的诊断。总之，本病在 CT 上具有良性病变的征象，但缺乏特征性表现。

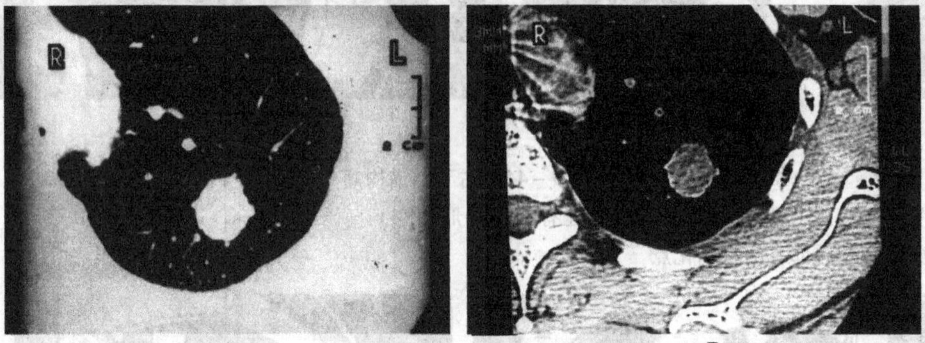

A　　　　B

图 9－47　左上肺炎性假瘤

A. 肺窗；B. 纵隔窗：男，57 岁，左上肺尖后段球形病变，轮廓清楚，边缘锐利有浅分叶，密度均匀，手术病理证实为炎性假瘤

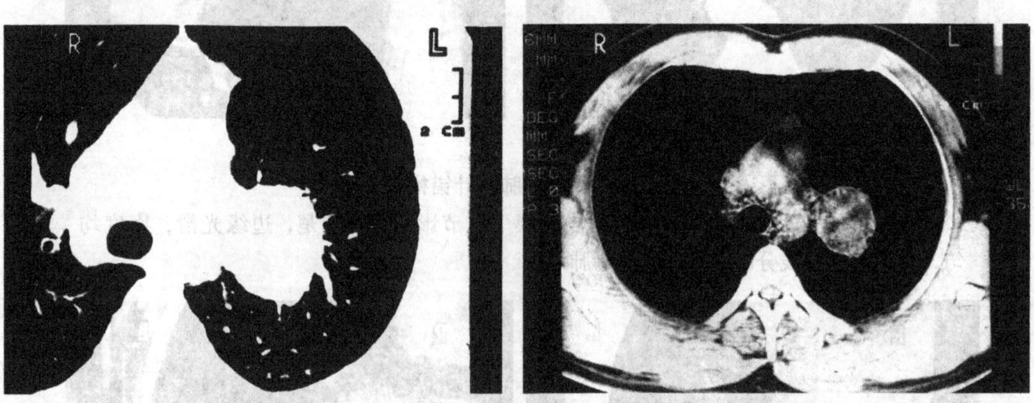

A　　　　B

图 9－48　左上肺炎性假瘤

A. 肺窗；B. 纵隔窗：男，25 岁，左上肺尖后段有一类圆形软组织密度肿块，约 4cm × 4.5cm 大小，轮廓清楚，密度均匀，边缘欠光滑，有较粗大血管纹理

四、肺转移瘤

CT 扫描能发现绝大多数直径在 2mm 以上的小结节，肺内结节只要大于相应部位的肺血管在 CT 上就能发现；30% 的恶性肿瘤有肺部转移病变，而其中约有半数仅局限于肺部，胸部 X 线检查是转移瘤的重要的检查手段，但其检出率远不如 CT，在常规 X 线平片上，许多直径 0.5～1.0cm 的结节不易发现，尤其是胸膜下、肺尖、膈肋角的病变。

肺部转移瘤可分为血行转移与淋巴路转移两种，可有以下几种表现：

1. 两肺单发或多发结节或球形病灶　单个的肺内转移病变通常轮廓较清楚，比较光滑，但可有分叶征象（图 9－49），此与原发周围型肺癌鉴别较困难；一般后者多有小棘状突起或锯齿征及细短毛刺。两肺多发结节病灶多分布在两肺中下部，边缘较清楚，呈软组织密度，病灶大小不一致，形态相似（图 9－50，图 9－51，图 9－52）。

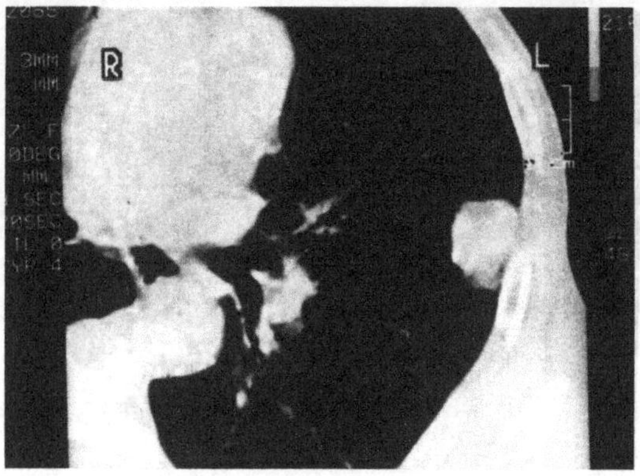

图 9-49　左上肺孤立性转移瘤

左上肺舌下段胸膜下类圆形结节，稍有浅分叶，边缘光滑，密度较均匀，手术病理证实为肾移行细胞癌肺转移

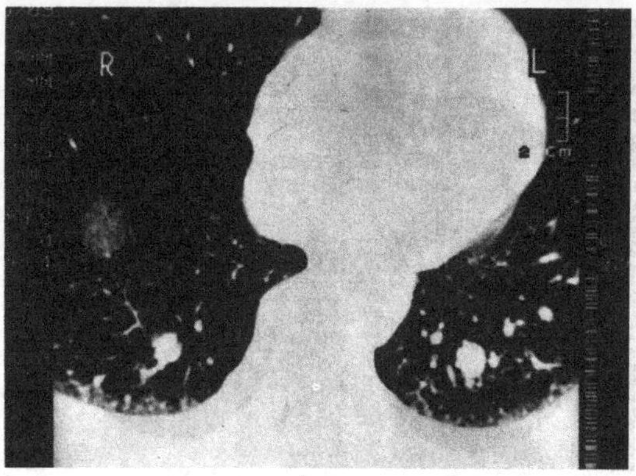

图 9-50　膀胱癌多发肺转移

男，67 岁；膀胱癌术后 7 年。两下肺后基底段各有一小结节病变，直径分别为 1.0cm 与 1.2cm，轮廓清楚，有浅分叶，经手术病理证实为膀胱癌肺转移

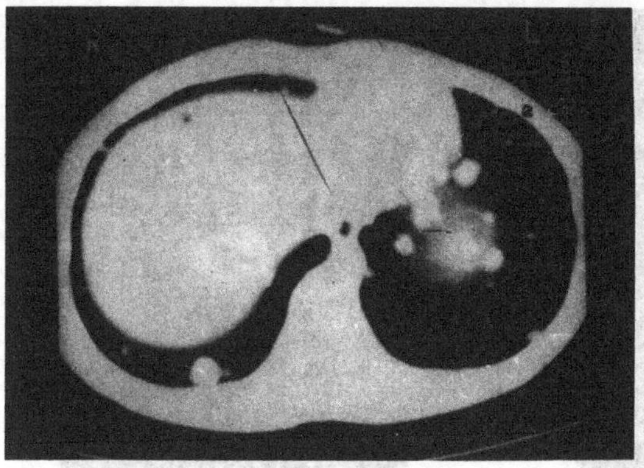

图 9-51　肝癌肺转移

两下肺多发性大小不等之结节状密度增高影，轮廓清楚，边缘光滑，直径为 0.3~1.8cm

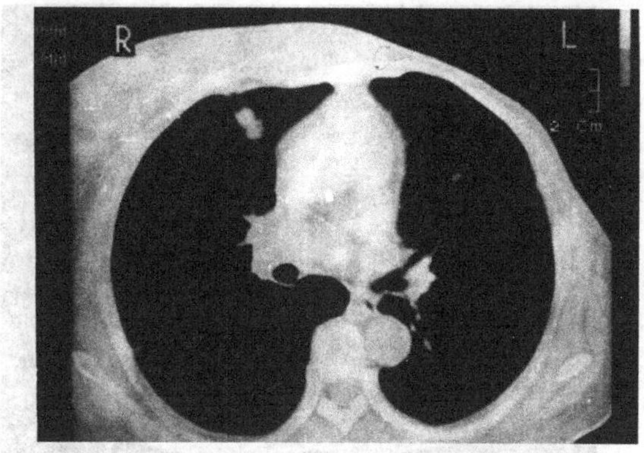

图 9-52　乳腺癌肺转移

左侧乳腺癌手术后 2 年，肺内与胸膜下多个大小不等的结节影，胸膜下结节影直径仅为 3mm

2. 两肺弥漫性粟粒样病变　直径为 2~4mm 的小结节，通常轮廓比较清楚，密度比较均匀。CT 能显示直径为 2mm 的胸膜下结节（图 9-51），其分布一般以中下肺野为多（图9-52）。较多见于血供丰富的原发肿瘤，如肾癌、甲状腺癌（图 9-52）和绒毛膜上皮癌等恶性肿瘤。

3. 癌性淋巴管炎表现　淋巴性转移 CT 表现为支气管血管束结节状增厚，小叶间隔与叶间裂增厚；多角形线影及弥漫网状阴影（图 9-54）。其病理基础是由于支气管血管周围的淋巴管，小叶间隔淋巴管，胸膜下淋巴管以及肺周围引向肺门周围的淋巴管内有癌结节沉积，继发淋巴管阻塞性水肿并扩张，导致间质性肺水肿及间质性肺纤维化所致。

淋巴转移呈多灶性，常侵犯一个肺叶或肺段，支气管束不规则增厚，可呈串珠状或结节状阴影。小叶中心结构的增厚可造成次肺小叶中心的蜘蛛样改变，靠近横膈处可获得小叶之横切面，呈现 1~2cm 直径的增厚的多角形结构，此外可见胸膜增厚及胸腔积液。

肿瘤的淋巴管播散最多见于乳腺癌，胃癌，前列腺癌，胰腺癌和未知原发部位的腺癌，高分辨 CT 诊断淋巴管转移的准确性较高，可免去肺活检。

4. 单发或多发空洞　肺转移瘤可呈单发或多发空洞影，一般转移瘤引起的单发空洞壁厚度不均，但有的较均匀，可误认为化脓性炎症和结核（图 9-55）。

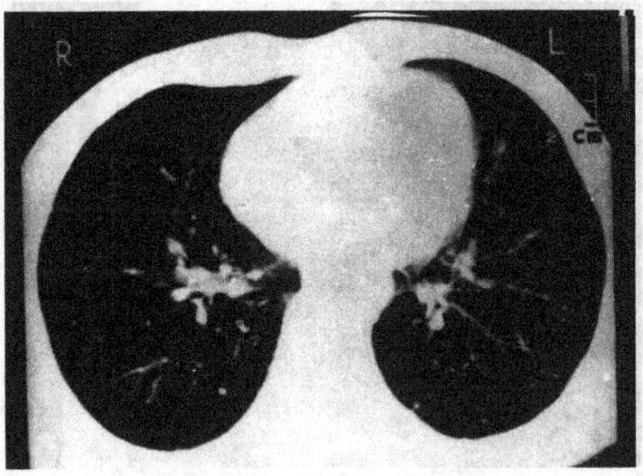

图 9-53 甲状腺癌肺转移

男，20 岁；右颈部肿物一年，活检为甲状腺癌；CT 示两肺野弥漫分布大小不等的粟粒状小结节影，以中下肺野为著，结节影密度较高，边缘清楚

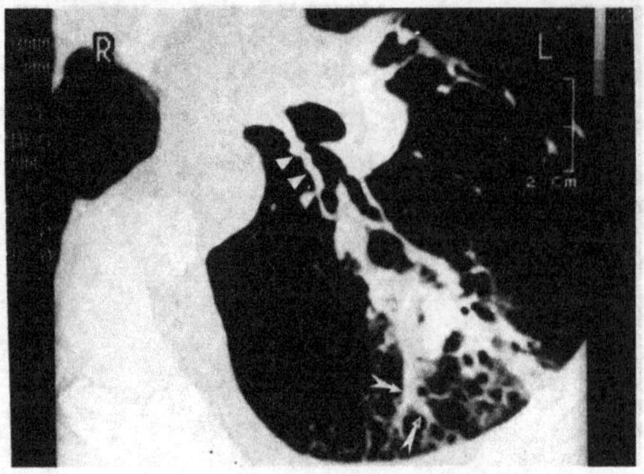

图 9-54 肺癌癌性淋巴管炎

左下肺背段空洞型腺癌，其周围主要是病变胸膜侧血管束呈结节状增厚（↑），支气管壁增厚（△△），肺纹理呈网格状改变

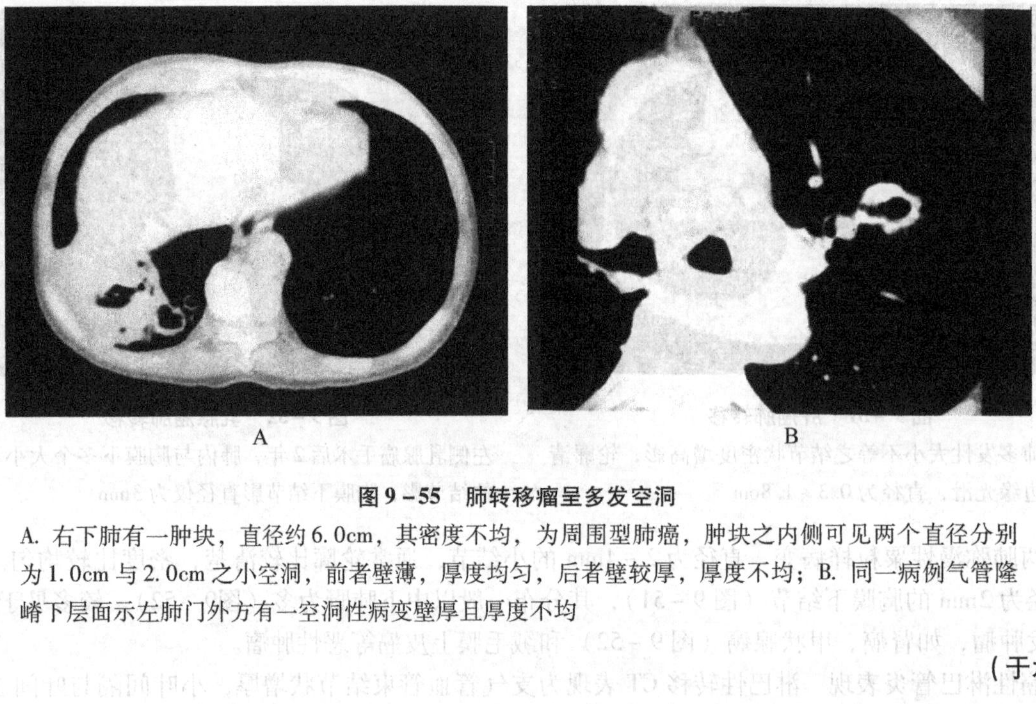

A　　　　B

图 9-55 肺转移瘤呈多发空洞

A. 右下肺有一肿块，直径约 6.0cm，其密度不均，为周围型肺癌，肿块之内侧可见两个直径分别为 1.0cm 与 2.0cm 之小空洞，前者壁薄，厚度均匀，后者壁较厚，厚度不均；B. 同一病例气管隆嵴下层面示左肺门外方有一空洞性病变壁厚且厚度不均

（于水昌）

第二节 肺部感染性疾病

一、肺炎

大多数肺炎诊断不困难，一般根据胸片表现结合临床可做出正确诊断。有时肺炎的 X 线表现比较特殊，临床症状不典型，抗生素治疗效果较差，为了鉴别诊断要求做胸部 CT 检查。经验证明，胸部 CT 扫描对于肺炎病灶的形态、边缘、分布、病灶内支气管情况，纵隔肺门淋巴结及胸膜病变的观察，是对普通 X 线检查的重要补充。

（一）病理

肺部炎症可主要发生在肺实质或肺间质，也可肺实质和间质性炎症同时存在。细菌、病毒、支原体、卡氏囊虫、放射线照射及过敏，均可引起肺炎。其中以细菌性肺炎及病毒性肺炎较常见。尤其是细菌性肺炎。肺炎时，肺实质与肺间质的主要病理变化为渗出，炎性细胞浸润，增生及变质。急性炎症以渗出及炎性细胞浸润为主要病理变化，慢性炎症以增生及炎性细胞浸润为主要病理变化。在病理大体标本上可表现为结节实变，不规则实变区，肺段及肺实变。

（二）临床表现

肺炎的主要症状是发热、咳嗽、咯血及胸痛，急性肺炎以发热为主要症状，而慢性肺炎则以咳嗽，咯痰及咯血为主要症状。急性肺炎多起病较急，但有的起病亦不明显。慢性肺炎无明确急性肺炎阶段，此时根据临床和X线诊断比较困难，常需与其他疾病鉴别。急性细菌性肺炎时的白细胞常增加，而其他性质肺炎及慢性肺炎白细胞总数及分类改变不明显。

（三）CT表现

CT检查可准确反映肺部炎变大体形态和分布。肺炎的主要CT表现如下：

1. 肺段或肺叶实变　病变为均匀一致的密度增高，以肺叶或肺段分布，密度均匀，体积略小，常可见典型的空气支气管造影的表现（图9－56、图9－57），肺段与肺叶支气管多不狭窄阻塞，肺门与纵隔多无肿大淋巴结。

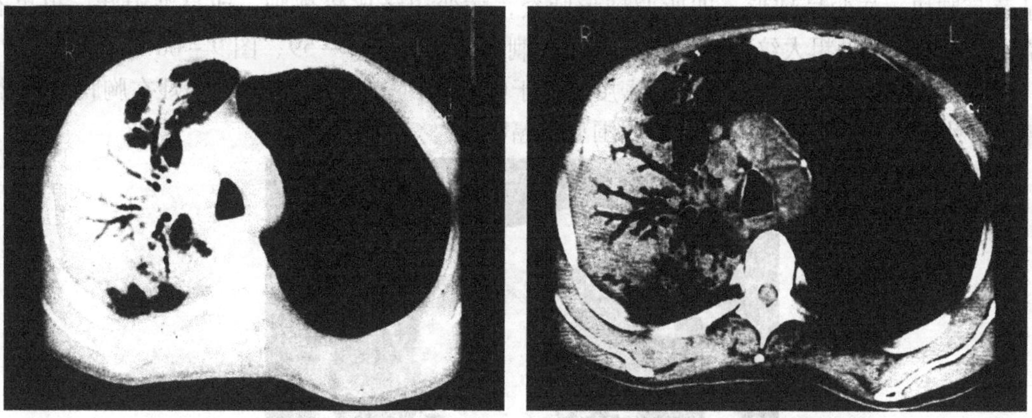

A　　　　B

图9－56　右上肺大叶性肺炎

A. 肺实质像；B. 纵隔窗像：示右上肺实变，体积稍缩小，可见空气支气管造影征，支气管镜检查为炎症

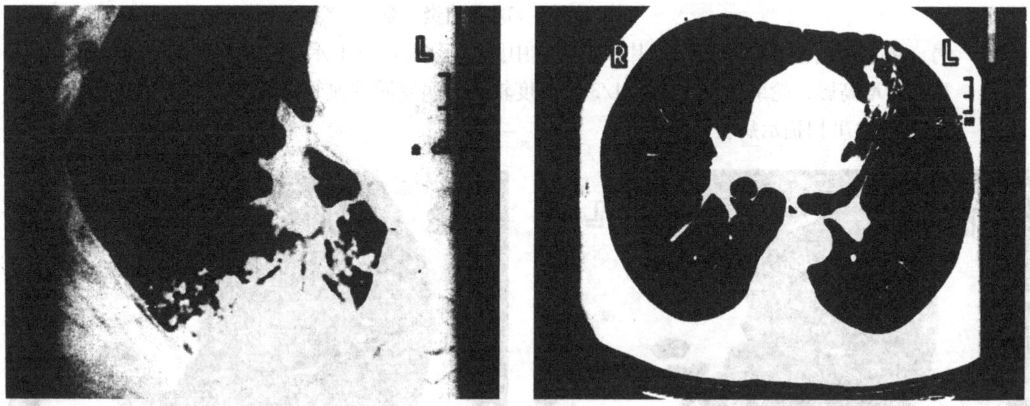

A　　　　B

图9－57　肺段性炎症

A. 右下肺背段大片实变，密度不均，边缘模糊，可见空气支气管造影。后胸壁胸膜肥厚较明显；

B. 另一患者左上肺前段斑片状影，支气管通畅

2. 两肺多发片状密度增高影　病灶形态不规则，多呈楔形或梯形，边缘多不规则且模糊，病变沿支气管走行分布，多位于两中、下肺野内、中区（图9－58）。病变区可见含气支气管影像。

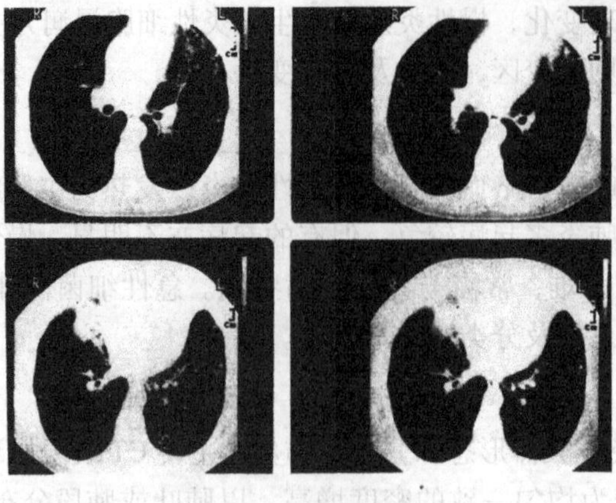

图 9－58　两下肺炎症

两下肺片状密度增高影，边缘模糊，可见含气支气管影像

3. 结节与肿块　病变呈球形，即所谓球形肺炎，病变边缘比较规则；或呈波浪状，也可有毛刺，有时边缘较模糊，常可见粗大纹理或参差不全的毛刺样结构（图 9－59、图 9－60），密度多均匀，CT 值稍低于软组织密度；有的病变之边缘部密度稍低于中央部；有时可见空洞，病灶在胸膜下时常有局限性胸膜增厚及粘连带，其胸膜反应程度较周围型肺癌明显。

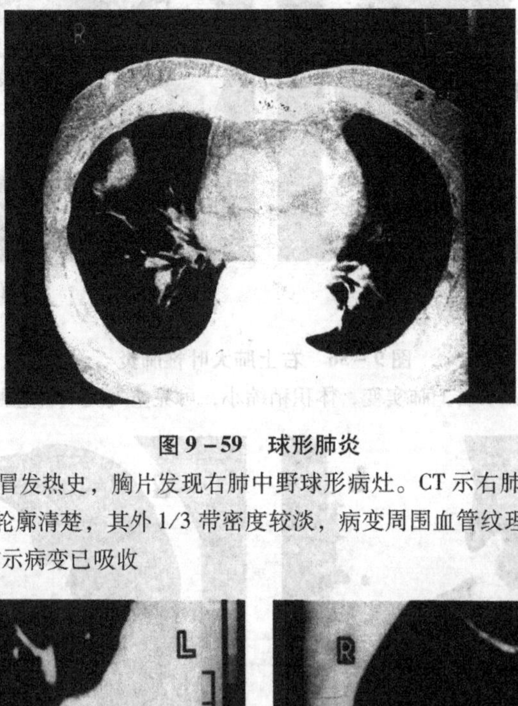

图 9－59　球形肺炎

男，86 岁，有感冒发热史，胸片发现右肺中野球形病灶。CT 示右肺中叶外侧段类圆形密度增高影，轮廓清楚，其外 1/3 带密度较淡，病变周围血管纹理增多，增粗。10 个月后，CT 扫描示病变已吸收

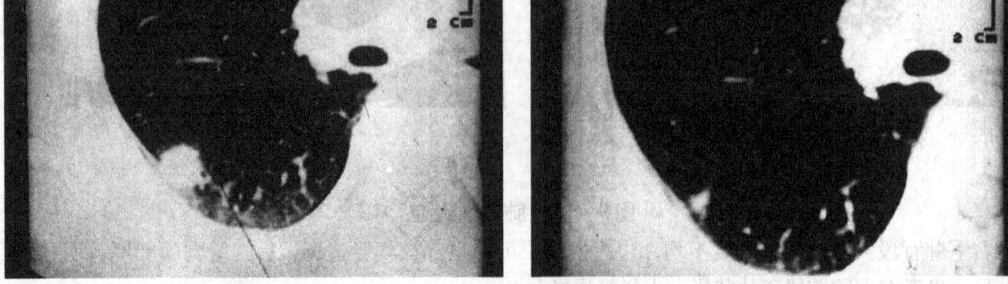

A　　B

图 9－60　球形肺炎

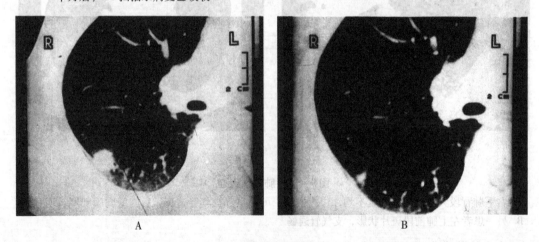

女，50 岁。1 个月前有感冒发热史，白细胞增高。A. 示右上肺背段球形病变，直径约 1.5cm 轮廓尚清楚，边缘欠光整，有小毛刺，斜裂胸膜反应较明显；B. 抗感染 1 个月后 CT 复查示病灶已基本吸收

球形肺炎酷似肿瘤，易被误诊肺癌而手术，应注意两者之鉴别，前者一般有感染历史，血象增高，病变边缘较模糊，邻近胸膜反应较广泛；无空泡征与细支气管充气征。其周围可有粗大血管纹理，但走行较自然，追随观察，短期内就有吸收改变。

4. 两肺多发结节状密度增高影　此种表现少见，病灶大小多不足 1cm，边缘较清楚，但不锐利，病灶密度均匀，多分布在中下肺野，其 CT 表现颇似肺转移瘤，两者鉴别较困难。

二、肺脓肿

肺脓肿是一种伴有肺组织坏死的炎性病灶，由化脓性细菌性感染所引起，X 线上常呈圆形肿块，其周围有压缩和机化的肺组织所包绕，其中心常有气液面，此表明已与气道相通。肺脓肿常合并胸膜粘连，脓胸或脓气胸，肺脓肿的诊断一般不困难，有时需与肺癌、结核及包裹性脓胸鉴别。

CT 表现：在 CT 上，肺脓肿呈厚壁圆形空洞者居多，也可呈长圆形，有的厚壁空洞，内外缘均不规则，有时可显示残留的带状肺组织横过脓腔，常可见支气管与脓腔相通。在主脓腔周围常有多发小脓腔。如脓肿靠近胸壁，则可显示广泛的胸膜改变，可有明显的胸膜肥厚或少量的胸腔积液（积脓）（图 9－61）。有时肺脓肿可破入胸腔引起脓胸。

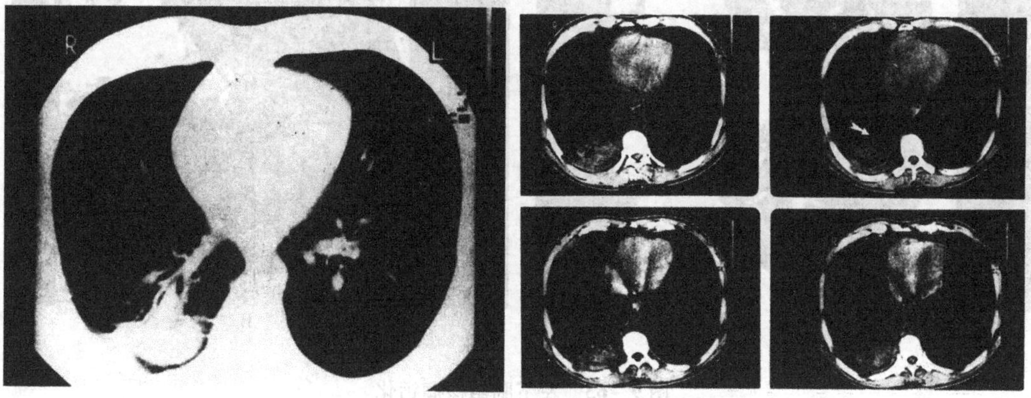

A　　B

图 9－61　右下肺脓肿

A. 肺窗像；B. 纵隔窗像：右下肺后外基底段大片密度增高影，内有不规则密度减低区，内缘较模糊，右下叶后基底段支气管（↑）伸入片影内。后胸壁胸膜有显著增厚伴少量胸腔积液

肺脓肿常需与包裹性脓胸相鉴别。脓胸的脓腔 CT 表现一般比较规则，没有周围的小脓腔，脓腔内壁较规整，不呈波浪状，脓腔壁一般较窄，宽度较均匀一致，变换体位扫描脓胸的外形可有改变。

三、肺结核

对于肺结核，普通 X 线检查一般能满足诊断需要，但当在中、老年遇到一些 X 线表现不典型病例时，诊断颇为困难，主要是与原发支气管肺癌鉴别常无把握。经验证明有针对性地应用 CT 检查对于肺结核的鉴别诊断很有帮助。

（一）CT 表现

肺结核的 CT 表现多种多样，可归纳为以下几个方面：

1. 肺结核瘤　病理上结核瘤为干酪样肺炎的局限化，周围有纤维组织包绕成为球形，或由多个小病灶的融合，与单个病灶的逐渐增大而成（后者称肉芽肿型），境界清楚者为纤维包膜完整，而境界不清楚者，纤维包膜不完整，周围有炎性浸润及纤维增殖组织。

CT 表现客观地反映了结核瘤病理变化。结核瘤通常为直径≥2cm 的单发或多发球形高密度影，多呈圆形，类圆形，亦有呈轻度分叶状者，边缘多清楚规整（图 9－62），少数模糊，密度多不均匀，多数可见钙化（图 9－63）。有空洞者亦不少见，空洞为边缘性呈裂隙状或新月状（图 9－64）。结核瘤周围，一般在外侧缘可见毛刺状或胸膜粘连带，大多数病例可见卫星灶，有的病例可见引流支气管。

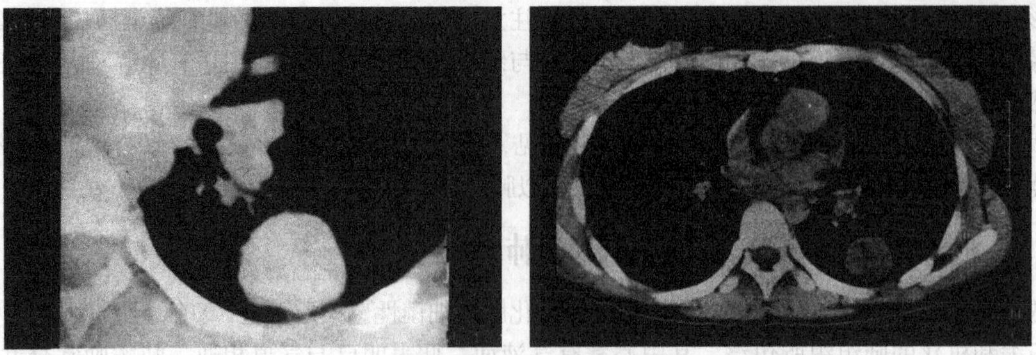

A　　B

图 9－62　左下肺结核瘤

A. 肺实质像；B. 纵隔像；后下肺背段有一直径约 3cm 类圆形肿块，轮廓清楚，边缘光滑无明显分叶，密度均匀，未见钙化。左肺门影增大示淋巴结肿大

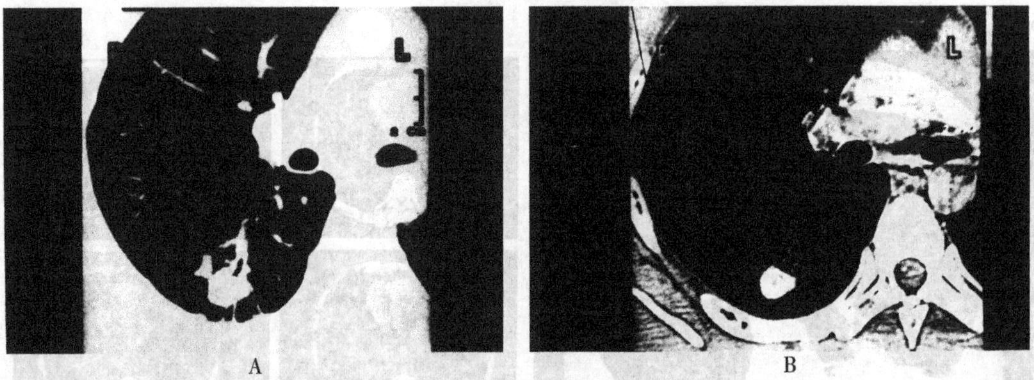

A　　B

图 9－63　左下肺结核瘤钙化

A. 肺实质像，右下肺背段类圆形病变，直径约 2cm，胸膜侧有粘连束带，周围有斑点状影；B. 纵隔像，病变大部分钙化

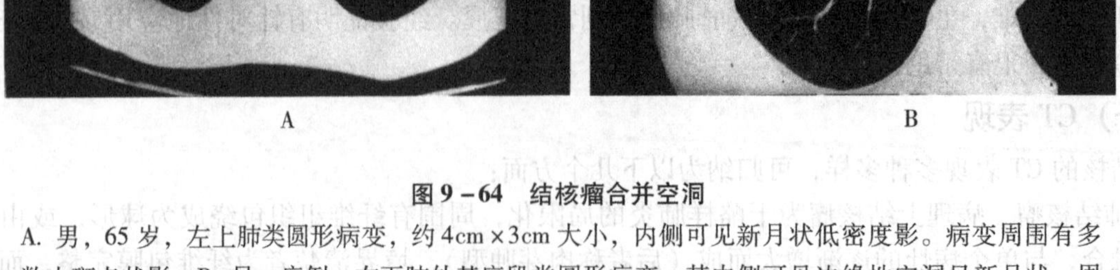

A　　B

图 9－64　结核瘤合并空洞

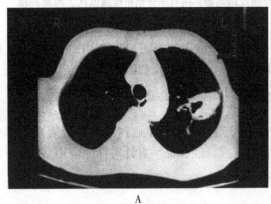

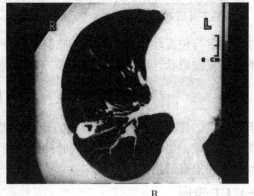

A. 男，65 岁，左上肺类圆形病变，约 4cm×3cm 大小，内侧可见新月状低密度影。病变周围有多数小斑点状影；B. 另一病例，右下肺外基底段类圆形病变，其内侧可见边缘性空洞呈新月状。周围有斑点状卫星灶

2. 结节性阴影　为直径 0.5～2.0cm 圆形，类圆形高密度阴影，可单发或多发（图 9－65）可有钙化，小空洞或小空泡状低密度，贴近胸膜者可见胸膜肥厚粘连带。

3. 肺段或肺叶阴影　在 CT 上可表现为肺段或肺叶的实变区，体积缩小，密度多不均匀，可见支气

管充气像（图9-66），少数可见空洞，病理上，这些病变为干酪样和（或）渗出性病变，或干酪样增生病变。

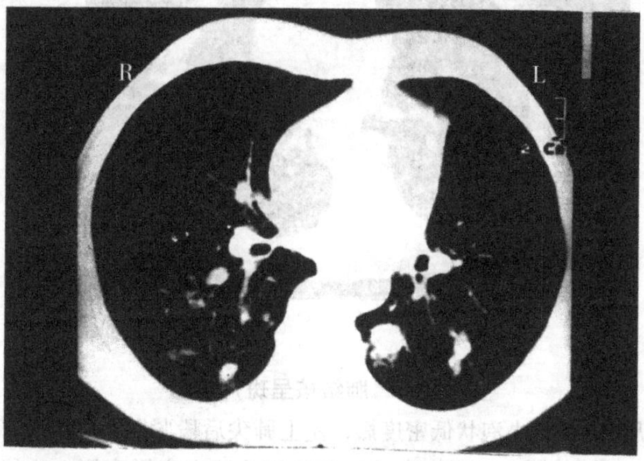

图9-65 两肺结节性阴影

两下肺多个直径0.5~1.3cm结节状影，轮廓清楚

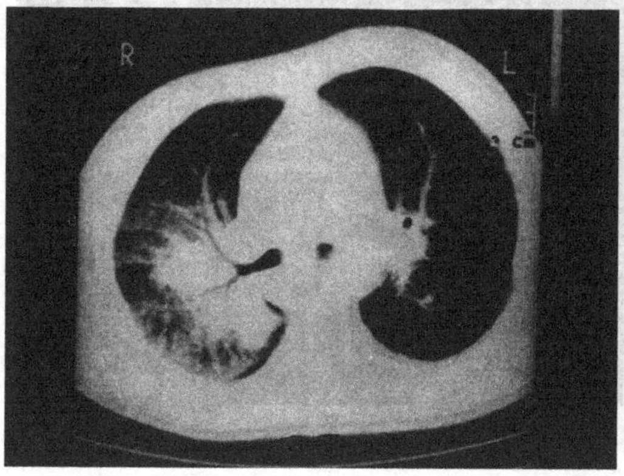

A

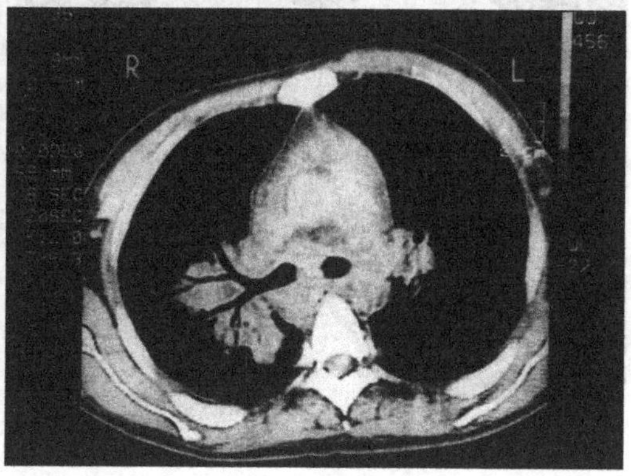

B

图9-66 肺结核呈肺叶实变

确诊为慢性粒细胞性白血病两年，现乏力，低热。A. 肺窗像；B. 纵隔窗像；CT示右上肺大片实变，边缘模糊，可见空气支气管造影征。右侧胸廓稍缩小，支气管黏膜活检为结核

4. 斑点状与斑片状影　与普通X线一样，多为散在分布的斑点状与斑片状软组织密度影，边缘模糊，密度不均，病灶内可见钙化与小空洞，亦可见小支气管充气像（图9-67）。

有的病灶由多个小结节，直径为2~5mm，堆集在一起成小片状（图9-68），这些小结节为腺泡结节样病灶，病理上上述阴影为干酪增生性结核。

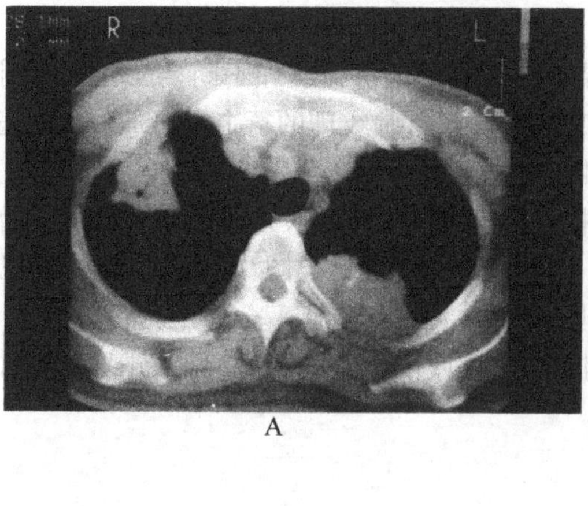

A

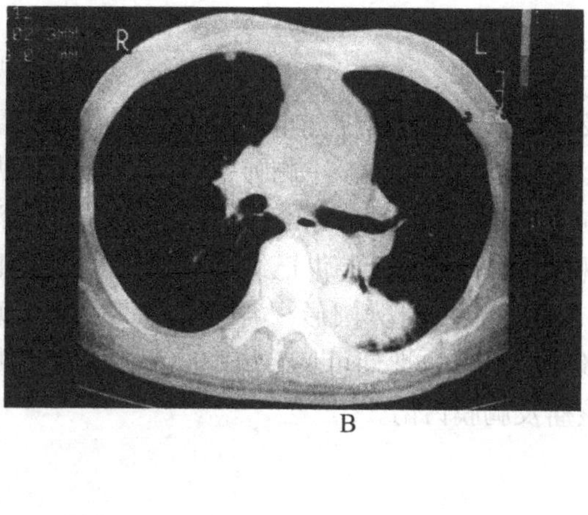

B

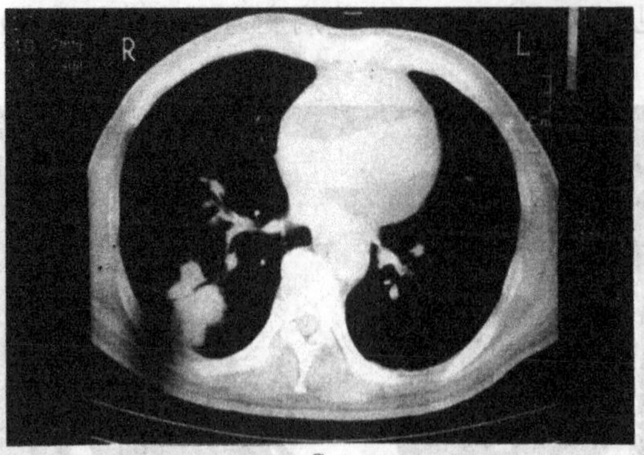

C

图 9-67 肺结核呈斑片状影

A. 右上肺尖段斑片状影，内有小泡状低密度影，左上肺尖后段紧贴后胸壁片状密度增高阴影，内可见两个小钙化点；B. 与 A 同一患者，左下肺背段斑片状密度增高影，边缘较模糊，右上肺前段，胸膜下有小斑点影；C. 与 A 同一患者，右下肺后基底段斑片状影，可见支气管充气像

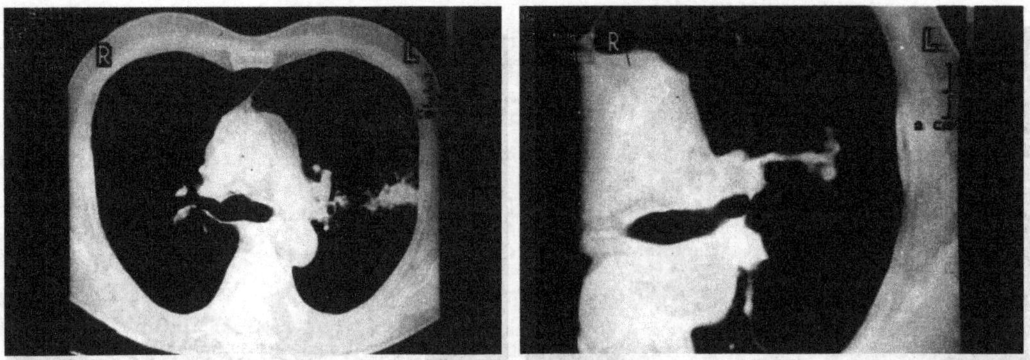

A　　　　B

图 9-68 肺结核

男，67 岁；左肺上叶尖后段见一斑片状影，略呈楔形底向外侧；该阴影内有多个斑点状影，直径 2~3mm。肺门外方可见 4 个直径 3~5mm 之小结节堆集成小片，为腺泡结节性病变。手术证实为干酪增殖性结核

5. 空洞性阴影　多为薄壁空洞，呈中心透亮的环形阴影（图 9-69），慢性纤维空洞性结核，其壁较薄，内壁光滑，周围可见扩张的支气管与纤维化改变。

6. 粟粒性阴影　急性粟粒性肺结核，阴影直径在 5mm 以下，密度均匀，边界欠清晰，与支气管走行无关，与血管纹理走行一致；亚急慢性粟粒结核者，病变边缘多较清晰，病变大小不很均匀（图9-70）。

7. 纤维条索影　病变为纤维条索状致密影，边界清晰，它与正常肺纹理不同，没有从内到外的由粗变细及逐渐分支的树枝样分布，而是粗细均匀，僵直，并与正常肺纹理的行走方向不一致。病变可局限于一个肺段或肺叶或位于一侧肺；肺体积缩小，纵隔向患侧移位。

8. 肺门纵隔淋巴结肿大和钙化　大于 2cm 以上淋巴结增强扫描常显示为周边环形增强，增强厚度一般不规则，其病理基础与淋巴结中央为干酪样坏死，周围为肉芽组织（图 9-71）。较小淋巴结可均匀增强，淋巴结钙化可为圆形，类圆形，簇状及不规则斑点状。

9. 胸膜病变　急性期可见游离胸腔积液，慢性期见局限性或广泛性胸膜肥厚，局限性包裹性积液，胸膜结核瘤及胸膜钙化。

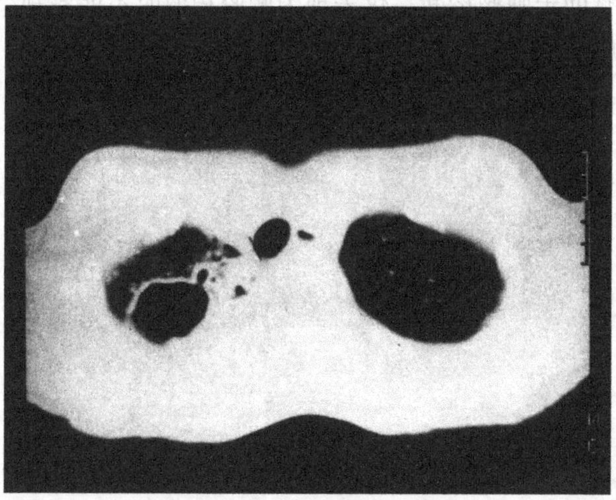

图 9－69　肺结核薄壁空洞

右上肺尖后段浸润性肺结核，薄壁空洞

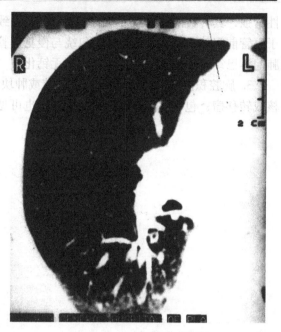

图 9－70　粟粒性肺结核

右肺弥漫分布粟粒样阴影，边缘欠清晰

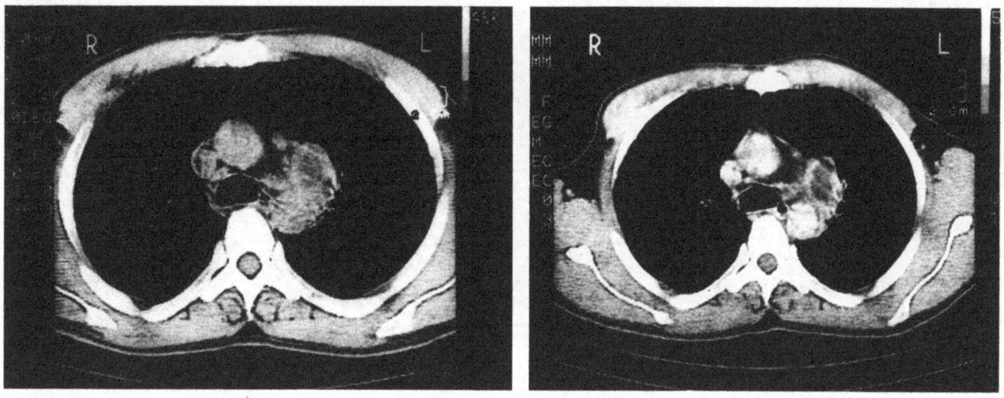

A　　　　B

图 9－71　肺门淋巴结核

A. 平扫，左肺门有一肿块影，轮廓欠清晰，其密度不均；B. 增强扫描，上述肿块呈周边环形增强，中央为低密度，无强化，肿块轮廓较增强前清楚，手术病理证实为淋巴结核，中心为干酪样物，周围高密度为肉芽肿

（二）诊断与鉴别诊断

根据上述 CT 表现结合临床与 X 线所见一般能做出正确诊断；但在实际工作中，与肺癌、结节病及淋巴瘤等的鉴别有时困难，应注意鉴别。

1. 周围型肺癌　原发性肺癌的肿块形态不规则，边缘不整，有分叶且较深，边缘多有锯齿状或小棘状突起，或细短毛刺，常有支气管充气征与空泡征，钙化少见，常伴有胸膜皱缩征。两肺结核结节或结核瘤形态较规则，边缘多光整，病灶内有边缘性空洞或小圆形液化坏死所致的低密度，常有钙化，周围多有卫星灶。

2. 肺门与纵隔淋巴结核需与肺癌肺门纵隔淋巴结转移以及结节病相鉴别　结核性淋巴结肿大于增强后扫描呈现边缘性增强，中心相对低密度是特征性所见，且好发于右气管旁（2R、4R），气管与支气管区（10R）和隆突下区对鉴别也有帮助；恶性肿瘤转移性淋巴多数 > 2cm，增强扫描多呈均匀一致性增强，其转移部位与原发肿瘤的淋巴引流一致。恶性淋巴瘤的淋巴结增大常常多组淋巴结受累，可位于血管前间隙，多有融合趋向，包绕与侵犯血管，致血管壁境界不清，结节病的淋巴结肿大，多为两侧肺门淋巴结呈对称性，土豆块样；多无钙化。

3. 胸腔积液　CT发现胸膜实性结节或肿块时，有助于肿瘤诊断，仅表现为胸腔积液时不能鉴别结核或转移瘤；包裹性积液以结核多见，但也可见于肺癌转移。

（邬政宏）

第十章 循环系统疾病 CT 诊断

第一节 心脏及大血管损伤

一、心脏外伤

心脏外伤可分为钝挫伤和穿透性损伤两类。在钝挫伤中较常见的为心包损伤引起的出血或心包积液，多并发肋骨骨折、血气胸或肺挫伤。

（一）概述

（1）胸骨与胸椎压迫心脏使之破裂。

（2）直接或间接的胸膜腔内压突然增加而致心脏破裂。

（3）心脏挫伤、心肌软化坏死致心脏迟发性破裂；也有人认为心脏迟发性破裂是心内膜撕裂的结果。

（4）心肌梗死：冠状动脉损伤所致。

（5）枪击伤或刺伤直接损伤心脏。

（二）CT 表现

严重挫伤所致的心脏破裂，平扫可见高密度心包积血及胸腔积血。穿透性损伤中，被锐器刺伤的心脏可自行封闭导致心包填塞而无大量出血；如仅刺伤心包，可引起心包积气和（或）出血，而 CT 表现为心包积气或液气心包。

二、胸主动脉及大血管损伤

（一）概述

其病因多见于交通事故突然减速、胸部受方向盘的撞击或被抛出车外的人，以及高空坠落者。损伤机制包括血管的剪切力和断骨片的直接作用。主动脉峡部是剪切伤所致撕裂的最好发部位，约占85%。当发生第一肋骨、锁骨骨折时，可损伤锁骨下动脉、无名动脉及颈总动脉。

（二）CT 表现

平扫可见等密度或稍高密度的圆形、椭圆形影，但难以区分是假性动脉瘤或纵隔血肿。增强扫描可表现为以下一个或多个征象。①假性动脉瘤：位于主动脉弓旁、破口小者瘤体强化明显迟于主动脉并排空延迟即“晚进晚出征”；破口大者这种时间差不著。②主动脉夹层分离。③血管边缘不规则，壁厚薄不均。④主动脉周围血肿：常见，无强化，紧贴主动脉者高度提示主动脉撕裂；远离者多为小血管破裂。⑤其他：如气管、食管推挤移位，胸骨、胸椎及第 1 ~ 3 肋骨骨折等，均提示有胸主动脉及大的分支损伤可能。

目前，各种影像难以鉴别主动脉内膜轻微损伤与主动脉粥样硬化。

（邬政宏）

第二节　冠心病

冠状动脉粥样硬化性心脏病（coronary atherosclerotic heart disease，CAD）简称冠心病（coronary heart disease），是指冠状动脉粥样硬化所致管腔狭窄导致心肌缺血而引起的心脏病变。动脉粥样硬化的发生与年龄、性别有关，实质上发生在青少年，临床表现常在中年以后，随着年龄的增长而增多，男性多于女性，冠心病包括心绞痛、心律失常、心肌梗死、心力衰竭、心室颤动和心脏骤停（猝死）。动脉粥样硬化的病理变化主要累及体循环系统的大型肌弹力型动脉（如主动脉）和中型肌弹力型动脉（以冠状动脉和脑动脉罹患最多）内膜，以动脉内膜斑块形成、动脉壁增厚、胶原纤维增多、管壁弹性降低和钙化为特征。由于动脉内膜积聚的脂质外观呈黄色粥样，故称之为动脉粥样硬化。

冠心病是一种严重威胁人类健康和生命的常见病，在欧美等发达国家，其死亡率已超过所有癌症死亡率的总和，成为第一位致死病因。在我国其发病率日益增加，早期诊断和治疗具有十分重要的意义。冠脉造影一直被认为是诊断冠状动脉疾病的“金标准”，但由于这项技术是有一定危险性的有创检查，不仅检查费用较高且有可能引起死亡（0.15%）及并发症（1.5%），所以在临床应用上仍有一定的限度。多层螺旋 CT 尤其是 64 层和更多层面的螺旋 CT 采用多排探测器和锥形扫描线束，时间分辨率和空间分辨率明显提高，结合心电门控图像重组算法，使其成为无创性冠脉病变的新的影像学检查方法，在显示冠脉狭窄，鉴别斑块性质、冠脉扩张和动脉瘤、冠脉夹层、冠脉变异和畸形，了解冠脉支架术和搭桥术后情况及测定冠脉钙化积分等方面的价值较高，可作为冠脉造影的筛查并可望部分取代之。

一、冠状动脉钙化

冠状动脉钙化（coronary artery calcium，CAC）是冠状动脉粥样硬化的标志，而后者是冠状动脉疾病的病理生理基础。准确识别和精确定量 CAC 对评估冠状动脉粥样硬化的病变程度和范围十分有效，在计算钙化积分方面，因 MSCT 较 EBCT 层厚更薄，部分容积效应更小；其信噪比也较 EBCT 高，可更精确地发现更小和更低密度的钙化灶。

欧美国家钙化积分为五级：①无钙化（0 分）：CAD 的危险性极低，未来数年发生冠脉事件的可能性小。②微小钙化（1～10 分）：极少斑块，CAD 可能性非常小。③轻度钙化（11～100 分）：轻度斑块、极轻度的冠脉狭窄，CAD 危险性中等。④中度钙化（101～399 分）：中度斑块、中度非阻塞性 CAD 可能性极大，CAD 危险性高。⑤广泛钙化（>400 分）：广泛斑块、明显的冠脉狭窄，CAD 危险性极高。

与冠脉钙化的相关因素：

（1）冠脉钙化积分与冠脉狭窄程度及狭窄支数呈正相关，钙化积分越高，则冠脉狭窄的发生率也越高（图 10－1，图 10－2）。

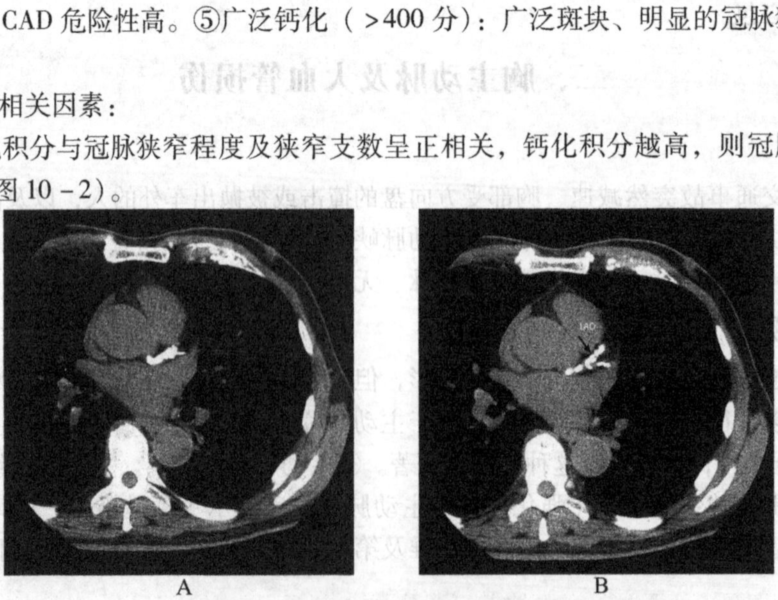

A　　B

图 10－1　左主干、前降支和旋支钙化

A、B. 左主干、前降支和旋支均见明显钙化（↑），容积算法为 1 033 分

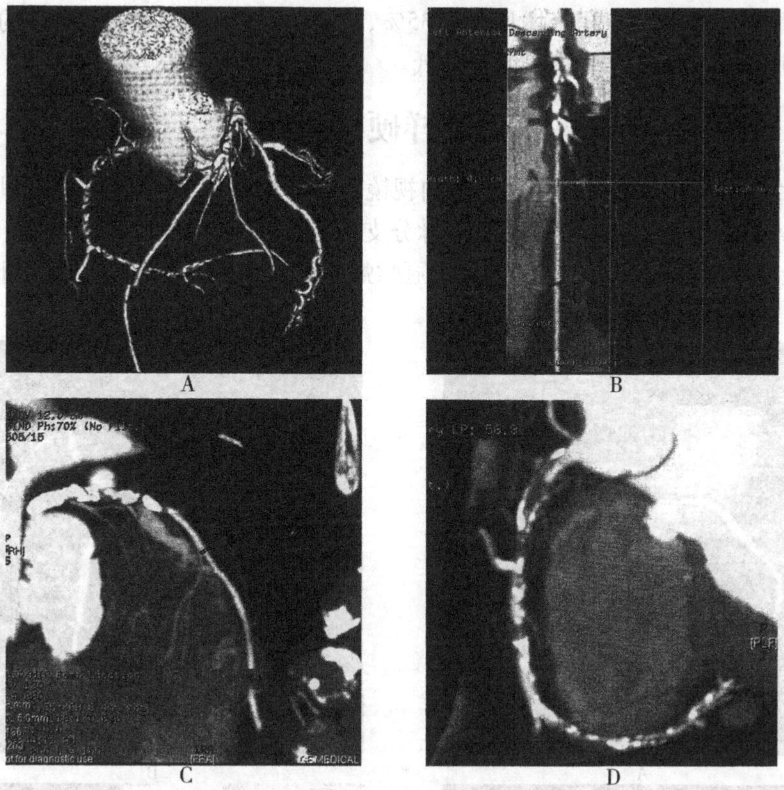

A　B　C　D

图 10-2　多支钙化

A. VR 像上左主干、前降支近段、旋支开口附近及右冠脉多发钙化；B. 血管拉直像示左主干、前降支和旋支钙化；C、D. MIP 示左主干、前降支及右冠脉呈典型串珠样广泛钙化，以后者为著

（2）但有时部分患者虽钙化积分很高，由于代偿性的血管重构，可无明显的冠脉狭窄。

（3）年轻患者可因冠脉痉挛、斑块破裂引起冠脉事件，但无冠脉钙化出现。

（4）年龄越大，则钙化评分的敏感性越高，特异性越低。年龄越低，敏感性越低，特异性越高。

（5）当多根血管出现钙化临床意义更大。

（6）在评价冠脉钙化积分曲线图时，对超过年龄和性别所对应的 75% 危险性时，更具有临床意义（图 10-3）。

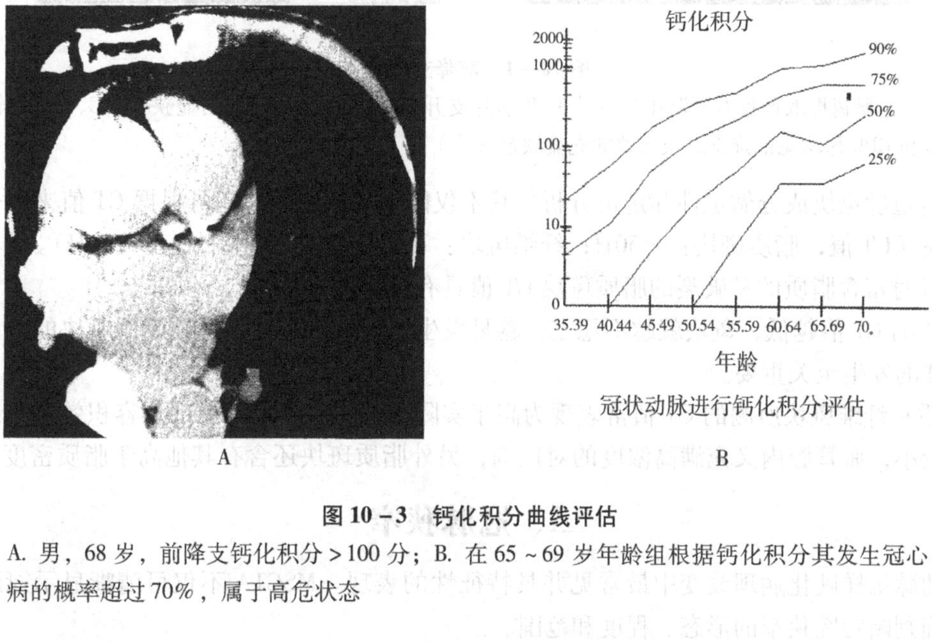

A　B

图 10-3　钙化积分曲线评估

A. 男，68 岁，前降支钙化积分 > 100 分；B. 在 65 ~ 69 岁年龄组根据钙化积分其发生冠心病的概率超过 70%，属于高危状态

（7）发生冠脉事件的患者钙化积分增长率为35%，并明显高于未发生冠脉事件的22%。

（8）调脂疗法后的患者钙化增长率可明显降低。

二、粥样硬化斑块

除 MSCT 外，目前对斑块成分的评价有血管内视镜、血管内超声和 MRI，前两者均为有创检查，后者虽对斑块成分的评价准确性更高，但其显示冠脉分支的数目较 MSCT 少。

（1）MSCTA 最大的优势是可直接、清晰显示冠脉粥样硬化斑块，表现为引起冠脉狭窄的血管壁上的充盈缺损（图 10－4）。

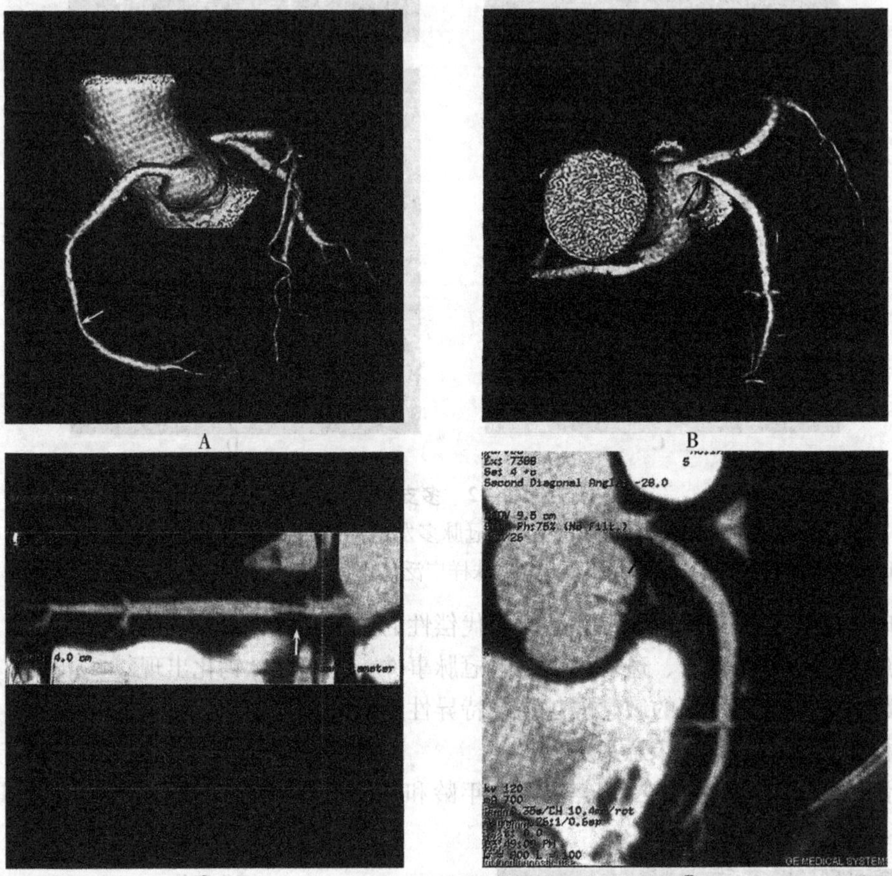

A　B　C　D

图 10－4　前降支斑块

A、B. 冠脉树提取像见右冠脉中段（↑）和前降支开口处（长↑）管腔明显狭窄；C、D. 血管拉直和 CPR 像均见前降支斑块所致的充盈缺损（↑）

（2）可对冠脉斑块成分做定性和定量分析，其不仅能发现小斑块，还可根据 CT 值来区分脂质、纤维和钙化斑块（CT 值，脂质斑块：＜50H；纤维斑块：70～100H；钙化斑块：＞130H）。

（3）尤其对富含脂质的易破裂的脂质斑块 CT 值具有特征性。

（4）斑块的 CT 值越低，斑块就越不稳定，越易发生冠脉事件。早期易破碎的斑块的检出对于避免急性冠脉事件的发生至关重要。

（5）脂质和纤维斑块所测的 CT 值常表现为高于实际密度，主要是考虑部分容积效应的影响，因为斑块体积常较小，血管腔内又充满高浓度的对比剂；另外脂质斑块还含有其他高于脂质密度的成分。

三、冠脉狭窄

是冠状动脉粥样硬化病理改变中最常见并具特征性的表现。MSCTA 不仅可清晰显示冠脉管腔的狭窄，并能准确判断管腔狭窄的形态、程度和范围。

（一）对冠脉狭窄敏感性和特异性的评价

对于直径≥1.5mm 的冠状动脉节段，MSCTA 检测冠脉狭窄（>50%）的敏感度为82%～93%，特异度为95%～97%，阳性预测值为71%～82%，阴性预测值为95%～98%，这些数据表明 MSCTA 显示冠脉狭窄的准确性临床意义大。

（二）对冠脉狭窄的测量及分级

目测法是目前常用的判断冠脉狭窄的方法，它是以狭窄近心端和远心端相邻的正常血管直径为100%，狭窄处血管减少的百分数为狭窄程度。

冠脉狭窄计算公式为：血管狭窄程度 =（狭窄近心端正常血管直径 - 狭窄直径）/狭窄远心端正常直径 ×100%。若血管直径减少 4/10 称之为 40% 的狭窄，根据冠脉直径减少的百分数可计算出其面积减少的百分数（利用圆面积计算公式 πr^2），狭窄直径减少 50% 相当于面积减少 75%。

冠脉狭窄依其程度分为 4 级。Ⅰ级：狭窄 <25%；Ⅱ级：狭窄为 25%～50%；Ⅲ级：狭窄为51%～75%；Ⅳ级：狭窄 >76% 以上或闭塞。

（1）冠脉狭窄程度≥50%（面积减少≥75%）时，运动可诱发心肌缺血，故将此称为有临床意义的病变。

（2）虽然 <50% 的冠脉狭窄在血流动力学上可无显著意义，但当粥样斑块发生破裂或糜烂而继发血栓形成可演变为急性冠脉综合征（包括不稳定型心绞痛、无 ST 段抬高的心肌梗死和 ST 段抬高的心肌梗死）从而导致冠脉完全或不完全闭塞，并出现一组临床综合征。

（3）当狭窄程度达 80% 以上时，在静息状态冠脉血流量就已经减少。

（三）对冠脉狭窄的形态评价

由于血流动力学的作用，冠脉粥样硬化多见于左前降支、左回旋支和右冠状动脉及其较粗大的分支血管，发生的部位常见血管开口、分叉和弯曲处，血管狭窄的形态表现各异。

（1）向心性狭窄：指粥样硬化斑块以冠脉管腔中心线为中心均匀地向内缩窄。

（2）偏心性狭窄：指斑块向血管腔中心线不均匀缩窄或从中心线一侧缩窄。本型临床多见，在某一体位对其观察可能被漏诊或低估其狭窄程度，因此要多体位观察，在判断其狭窄程度时应以多个体位上的狭窄程度平均值计算（图 10 -5）。

（3）不规则性狭窄：指管腔狭窄程度 <25% 的不规则弥散性狭窄。

（4）管壁增厚性狭窄。

（5）冠脉完全闭塞：①闭塞部位的血管未强化，其远侧的血管强化程度主要取决于侧支循环的建立情况。因冠脉侧支循环较丰富，故闭塞部位远侧的血管常能明显强化，据此可测出血管闭塞的长度。②当闭塞段仅为数毫米较短时，因其两侧管腔内含对比剂使其类似于重度狭窄的表现。③闭塞端形态：鼠尾样逐渐变细多为病变进展缓慢所致（图 10 -6）；“截断”现象常为斑块破裂急性血栓形成而引起。

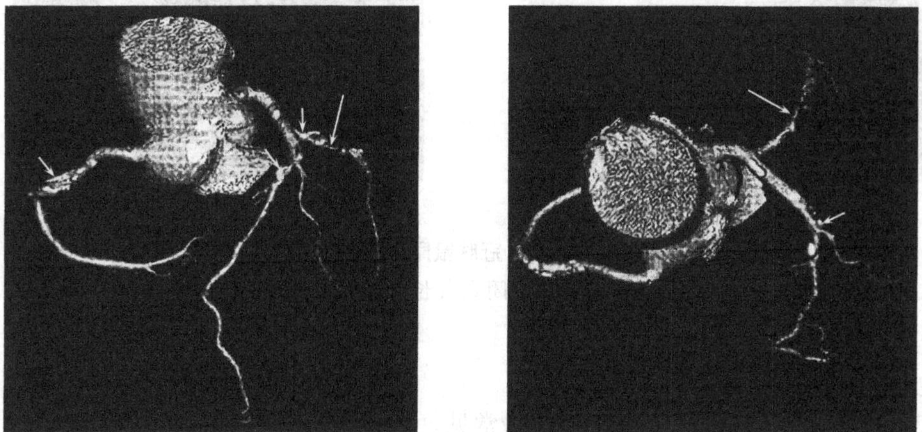

A　　B

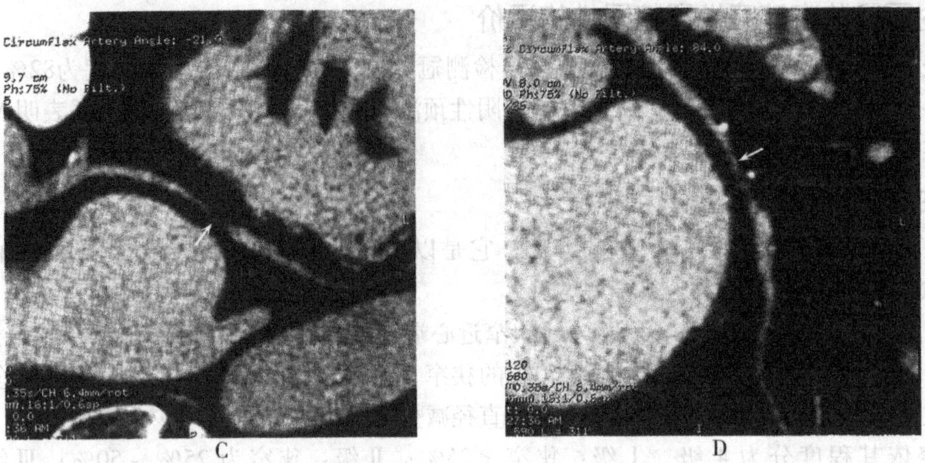

C　　D

图 10-5　偏心性狭窄

A、B. 右冠脉、前降支及旋支示有多发散在钙化（↑），旋支明显狭窄（长↑）；C、D. 旋支呈典型偏心性狭窄（↑）

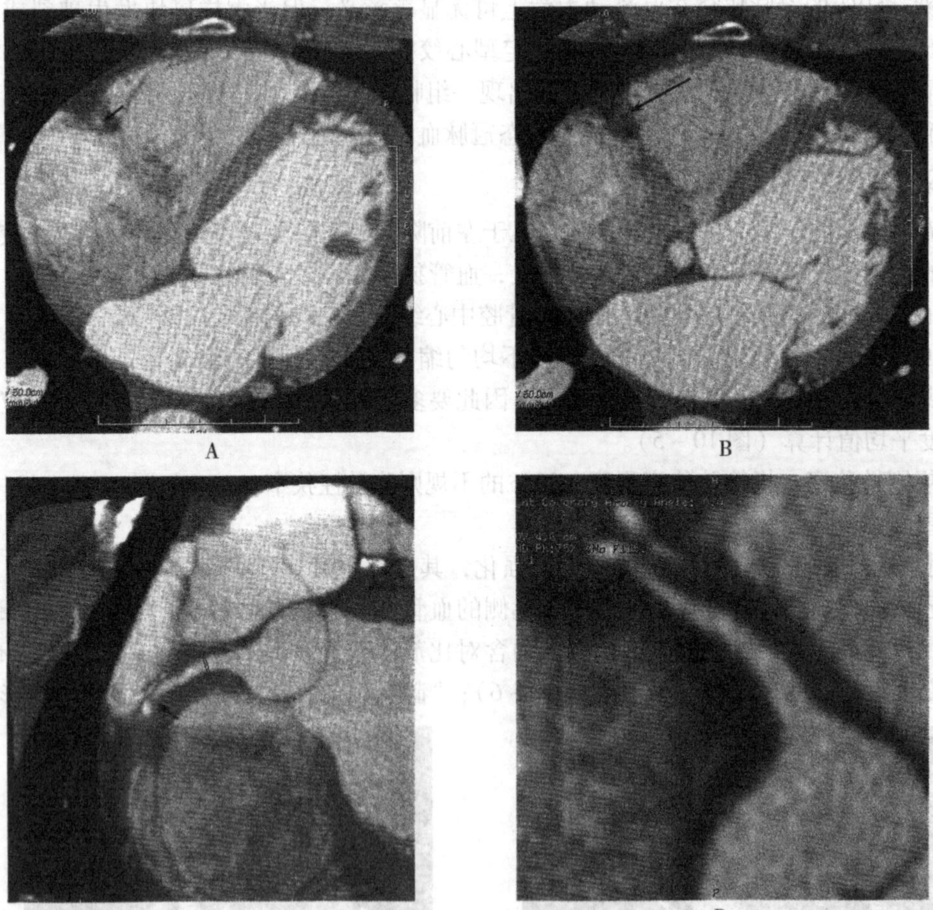

A　　B　　C　　D

图 10-6　冠脉鼠尾样闭塞

A、B. 轴位像血管显示正常（↑）和狭窄闭塞（长↑）；C、D. MIP 和 CPR 示右冠状动脉中段呈典型"鼠尾"样闭塞（↑）

对冠脉狭窄范围的评价：

（1）局限性狭窄：狭窄长度 <10mm，此型最常见。

（2）管状狭窄：长度在 10~20mm，发生率仅次于前者。

（3）弥散性狭窄：指狭窄长度 > 20mm，常伴有明显钙化，对血流动力学影响明显，多见于高龄和/或并发糖尿病的患者。

（4）精确测量冠脉狭窄长度对选择介入治疗的方案至关重要。

（四）对冠脉管壁粥样硬化的评价

（1）正常冠脉管壁在 MSCTA 上多不显示或呈窄环状。

（2）斑块形成见管壁增厚隆起致相应管腔狭窄，常伴有钙化。

（3）斑块溃疡形成呈表面凹凸状。

（4）严重粥样硬化表现为管壁多发团块状或串珠样钙化，由于血管重构常不引起管腔明显狭窄。

四、冠脉扩张和动脉瘤

（1）冠脉局限性扩张部位的直径 ≥7mm 或超过邻近血管直径平均值 1.5 倍称为动脉瘤（图 10 - 7）。若为弥散性扩张则称为冠脉扩张。

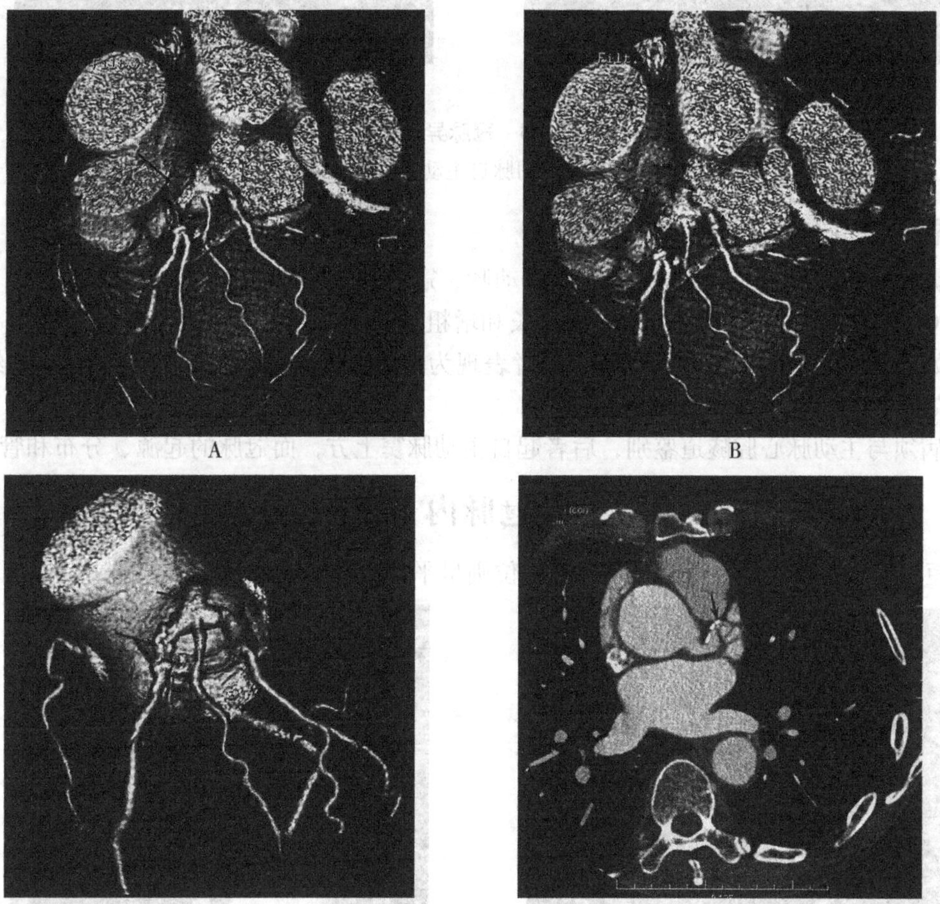

A　B　C　D

图 10 - 7　冠状动脉瘤（续）

A ~ D. 左主干（↑）、前降支（长↑）和旋支开口处管腔明显扩张，呈典型动脉瘤表现

（2）动脉瘤呈囊状、梭形或不规则形，可见钙化，血栓少见。

（3）冠脉扩张可伴有或不伴有狭窄，前者呈串珠样特征性改变。

五、冠脉变异和畸形

（一）对冠脉异位起源的评价

（1）冠脉正常情况以直角起源于相应主动脉窦的中部，起源异常指冠脉开口于其他部位，并常与根窦部呈锐角或切线位，多并发分布异常。

（2）MSCTA 多方位、多角度观察图像，可清楚显示冠脉开口和分布异常，诊断价值高，对预防因冠脉变异而造成的猝死临床意义大（图 10－8）。

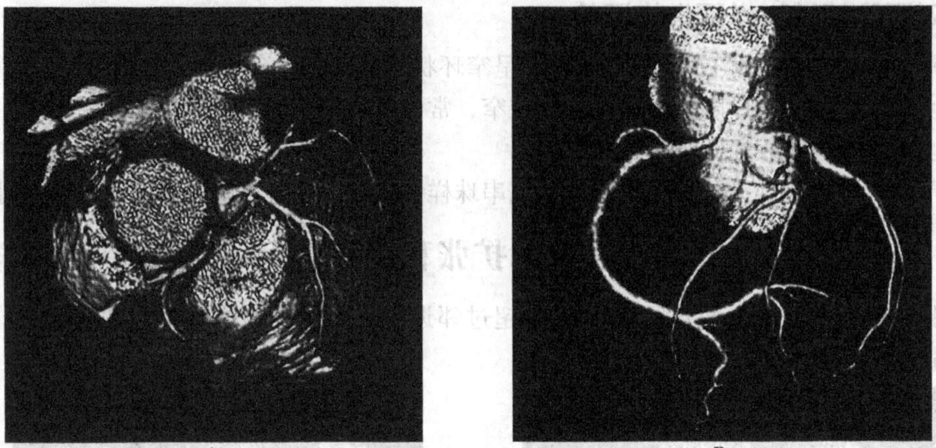

A　　B

图 10－8　冠脉异位起源

A、B. 右冠状动脉自主动脉窦上方发出

（二）冠脉瘘

指冠状动脉主干及其分支直接与右心腔、肺动脉、冠状静脉窦等异常交通。

（1）MSCTA 清楚显示冠状动脉异常迂曲延长和增粗。

（2）患处冠脉呈均匀性或局限性扩张，后者表现为梭形或囊状动脉瘤样改变，远端变细，与心腔或血管异常交通。

（3）本病须与主动脉心腔隧道鉴别，后者起自主动脉窦上方，而冠脉的起源、分布和管径均正常。

六、冠脉内支架

在血管短轴位上正常支架表现为环形，长轴位则呈平行轨道状或弹簧圈状（图 10－9）。

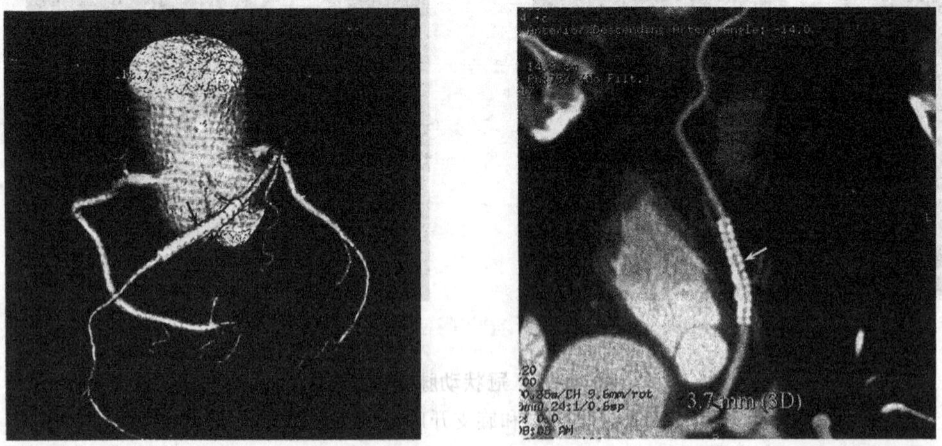

A　　B

图 10－9　正常支架形态

A、B. 冠脉树提取和 CPR 显示的正常支架（↑）及远端充盈良好的血管

（1）支架术后约 20% 发生再狭窄，部分患者在充满对比剂的高密度支架腔内，见血管内膜过度增生形成的局限性或弥散性软组织充盈缺损。

（2）支架变形、扭转，远端血管明显变细或呈断续状显影常表明有严重的支架内再狭窄。

（3）支架腔内无对比剂充盈或支架近端管腔充盈而远端管腔未充盈则提示支架管腔完全闭塞（图 10－10）。

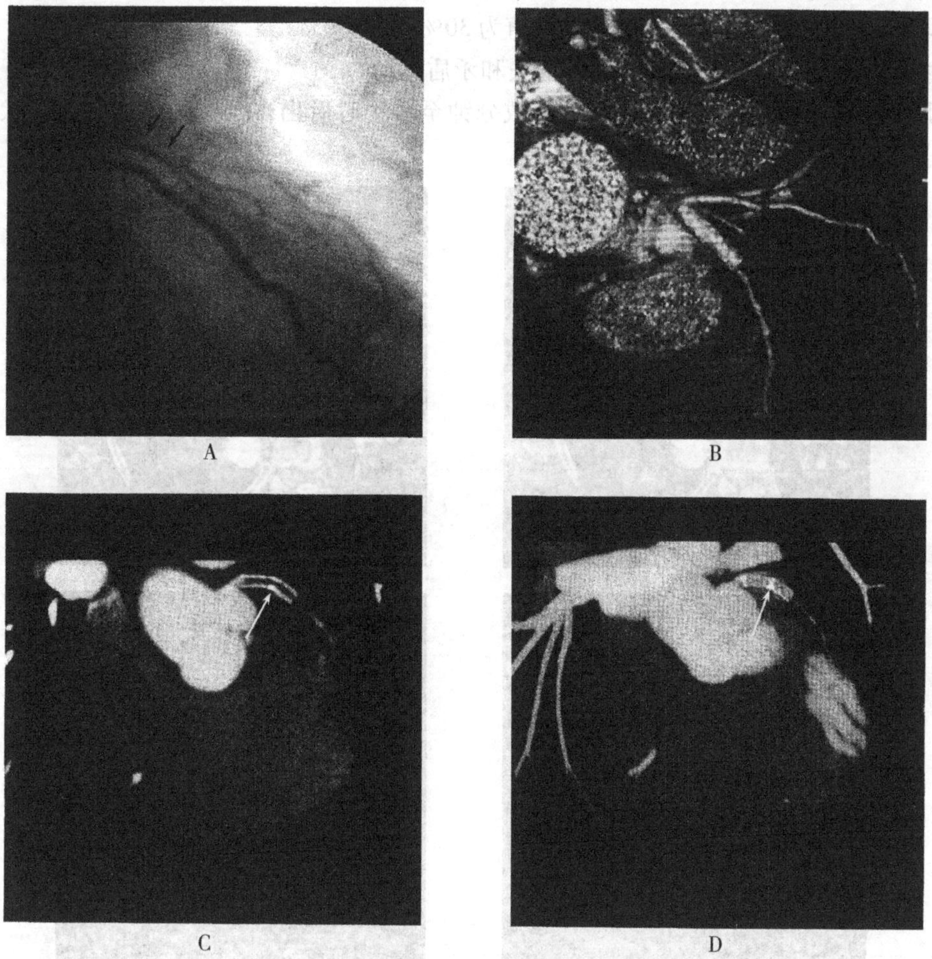

图 10－10　支架闭塞

A～D. DSA 显示前降支支架内完全闭塞（↑），VR、MPR 及 MIP 图像清晰显示支架腔内中、低密度填充、闭塞（长↑）

七、冠脉桥血管

1. 桥血管开通　当桥血管腔内的密度与同层面的升主动脉相仿表明桥血管开通。

2. 桥血管狭窄　MSCTA 能准确评价桥血管有无狭窄，评价桥血管狭窄的程度以狭窄两端相对正常的桥血管直径为基准。

3. 桥血管闭塞　桥血管未显影或近端吻合口呈残根样显影，其远端未显影。

八、心肌缺血、心肌梗死及其并发症

（一）心肌缺血

（1）首次灌注图像为局部低密度区，延迟 0.5～2h 见低密度被填充呈等密度，心肌强化的时间－密度曲线为缓慢上升型。

（2）心肌时间－密度曲线为低小型，大致与正常心肌相似。

（3）观察心肌运动异常时，应注意室壁运动异常的范围与心肌灌注低密度区的范围是否一致。

（4）根据心肌缺血部位可推断受累的冠脉分支。

（二）心肌梗死

（1）局部心肌变薄。

（2）节段性室壁收缩期增厚率减低（正常值为30% ~60%）。

（3）室壁运动功能异常包括运动减弱、消失和矛盾运动。

（4）增强扫描早期病灶不强化呈低密度，数分钟至数小时后出现延迟性强化，呈片状较高密度区（图10-11）。

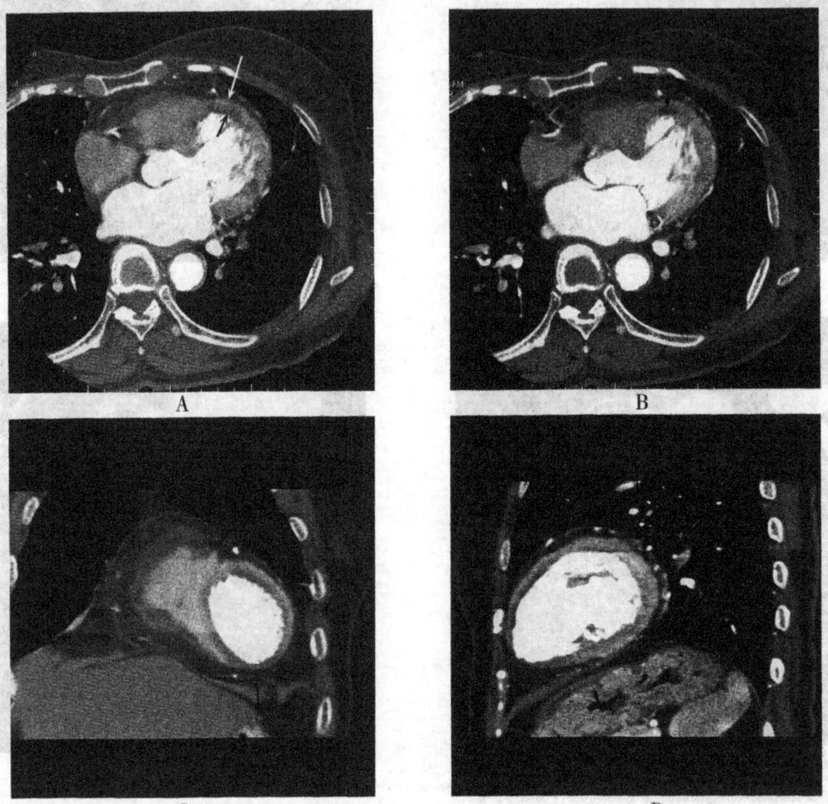

图10-11　心肌梗死

A~D. 心脏轴位、冠状位和矢状位在增强扫描早期见左室壁梗死灶呈低密度（↑），局部心肌显示变薄（长↑）

（三）心肌梗死并发症

（1）（真性）室壁瘤：①发生率为20%，多为单发，80%以上累及左室前侧壁和心尖部。②心肌显著变薄，收缩期向外膨出，膨出部分无搏动或呈矛盾运动，后者更具临床价值。③44% ~78%并发附壁血栓，表现为充盈缺损。④部分室壁瘤壁出现高密度钙化（图10-12）。

（2）假性室壁瘤：瘤壁由心包构成，心肌破口邻近的心包与心肌粘连而不发生心脏压塞。

（3）乳头肌梗死：导致二尖瓣关闭不全，严重者出现急性心力衰竭。

（4）心脏破裂：多在梗死后1周左右，血液经心室壁破口涌入心包腔，造成致死性急性心脏压塞。

（5）梗死后心包、胸腔积液。

九、心功能分析

MSCTA在测定每搏心输出量、左室容积和射血分数方面均具有很大的临床价值，准确性高，可较全面地评价冠脉粥样硬化引起心肌缺血所导致的心功能改变。

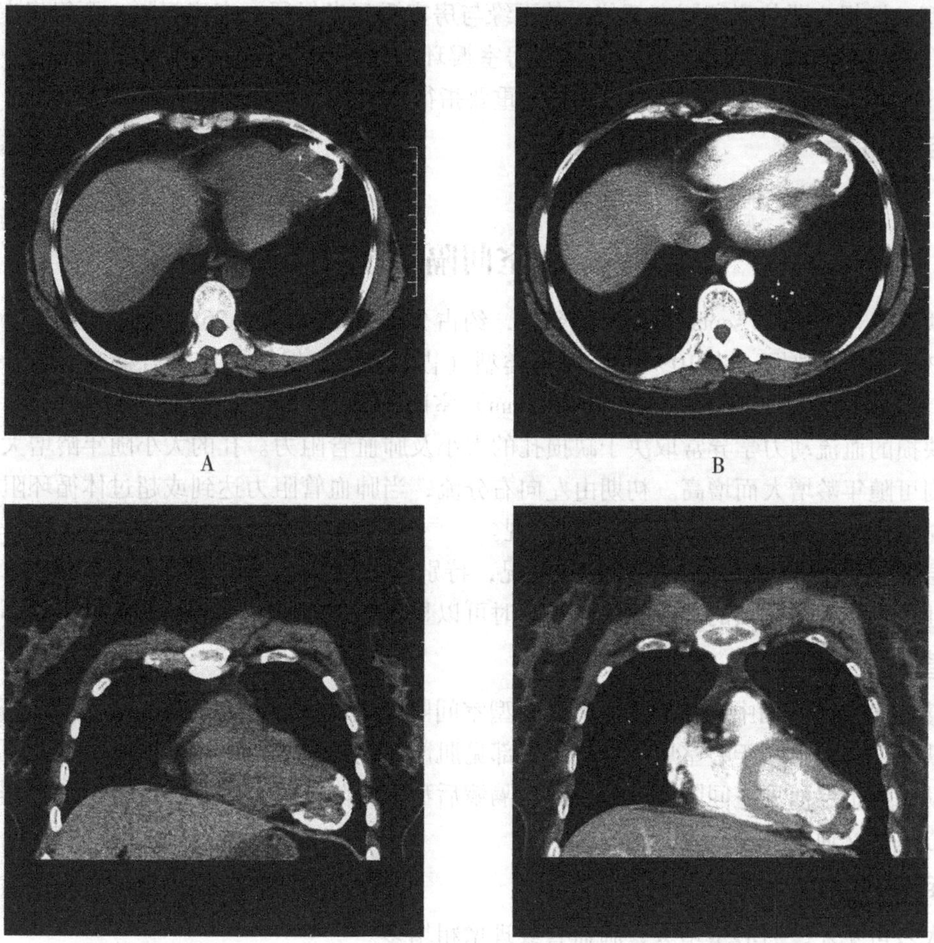

A　B　C　D

图 10-12　室壁瘤

A～D. 心脏轴位、冠状位见左室心尖部局部向外膨出，室壁瘤壁呈广泛高密度钙化

（邬政宏）

第三节　先天性心脏病

先天性心脏病可按病理生理的血流动力学改变分为左向右、右向左和无分流三类；按临床分为发绀和无发绀两型：按 X 线片肺血情况分为肺血增多、肺血减少和肺血无明显改变三型。

一、房间隔缺损

房间隔缺损（atrial septal defect，ASD）是最常见的先天性心脏病之一，约占先天性心脏病的 20%，男女发病之比为 1 ∶ 3。按缺损部位分为第一孔（原发孔）型、第二孔（继发孔）型以及其他类型。原发孔型位于房间隔下部，常并发心内膜垫缺损；继发孔型位于卵圆窝区域；其他类型有上腔型或静脉窦型（位于房间隔的上部）、冠状窦型（位于正常冠状窦位置）与下腔静脉型（位于卵圆窝与下腔静脉之间）。缺损的数目通常是 1 个，偶尔可以是多个，大小为 1～4cm，若大到完全缺如则称为公共心房，也可小到针孔样，多为筛孔称 Chiari network 型。

CT 平扫难以直接显示缺损的部位和大小，诊断价值不大，但可显示心脏径线的增大。MSCT 增强薄层扫描能够显示有无房间隔缺损、缺损的位置和大小，特别是在 MPR 和三维重组图像上。

（一）直接征象

在增强薄层扫描上可以显示房间隔影像连续性中断，并能直接测量缺损的大小。

1. 继发型　缺损主要位于卵圆窝部位，其下缘与房室瓣间尚保留一定房间隔，两组房室瓣完整。

2. 原发孔型　房间隔缺损其下缘消失直抵房室瓣环，如果两组房室瓣环相贯通成为一组房室瓣，其下室间隔不连续，则为完全性心内膜垫缺损的重要指征。

（二）间接征象

右心房、右心室增大，肺纹理增多。

二、室间隔缺损

室间隔缺损（ventricular septal defect，VSD），约占先天性心脏病的25%。根据发生部位分为膜部缺损（占80%）、肌部缺损（占10%）及其他类型（占10%）。根据临床结合病理分为小孔型（2～8mm）、中孔型（9～15mm）和大孔型（16～20mm）室间隔缺损。

室间隔缺损的血流动力学异常取决于缺损孔的大小及肺血管阻力。孔的大小随年龄增大而变小，而肺血管阻力则可随年龄增大而增高。初期由左向右分流，当肺血管阻力达到或超过体循环阻力时，发生双向或右向左分流，出现 Eisenmenger 综合征表现。

增强薄层 CT 扫描可以显示室间隔的缺损情况，特别是采用心电门控 CT 扫描时，MPR 和三维重组能够更清晰地显示室间隔缺损的部位和大小。同时可以显示各房室的大小形态和心室壁的厚度。

（一）直接征象

VSD 直接征象是室间隔中断，不连续。嵴上型室间隔缺损，于肺动脉瓣下层面显示球部间隔中断。肌部室间隔缺损，常较小，于心室层面靠近心尖部见肌部室间隔中断，多为2～3mm 大小。膜部室间隔缺损，在主动脉瓣下层面见室间隔连续性中断。隔瓣后型室间隔缺损，多在二尖瓣、三尖瓣显示层面于隔瓣后见两心室间交通，缺损邻近三尖瓣环。

（二）间接征象

分流量大者可见左、右心室增大，肺血管纹理增粗增多。

三、动脉导管未闭

动脉导管未闭（patent ductus arterious，PDA）是最常见的先天性心脏病之一，约占先天性心脏病的15%，男女发病之比为1∶3。动脉导管是胎儿期肺动脉与主动脉的交通血管，出生后不久即闭合，出生后一年在解剖学上应完全关闭，如不闭合，称动脉导管未闭，它可单独存在或并发其他畸形，未闭导管长6～20mm，宽2～10mm，呈管形、漏斗形或窗形等。

在整个心动周期，主、肺动脉间都存在压力差，所以，主动脉内的血液不断地流向肺动脉，分流量的大小与动脉导管的阻力及肺血管阻力直接相关，导管口越小、管越长则阻力越大，导管口越大则阻力越小。分流量的增大，使左心负荷增加，右心射血阻力增加，但左心较右心严重。当肺血管阻力高于体循环时，出现右向左为主的双向分流。

心电门控下增强薄层 CT 扫描，三维重组和 MPR 重组能够清晰显示位于主动脉与肺动脉之间未闭的动脉导管，能够清晰地显示导管的位置、管径大小、管径长度和形态。同时也能够显示各房室的大小以及室壁的厚度，可以表现为左心房和左心室增大，左心室壁增厚等改变。但 CT 不能反映该病的血流动力学改变。

（一）直接征象

于主动脉弓水平见一条增强的血管与主肺动脉或肺动脉相连续，主动脉端膨大，肺动脉端相对细小。VR 和 MIP 等重组方式均能很好地观察到该征象。

（二）间接征象

较大的动脉导管未闭患者，可见左心室增大。有肺动脉高压时可见主肺动脉和左右肺动脉增宽。

四、肺动脉狭窄

肺动脉狭窄（pulmonary artery stenosis），该畸形占先天性心脏病的10%，男女发病之比约为3 ：2。其中2/3 的患者并发其他心脏畸形。可分为瓣型、瓣上型、瓣下型及混合型四型。瓣型狭窄是三片瓣叶融合，呈穹隆形结构，顶部为一小孔，约占90%；瓣上型狭窄可累及肺动脉干、分叉部、主分支或周围分支；瓣下型狭窄多是漏斗型，常并发室间隔缺损，漏斗部肌肉弥漫性肥厚造成狭窄。右心室流出道的阻塞，造成压力阶差，使右心室压力超负荷，因而发生肥厚，长期以后易导致右心衰竭。右心压力过高时，卵圆孔开放，从而出现右向左分流的现象。

（一）直接征象

MSCT 可以采用横轴位、三维重组、MPR 和 MIP 等成像进行多角度和多方位观察。

1. 瓣上型狭窄　CT 可显示其狭窄的部位、程度和病变累及的长度和数目。在一侧肺动脉狭窄时，对侧肺动脉常见扩张。

2. 漏斗部狭窄　MPR 重组能够显示右心室肥厚的肌束向流出道突出，使流出道变窄，同时也可以显示第三心室。

3. 瓣膜狭窄者　能够显示肺动脉瓣膜口呈幕顶状狭窄，同时可见狭窄后的主肺动脉扩张。CT 扫描可测量主肺动脉和两侧肺动脉的径线（图 10－13、图 10－14）。

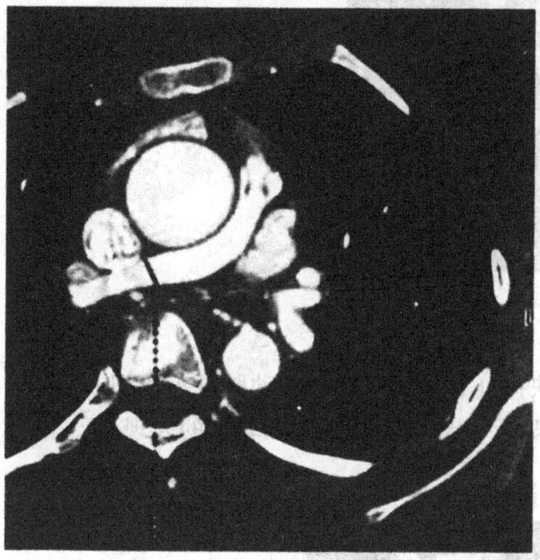

图 10－13　肺动脉狭窄

CT 横断面图像上可以清晰显示右侧肺动脉细小

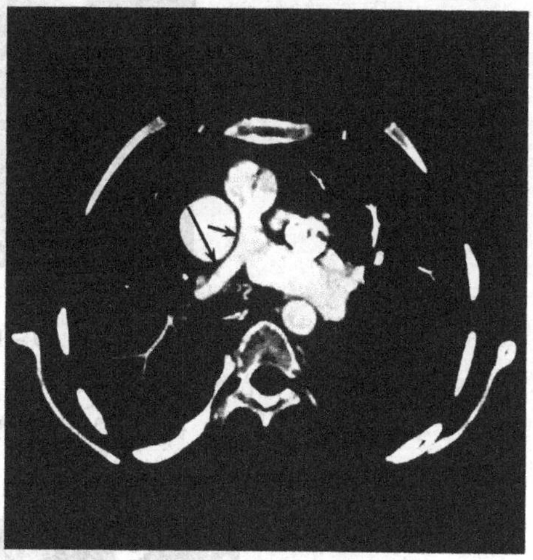

图 10－14　肺动脉狭窄

CT 横断面图像上能够清晰显示主肺动脉（↑）和右侧肺动脉（长↑）发育细小

（二）间接征象

同时能够显示右心室肥厚，以及能够显示同时伴有的其他先天性畸形等。

五、法洛四联征

法洛四联征（tetralogy of Fallot）是由先天性的室间隔缺损、主动脉骑跨、肺动脉狭窄及以后继发的右心室肥厚组成。在先天性心脏病中占 12% ~14%，在发绀型心脏畸形中则居首位，占 50%，男女发病之比约为1 ：1。法洛四联征以室间隔缺损与肺动脉狭窄为主要表现。缺损多在膜部，一般较大，达 10 ~25mn。肺动脉狭窄使右心室漏斗部肌肉肥厚呈管状或环状狭窄，主动脉向前、右方移位；又因肺动脉狭窄，心脏收缩期大部分血射向主动脉，使主动脉管径增粗，为肺动脉的 3 ~4 倍。右心室因喷出处梗阻而肥厚。

CT 可显示动脉转位及心脏房室的大小。在心电门控下增强 CT 扫描、MPR 以及三维重组能够清晰显示各种解剖结构的异常（图 10－15，图 10－16）。

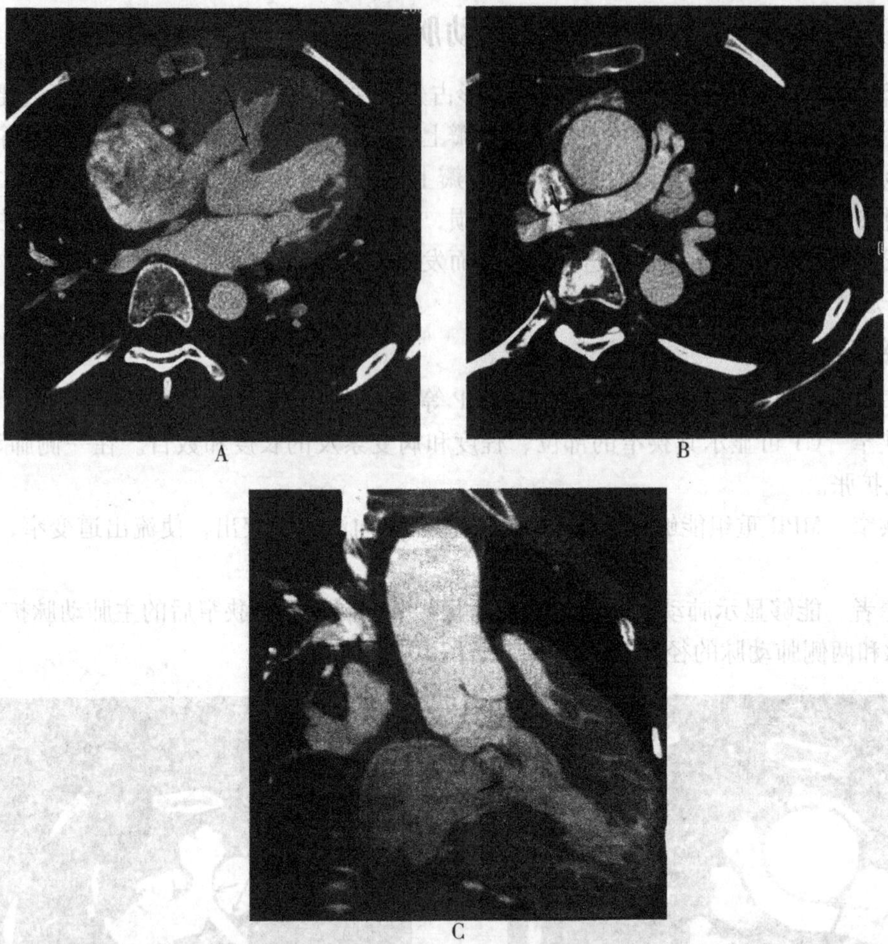

A　B　C

图 10－15　法洛四联征

A. 清晰显示右心室明显肥厚（↑），室间隔缺损（长↑）；B. 右肺动脉显示较细小和狭窄（↑）；C. 在斜位 MPR 图像上清晰显示主动脉明显增宽和骑跨的表现，同时也能够显示室间隔缺损的改变（↑）

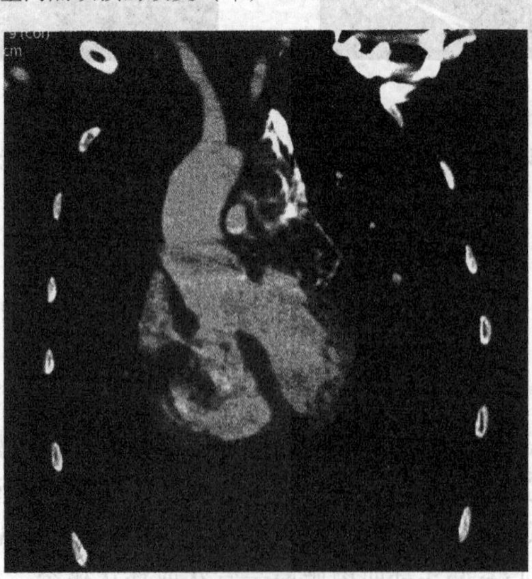

图 10－16　法洛四联征

主动脉增粗，骑跨于主动脉和肺动脉之间，室间隔缺损

1. 肺动脉狭窄　于右心流出道至肺动脉层面可见流出道肌肥厚致使其不同程度狭窄。可以观察主肺动脉、左右肺动脉发育情况，是否有狭窄等。

2. 室间隔缺损 主动脉瓣下室间隔中断为膜部缺损的表现；于肺动脉瓣下室间隔中断为嵴上型缺损；于心室肌部间隔中断为肌部缺损。

3. 主动脉骑跨 于主动脉根部水平，显示主动脉窦前移，主动脉增粗扩张骑跨于室间隔上。

4. 右心室肥厚 MSCT 能够较满意显示右心室大小、形态及漏斗部的发育情况。右心室壁增厚，甚至超过左心室壁的厚度。右心室内的肌小梁明显增粗。

5. 体 - 肺侧支循环 CT 三维重组能够清晰显示体 - 肺侧支循环的情况。

六、主动脉 - 肺动脉间隔缺损

主动脉 - 肺动脉间隔缺损（aorta and pulmonary artery septal defect）是少见的先天性心脏病，约占 1.5%，男女发病之比约为 2 ∶ 1。在胚胎发生时，正常原始主动脉分隔在胚胎第5 ~ 8 周逐渐形成。将大动脉分隔为位于右后方的主动脉和左前方的肺动脉。如果原始主动脉分隔不完全，心脏未回转或回转不完全，导致发生主动脉 - 肺动脉间隔缺损。依据主动脉 - 肺动脉间隔缺损部位分为三型：Ⅰ型：主动脉 - 肺动脉间隔缺损紧位于半月瓣上方；Ⅱ型：主动脉 - 肺动脉间隔缺损远离半月瓣上方；Ⅲ型：主动脉 - 肺动脉间隔全部缺损，双半月瓣环及瓣叶完整。

CT 增强扫描可以直接显示心脏和大血管的解剖结构。

（一）直接征象

主动脉 - 肺动脉间隔缺损时，于主动脉弓下层面见主动脉与肺动脉间分隔消失，主动脉左后壁与肺动脉右前壁相连通。

（二）间接征象

主动脉 - 肺动脉间隔缺损一般均较大。可见左心室增大为主的双室增大。有肺动脉高压存在，可见主肺动脉及左、右肺动脉增宽，两肺野血管纹理增多增粗，右心室增大肥厚。

（三）三维重组

可以直接显示主动脉 - 肺动脉间隔缺损解剖及分型。

七、先天性主动脉缩窄

先天性主动脉缩窄（inborn aorta coarctation）占先天性心脏病的 6% ~10%，本病多见于男性，男女发病之比为（3 ~5） ∶ 1。90% 以上缩窄发生在左锁骨下动脉开口远端、动脉导管或韧带所在区域（峡部）。胚胎时期主动脉供血分为上、下两部，两部的交界是与动脉导管相连的主动脉峡部。峡部血流量与动脉导管发育有着直接的关系，若峡部血流量过少，将导致该部发育不全、狭窄以致闭锁。

主动脉缩窄分型：①单纯型（成人型）：主动脉缩窄位于峡部，动脉导管已闭锁，不合并其他畸形。②复杂型：又分两个亚型。

婴儿型：并发 PDA 等其他心血管畸形，缩窄位于动脉导管的近心端者常有分界性发绀。缩窄位于动脉导管的远心端者常有肺动脉高压。不典型型：见有并存主动脉弓发育不全，波及无名动脉和左锁骨下动脉之间，形成狭窄；或见仅并存头臂动脉开口部狭窄；或见有部位不典型或多发狭窄。侧支循环形成与主动脉缩窄的部位及程度相关。

（一）CT 增强检查

（1）MSCT 能够显示主动脉缩窄的部位、程度和范围，能较准确测量缩窄部的管腔内径、病变长度，能清楚显示缩窄远、近端主动脉状况，常可见升主动脉扩张及缩窄远端主动脉的狭窄后扩张等表现。

（2）能够显示并存的动脉导管未闭，其呈鸟嘴状或管状，由升主动脉前壁伸向左肺动脉，能测定动脉导管的大小，并能显示动脉导管与缩窄处的关系，从而可确定主动脉缩窄是导管前型还是导管后型。

（3）能够了解主动脉弓有无发育不良及狭窄程度。

（4）侧支循环状况，其中以锁骨下动脉－肋间动脉系统最常见。

（二）三维重组

对主动脉缩窄作三维重组能更直观地显示缩窄部的管腔内径、病变长度、部位、有无动脉导管未闭及侧支循环的解剖细节等（图10－17）。

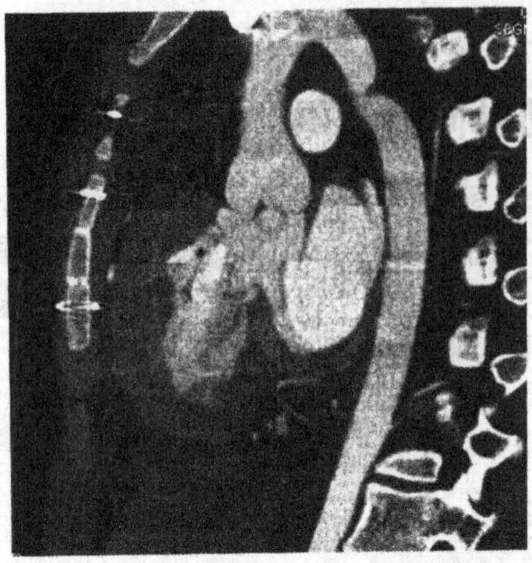

A

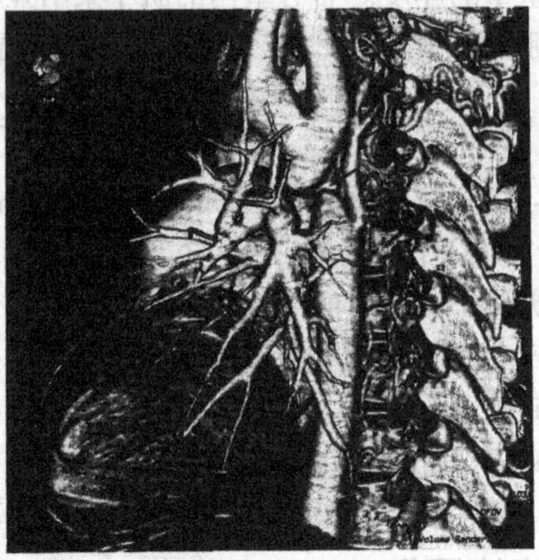

B

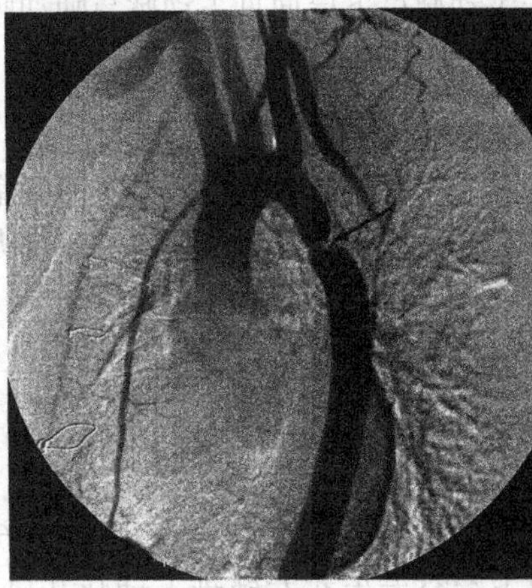

C

图10－17　先天性主动脉缩窄

A. 斜位MPR图像；B. VR图像；C. DSA造影。于主动脉峡部可以清晰显示主动脉明显狭窄（↑），狭窄段范围较短。DSA造影表现与CT血管成像一致（长↑）

八、肺静脉异位引流

肺静脉异位引流（anomalous pulmonary venous drainage）又称为肺静脉回流异常，是指单支、多支或全部肺静脉未引流入解剖左心房，而是直接引流或间接经体静脉引流入右心房。可分为部分性和完全性肺静脉异位引流，前者是指单支或多支肺静脉与右心房连接，后者是指全部肺静脉未直接引流入左心房，而是直接或间接经体静脉引流入右心房系统。作为单发畸形，占先天性心脏病的0.6%～1%，男女发病之比约为2∶1。病理解剖上肺静脉各支汇合成一支总干于左房后方引流入左无名静脉、右上腔静脉或向下经横膈入下腔静脉或直接引流入右心房。根据异位引流部位分为四型：①心上型：肺静脉汇合成一支总干引流入垂直静脉→左无名静脉→右上腔静脉→右房，约占50%。②心脏型：全部肺静脉直接引流入右心房或冠状静脉窦，约占30%。③心下型：肺静脉汇合成一支总干经横膈下行引流入下腔静脉、门静脉或肝静脉。约占13%。心下型肺静脉异位引流几乎均因静脉回流受阻而存在肺静脉高压。④混合型：肺静脉各支分别引流至腔静脉或右房不同部位，约占7%。

完全性肺静脉异位引流最主要的并发畸形是房间隔缺损。

（一）增强扫描

CT 可清楚显示两心房的形态及上、下腔静脉结构。

1. 心上型　左房小，无肺静脉直接引入。全部肺静脉于左房后汇合成一支粗大总干引流入垂直静脉→左无名静脉→右上腔静脉→右房。上述静脉高度扩张，右房增大。垂直静脉走行于左主支气管和左肺动脉之间。

2. 心脏型　左房小，无肺静脉直接引入。全部肺静脉直接引流入右心房或汇合成总干引入冠状静脉窦。右心房及冠状静脉窦扩大。

3. 心下型　左房小，无肺静脉直接引入。全部肺静脉汇合成一支总干经膈肌食管裂孔下行引流入下腔静脉、门静脉或肝静脉。

4. 并发畸形的分析　房间隔缺损是最常见的畸形。

（二）三维重组

可以显示异位引流的肺静脉与腔静脉、右房的连接关系，显示引流部位。直观显示上述细节，有利于手术方案的设计（图 10－18）。

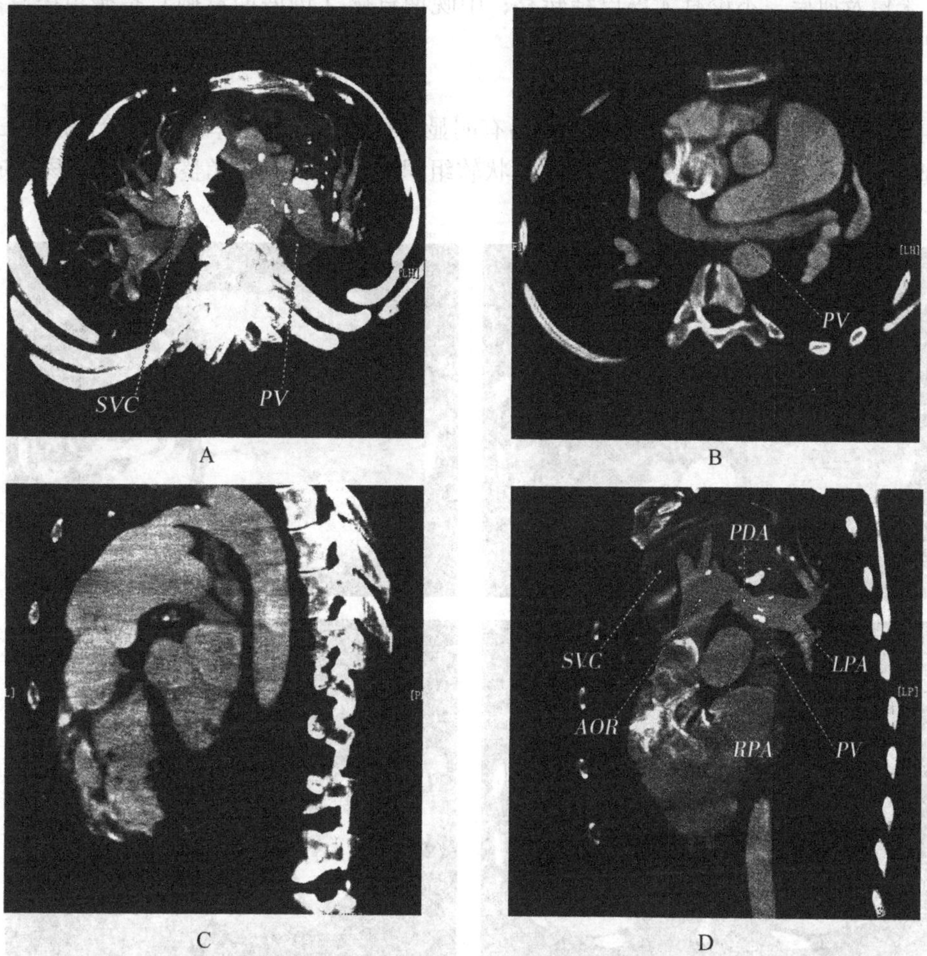

图 10－18　心上型完全性肺静脉异位引流伴房间隔缺损＋室间隔缺损＋动脉导管未闭

A～C. 为横断面及多方位 MIP 追踪肺静脉走行，同时显示动脉导管未闭；D. 为矢状面 MIP 显示动脉导管。

SCV：室上嵴；PV：肺动脉瓣；PDA：后降支；AOR：主动脉根部；LPA：左肺动脉；RPA：右肺动脉

（郇政宏）

第十一章

消化系统疾病 CT 诊断

第一节 胃 癌

胃癌（carcinoma of stomach）是最常见的恶性肿瘤之一，好发年龄在 40～60 岁，男性多于女性，好发于胃窦部小弯侧，是由胃黏膜上皮和腺上皮发生的恶性肿瘤。早期胃癌是指癌组织浸润仅限于黏膜及黏膜下层，未侵及肌层，不论有无淋巴结转移；中晚期胃癌（进展期胃癌）指癌组织浸润超过黏膜下层或浸润胃壁全层。

CT 表现：

1. 正常胃壁　厚度小于 5mm，注射对比剂后有明显强化，可表现为单层、部分两层或三层结构。

2. 蕈伞型　表现为突向腔内的分叶状或菜花状软组织肿块，表面不光整，常有溃疡形成（图 11－1A）。

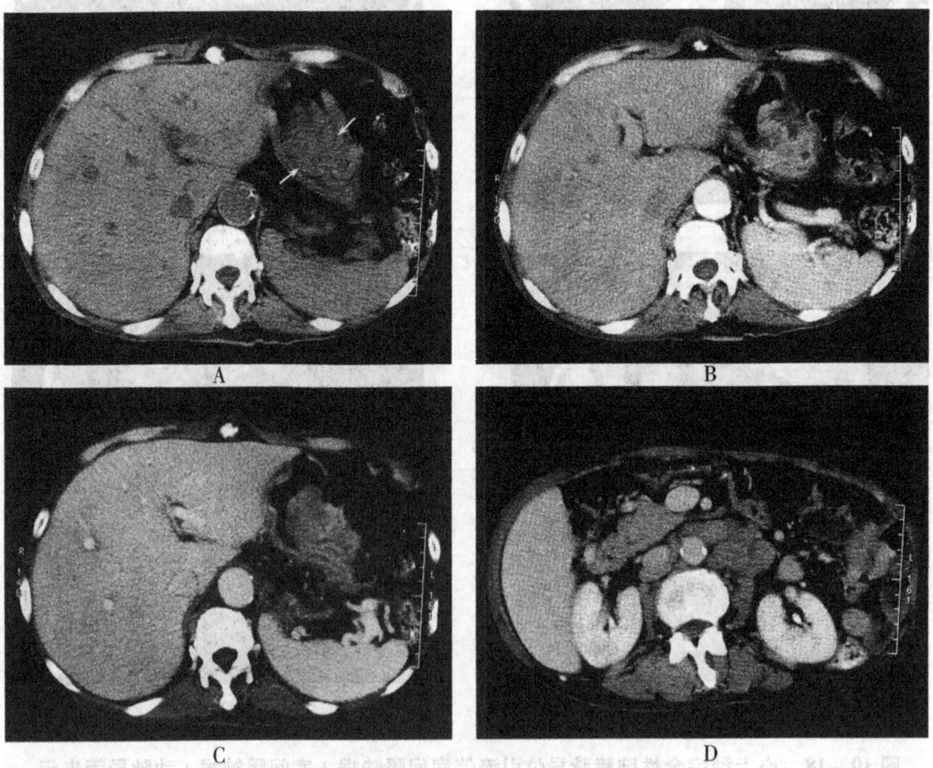

图 11－1　蕈伞型胃癌

A. CT 平扫见胃底有一隆起的腔内肿块，表面不光整，局部黏膜有中断破坏（↑）；B、C. 增强动脉期和门脉期见腔内肿块有强化；D. 后腹膜腹主动脉及下腔静脉旁见多个淋巴结肿大

3. 浸润型　表现为胃壁不规则增厚，增厚的胃壁内缘多凹凸不平，范围可以是局限或广泛的。胃

周围脂肪线消失提示癌肿已突破胃壁。并对肝、腹膜后等部位转移很有帮助（图 11－2，图 11－3）。

4. 溃疡型　形成大而浅的腔内溃疡，边缘不规则，底部多不光整，其周边的胃壁增厚较明显，并向胃腔内突出。利用三维重组可很好地显示肿块中央的溃疡以及溃疡与环堤的关系。

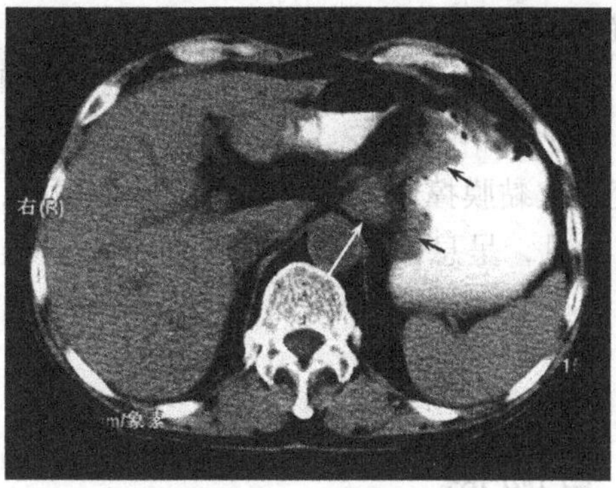

图 11－2　浸润型胃癌

CT 平扫见小弯侧胃壁不规则增厚，内缘凹凸不平（↑），胃周淋巴结肿大（长↑）和肝内转移

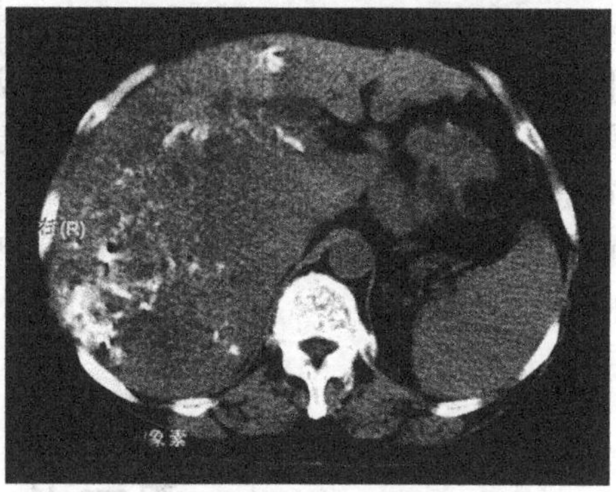

图 11－3　胃癌肝转移

胃内蕈伞状软组织肿块，肝脏多发转移灶，TACE 术后见碘油不规则积聚

5. 胃腔狭窄　表现为胃壁增厚的基础上的胃腔狭窄，胃壁僵直（图 11－4A）。

6. 增强扫描　增厚的胃壁或腔内肿块有不同程度的强化（图 11－4B，图 11－4C，图 11－4D）。

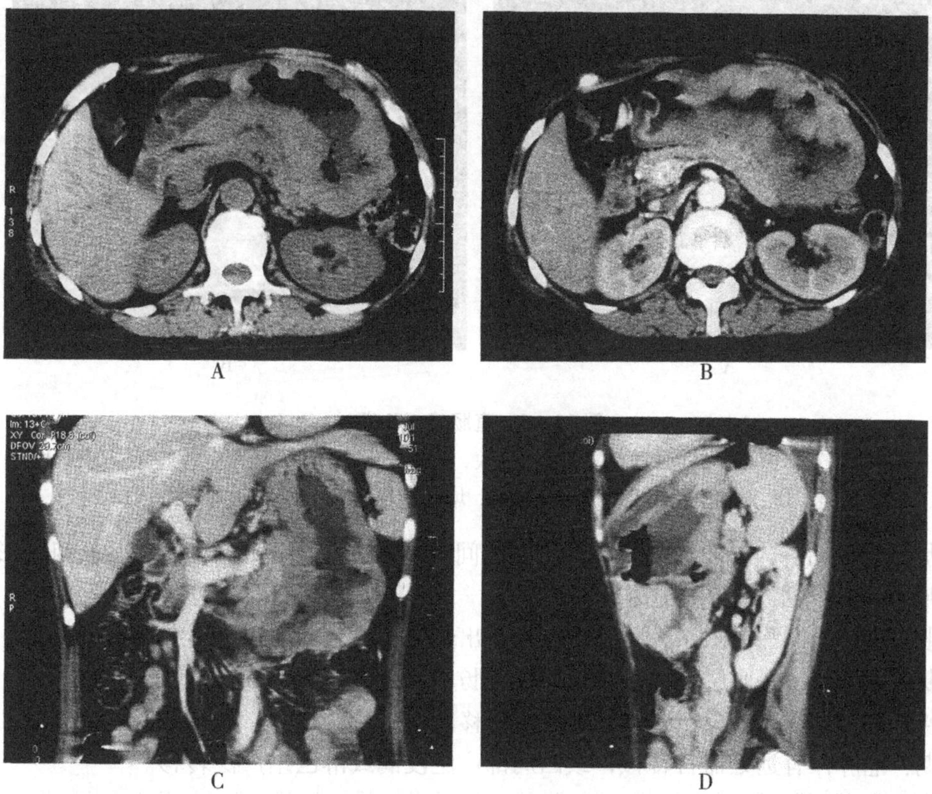

图 11－4　浸润型胃癌

A. CT 平扫见胃壁弥散性增厚、僵直，与胰腺间的脂肪间隙消失；B. 增强扫描弥散增厚的胃壁有强化；C、D. 冠状面及矢状面 MIP 像示胃壁弥漫性增厚，胃腔变小，状如皮革

7. 胃癌 CT 可分为四期

（1）Ⅰ期：表现胃腔内肿块，无胃壁增厚，无邻近或远处转移。

（2）Ⅱ期：表现胃壁厚度超过 10mm，但癌未超出胃壁。

（3）Ⅲ期：表现胃壁增厚，并侵犯邻近器官，但无远处转移。

（4）Ⅳ期：有远处转移。

8. 鉴别诊断

（1）胃淋巴瘤：单发或多发结节或肿块，边缘光滑或轻度分叶，病变大，病变范围广泛可越过贲门或幽门侵犯食管下端或十二指肠，胃壁增厚明显常超过 10mm，但仍保持一定的扩张度和柔软性，胃与邻近的器官之间脂肪间隙存在，常伴有腹腔内淋巴结肿大。

（2）胃间质瘤：是发生于胃黏膜下的肿瘤，病变部位黏膜撑开展平，但无连续性中断，胃壁柔软，蠕动正常，肿瘤大多位于胃体呈外生型生长，腔内型少见，呈息肉状，黏膜表面可有溃疡，可见气体、液体或口服对比剂进入。

（邬政宏）

第二节　直肠癌

直肠癌（carcinoma of rectum）是乙状结肠直肠交界处至齿状线之间的癌，是消化道常见的恶性肿瘤，男性多见，好发年龄为 40～50 岁。

CT 表现：

1. 早期表现　仅一侧直肠壁增厚，随着病变发展可侵犯肠管全周，肿瘤向外周扩展形成肿块，侵犯直肠周围间隙（图 11－5）。

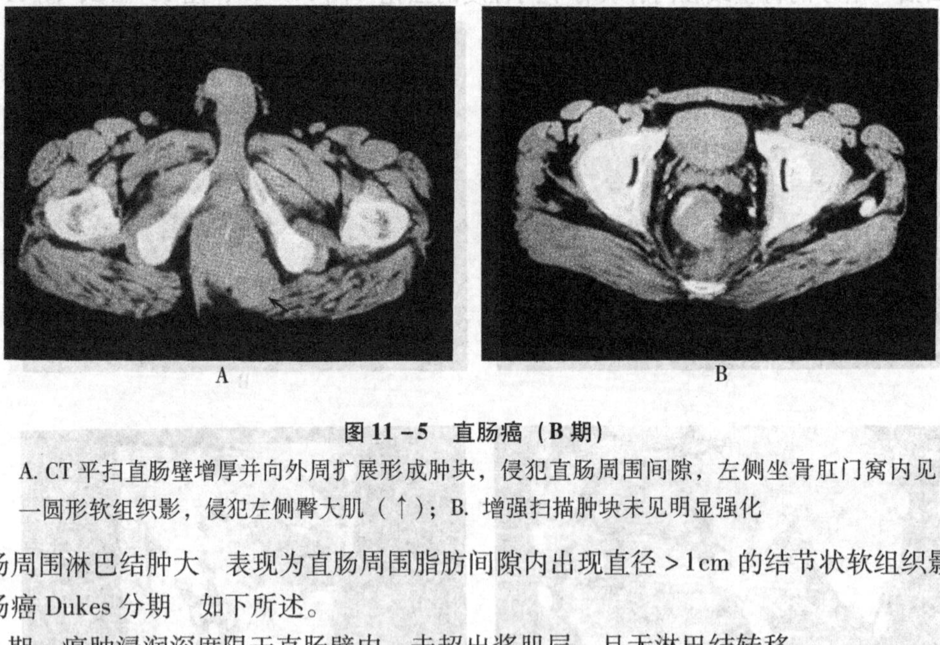

A　　　　B

图 11－5　直肠癌（B 期）

A. CT 平扫直肠壁增厚并向外周扩展形成肿块，侵犯直肠周围间隙，左侧坐骨肛门窝内见一圆形软组织影，侵犯左侧臀大肌（↑）；B. 增强扫描肿块未见明显强化

2. 直肠周围淋巴结肿大　表现为直肠周围脂肪间隙内出现直径 >1cm 的结节状软组织影。

3. 直肠癌 Dukes 分期　如下所述。

（1）A 期：癌肿浸润深度限于直肠壁内，未超出浆肌层，且无淋巴结转移。

（2）B 期：癌肿超出浆肌层，侵入浆膜外或直肠周围组织，但无淋巴结转移。

（3）C 期：癌肿侵犯肠壁全层，伴有淋巴结转移。

（4）D 期：癌肿伴有远处器官转移，或因局部广泛浸润或淋巴结广泛转移。

（蒋沫轩）

第三节　阑尾炎

阑尾炎（appendicitis）是外科常见病，属于化脓性炎症，由于阑尾管腔阻塞导致细菌感染引起。根据病程常分为急性和慢性阑尾炎，急性阑尾炎在病理上分为单纯性阑尾炎、化脓性阑尾炎、坏疽性阑尾炎。慢性阑尾炎多为急性阑尾炎转变而来。

CT表现：

1. 正常阑尾　多数位于盲肠末端的内后侧，CT表现为细管状或环状结构，外径一般不超过6mm。

2. 急性阑尾炎　阑尾壁呈环状、对称性增厚（图11－6A），横径超过6mm以上，密度接近或略高于邻近的肌肉组织，增强时可有强化（图11－6B），有时增厚的阑尾壁表现为同心圆状的高、低密度分层结构称“靶征”。

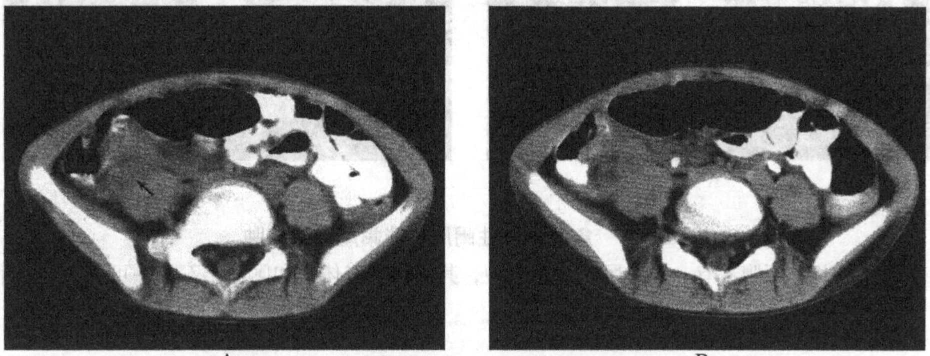

A　　　　B

图11－6　急性化脓性阑尾炎伴阑尾周围炎

A. CT平扫见阑尾壁增厚，边缘模糊，与右侧腰大肌之间的脂肪间隙消失（↑）；B. 增强扫描增厚的阑尾壁有强化，周围脂肪层内出现片絮状稍高密度影

3. 阑尾结石　阑尾腔内或在阑尾穿孔形成的脓肿和蜂窝织炎内有时见到单发或多发的阑尾结石，呈高密度圆形或椭圆形均质钙化（图11－7）。

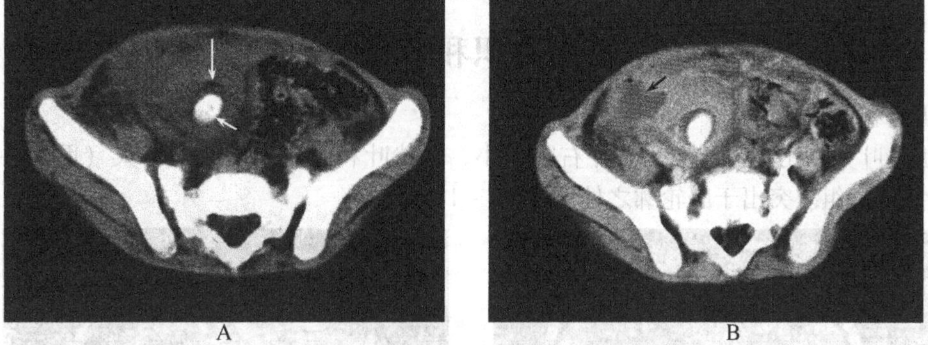

A　　　　B

图11－7　急性化脓性阑尾炎伴阑尾结石

A. CT平扫见右下腹部有一团块状密度增高影，其内可见圆形高密度阑尾结石（↑）和少量气体影（长↑）；B. 增强扫描炎性肿块明显强化，其内低密度坏死形成的脓肿未见强化（↑）

4. 阑尾周围炎症　①阑尾周围结缔组织模糊，筋膜（如圆锥侧筋膜或肾后筋膜）水肿、增厚。②周围脂肪层内出现片絮状或条纹状稍高密度影。③盲肠末端肠壁水肿、增厚。④局部淋巴结肿大，表现为成簇的结节状影。⑤另一个常见的征象是阑尾急性炎症的蔓延造成盲肠与右侧腰大肌之间脂肪间隙模糊。

5. 盲肠末端的改变　在盲肠末端开口处出现漏斗状狭窄或在盲肠末端与阑尾之间出现条带状软组织密度影，这两种征象在盲肠充盈对比剂时显示较清楚。

6. 阑尾周围脓肿　一般呈团块状影，直径为3～10cm。中心为低密度液体，有时脓肿内可出现气－液平面，脓肿外壁较厚且不均匀，内壁光整（图11－8）。盆腔、肠曲间甚至膈下、肝脏内可出现脓肿。

7. 慢性阑尾炎　除阑尾有不同程度的增粗、变形外，阑尾边缘毛糙，阑尾腔闭塞，多伴有钙化或阑尾粪石。由于腹膜的包裹或炎症机化，CT上可出现类似肿块的征象。

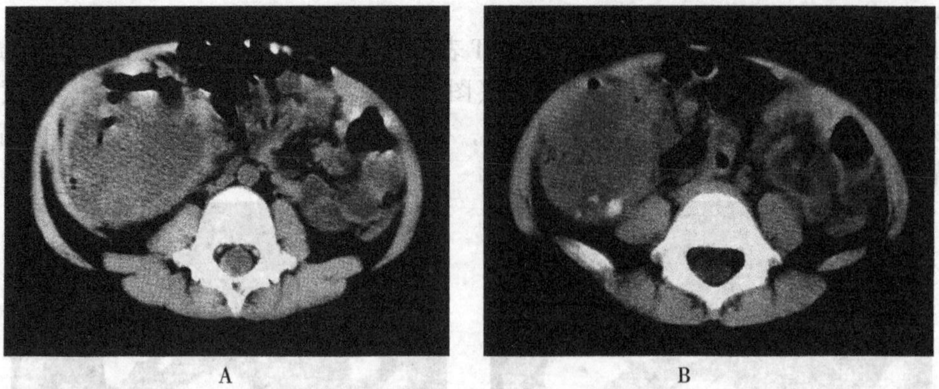

图 11－8　急性化脓性阑尾炎伴阑尾周围脓肿

A、B. CT 平扫见右下腹部有一圆形厚壁阑尾脓肿，其内可见气体影和阑尾结石，并可见气－液平面

（蒋沫轩）

第四节　肝硬化

肝硬化（cirrhosis of liver）是一种以肝组织弥漫性纤维化、假小叶和再生性结节（regenerative nodules，RN）形成特征的慢性肝病。发病高峰年龄为 35～48 岁，男女之比为（3.6～8）：1。本病病因有多种，主要为病毒性肝炎、酒精中毒和血吸虫病。临床上以肝功能损害和门脉高压为主要表现。晚期常有消化道出血、肝性脑病、继发感染和癌变等，是我国常见病死亡的主要原因之一。

一、肝脏体积和形态的改变

（1）肝脏体积通常缩小。

（2）肝脏各叶大小比例失调，常见肝右叶缩小，尾状叶和肝左叶外侧段增大（图 11－9，图 11－10），局部增生的肝组织突出于肝轮廓之外（图 11－11）。

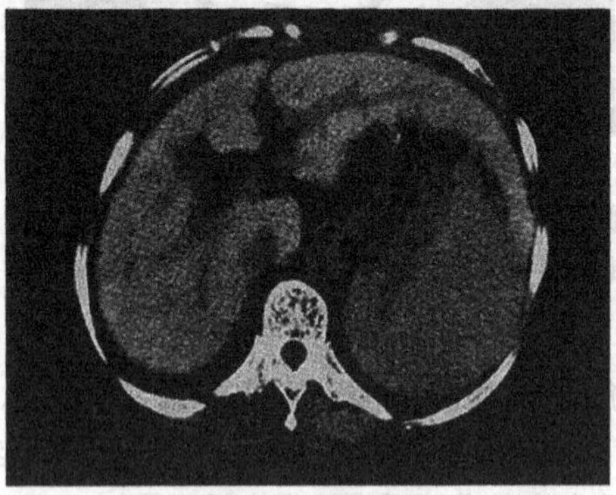

图 11－9　肝硬化

CT 平扫见肝右叶缩小，左叶外侧段增大，肝门肝裂增宽，脾肿大似球状

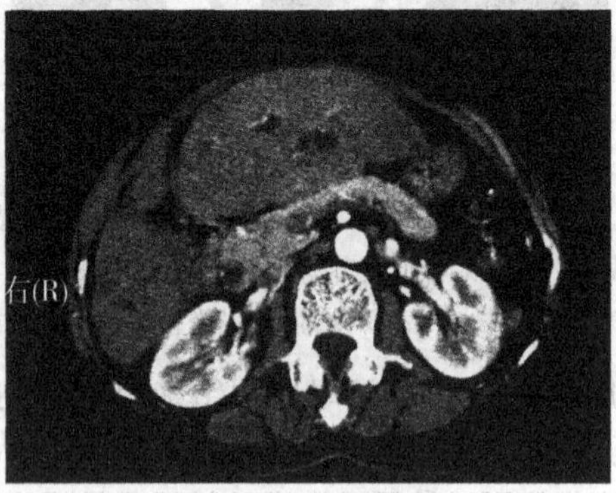

图 11－10　肝硬化

增强扫描见肝脏右叶体积缩小，左叶肿大向下延伸达肾门以下

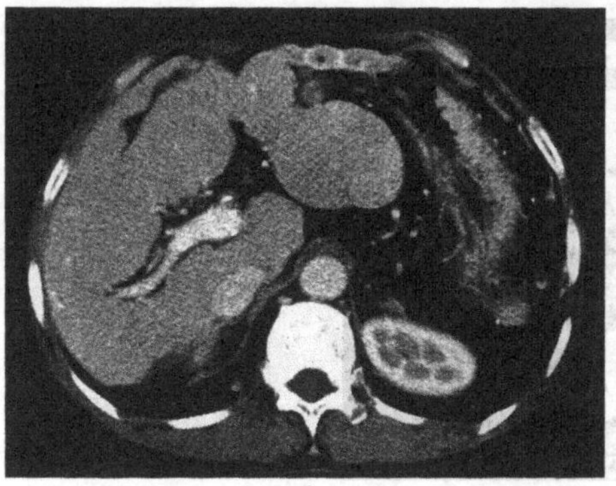

A

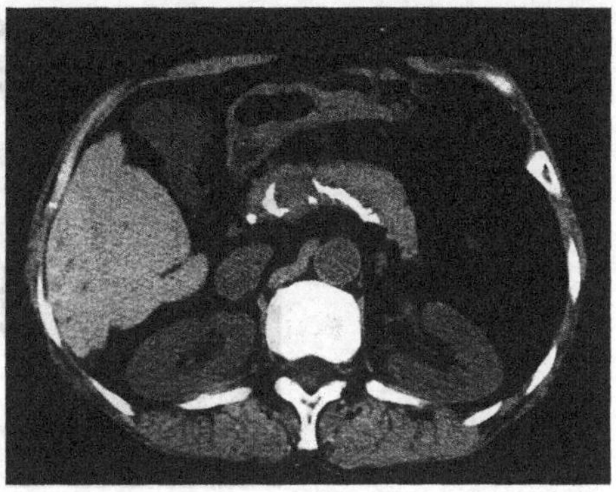

B

图 11－11 血吸虫肝硬化

A. 增强扫描见肝左叶缩小，内有线条样钙化，左叶外侧段后缘肝小叶样增生，大部分突出于肝外，强化密度与肝脏同步；B. 胰腺层面见脾静脉和门静脉主干钙化，脾脏已经切除

（3）肝表面凹凸不平，外缘可呈波浪状或分叶状（图 11－12）。

（4）肝裂增宽，肝门扩大。

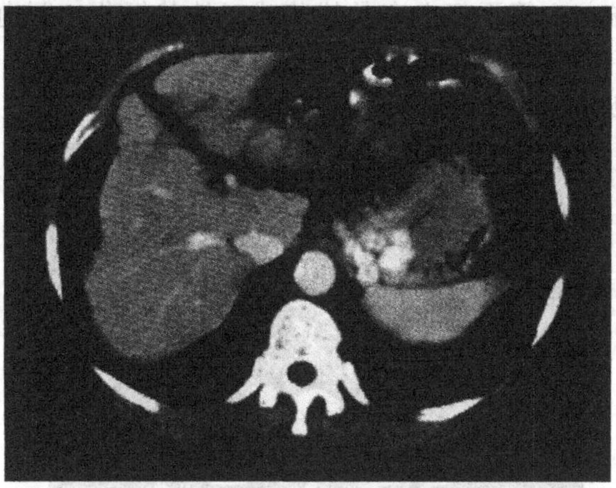

图 11－12 肝硬化伴门静脉高压

增强扫描见肝脏外缘呈波浪状，肝右叶缩小，肝裂增宽，胃底静脉曲张呈结节状强化（↑）

二、肝脏密度的改变

（1）早期肝硬化肝脏密度均匀，中晚期肝脏密度不均匀，为高低密度相间的稍高密度结节样增生和不同程度的低密度脂肪浸润改变（图 11－13A）。增强扫描时再生结节呈低密度或随时间推移呈等密度，后者更具有诊断意义（图 11－13B，图 11－13C）。

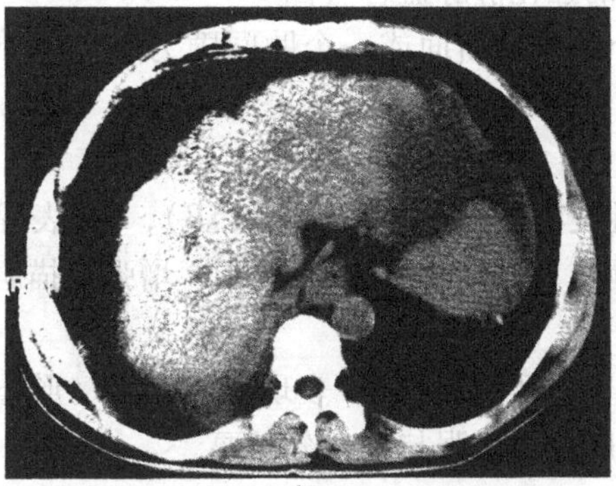

A

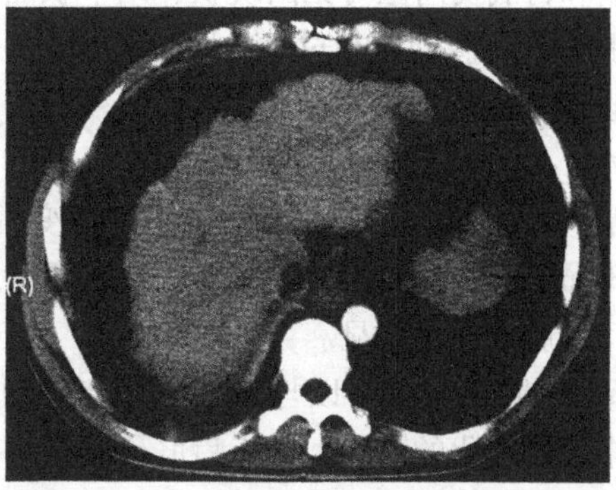

B

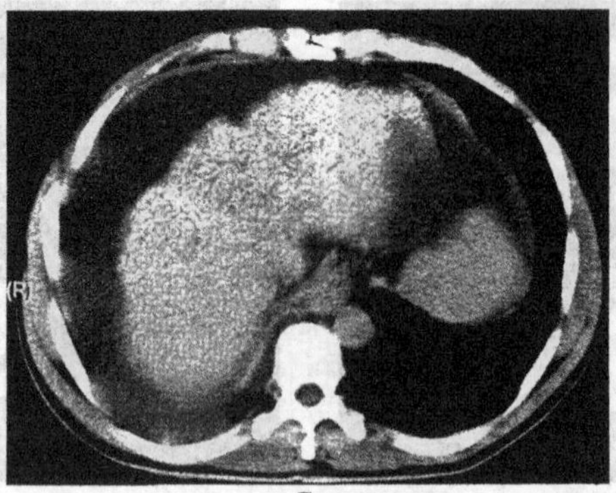

C

图 11－13　肝硬化伴脂肪浸润

A. CT 平扫见肝左叶肿大，肝实质内不均匀稍低密度区；B. C. 增强动脉期和门脉期肝脏强化，左叶为均匀强化，低密度略低于肝右叶，大量腹水

（2）血吸虫性肝硬化：96% 病例伴有肝内钙化，可呈线条状、蟹足状、地图状及包膜下钙化（图 11－14）。另可见门静脉系统与血管平行走向的线状或双轨状钙化。肝内汇管区低密度灶及中心血管影。

（3）胆源性肝硬化：可见胆管结石、肝内外胆管感染征象。

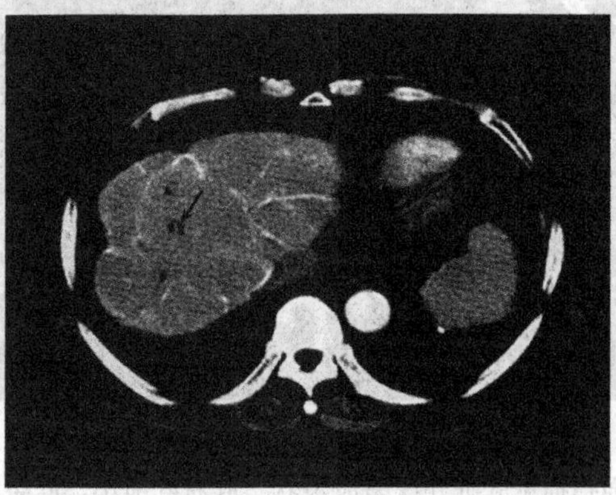

图 11－14　血吸虫性肝硬化

增强扫描见肝内及肝包膜下清晰线条状钙化，肝内汇管区小片低密度区（↑），肝脏外缘呈分叶状

三、继发改变

（1）门脉高压症：门脉主干扩张，直径大于 13mm，平均直径多在 18.3 ±5.1mm。增强扫描在脾门、食管下端和胃底贲门区可见团块状、结节状曲张的强化静脉血管（图 11－15）。

（2）脾脏肿大：脾外缘超过 5 个肋单元，以一个肋骨横断面或一个肋间隙为 1 个肋单元，正常脾脏的外缘一般不超过 5 个肋单元。

（3）腹水：CT 可明确显示。

（4）肝病性胆囊改变：多种肝脏实质性病变常继发胆囊改变（图 11－15B），CT 表现为胆囊壁水肿增厚大于 3mm，1/4 病例胆囊轮廓不清，胆囊床水肿，积液围绕在胆囊周围，增强扫描胆囊壁不同程度强化，以门静脉期强化明显。

（5）肝硬化的 CT 表现可以与临床症状和肝功能紊乱不一致，CT 表现肝脏大小、形态和密度接近正常并不能排除肝硬化的存在。肝炎后肝硬化常并发肝癌，增强扫描十分必要。

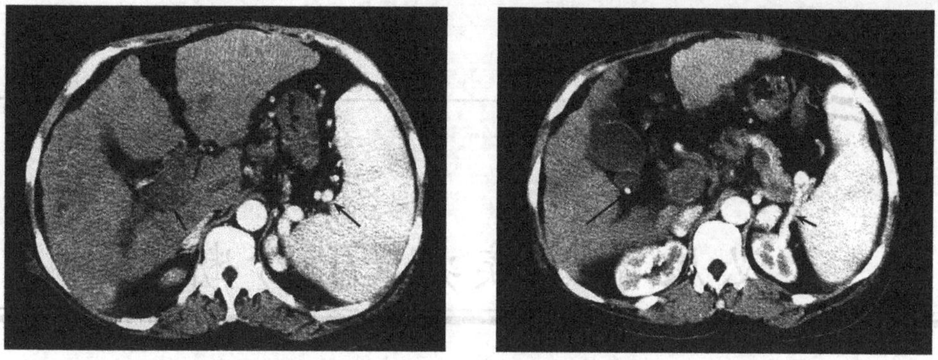

A　　　　　　　　　　　　　　　　B

图11－15　肝硬化伴门静脉高压

A. 增强扫描见门静脉（↑）、脾静脉（长↑）及胃底静脉增粗、扭曲，门静脉内呈低密度充盈缺损，脾胃间隙和脾肾间隙内见多个增粗扭曲的血管影，脾脏肿大达8个肋单元；B. 脾肾静脉开放（↑），胆囊壁增厚，胆囊床积液呈典型慢性肝病性胆囊改变并发胆石症（长↑）

（蒋沐轩）

第十二章 泌尿系统疾病CT诊断

第一节 泌尿系先天性畸形

一、肾先天性畸形

（一）概述

肾先天性畸形包括肾脏位置、大小、形态和数目的异常。

（1）异位肾：肾脏位置异常，多出现在下腹部、盆腔，极少数位于胸腔。主要是胚胎发育过程中，肾胚芽上升时发生障碍或过度上升所致。异位肾常伴有肾发育不全或旋转不良。单纯异位肾常无临床症状，也可因结石、感染而出现相应症状，偶尔可在盆腔和下腹部触及异位肾，易被误认为肿块性病变。

（2）马蹄肾：马蹄肾是融合肾中最常见的一种，多见于男性，大多在双肾下极融合，位置较低，多位于第5腰椎或盆腔平面。融合部位称为峡部，为肾组织或结缔组织。临床一般无症状，腹部可及包块，部分病例可有尿路梗阻、感染表现。

（3）孤立肾：发病率0.1%左右，男性略多见，临床上无明显症状。肾缺如多发生在左侧，缺如侧的输尿管未发育或下端呈盲端，膀胱三角区亦未发育或伴对侧输尿管开口异位。10%伴同侧肾上腺缺如，有些可合并生殖器的异常。

（4）双肾盂和双输尿管畸形：双肾盂和双输尿管畸形又称肾盂输尿管重复畸形，即一侧肾组织分裂成上下两个，并有两个输尿管分别与两个肾的肾盂相连，每个肾外有完全分离的肾包膜包绕，两肾间表面有一浅沟。上、下两肾体常不等大，上位肾体多较小，而下位者一般较大。重复的输尿管可相互汇合，也可分别汇入膀胱，其中与下肾盂相连者在膀胱开口位置正常，而上肾盂的输尿管为移位开口。移位输尿管开口处可发生狭窄，导致上肾盂、输尿管积水。

（5）肾发育不全：肾发育不全又称侏儒肾，较为少见，多由胚胎发育过程中肾发育障碍或血供异常引起，肾实质总量减少值肾体积缩小，而组织结构正常。本病一般为单侧性，女性多于男性。临床上可无症状，或有高血压、结石或感染症状。

（二）CT表现

（1）异位肾：平扫显示肾窝内无肾影，而为邻近其他组织和器官占据，肾上腺位置正常。扩大扫描范围，可在盆腔、下腹部、膈上或胸腔内发现肿块影，其密度类似正常肾脏。增强扫描，其强化节律和程度与正常肾脏相同，可显示肾皮质、髓质、肾盂、肾盏及输尿管。MSCT的CTU检查可整体显示移位肾脏和输尿管，结合多角度旋转观察，对异位肾诊断有重大价值（图12-1）。

（2）马蹄肾：示两肾位置较正常低，肾上极距离正常或稍增宽，越往下两肾越靠拢，至肾下极可见融合的峡部，肾有明显的旋转不良，肾盂向前或向前外侧。增强扫描双肾增强的肾实质相连，强化表现同正常肾实质，双肾盂位置接近（图12-2）。

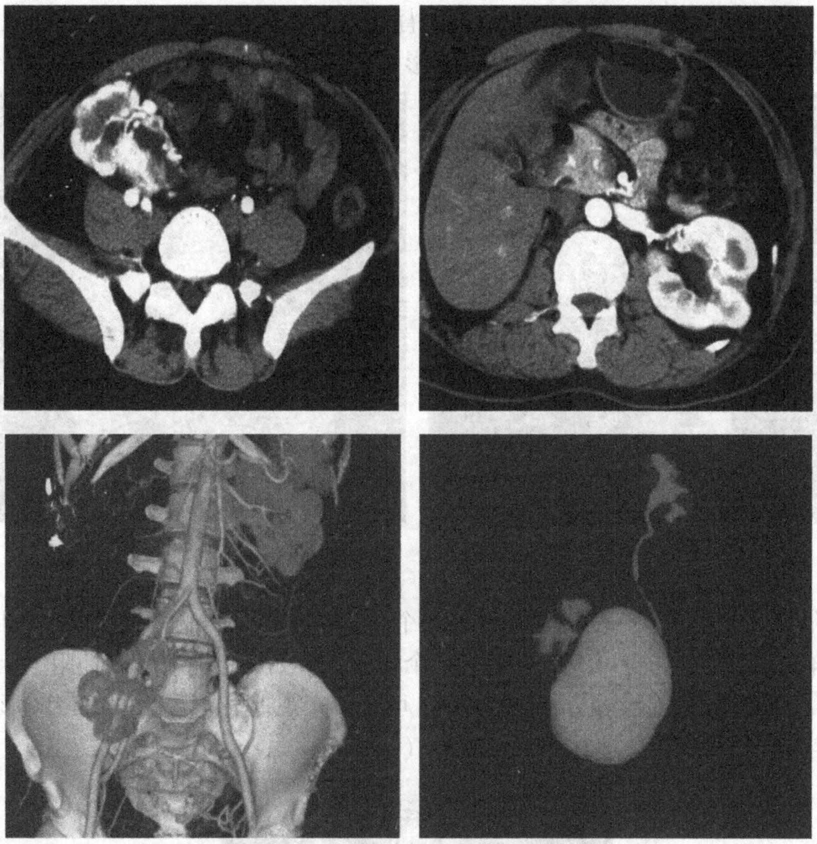

图 12－1　异位肾

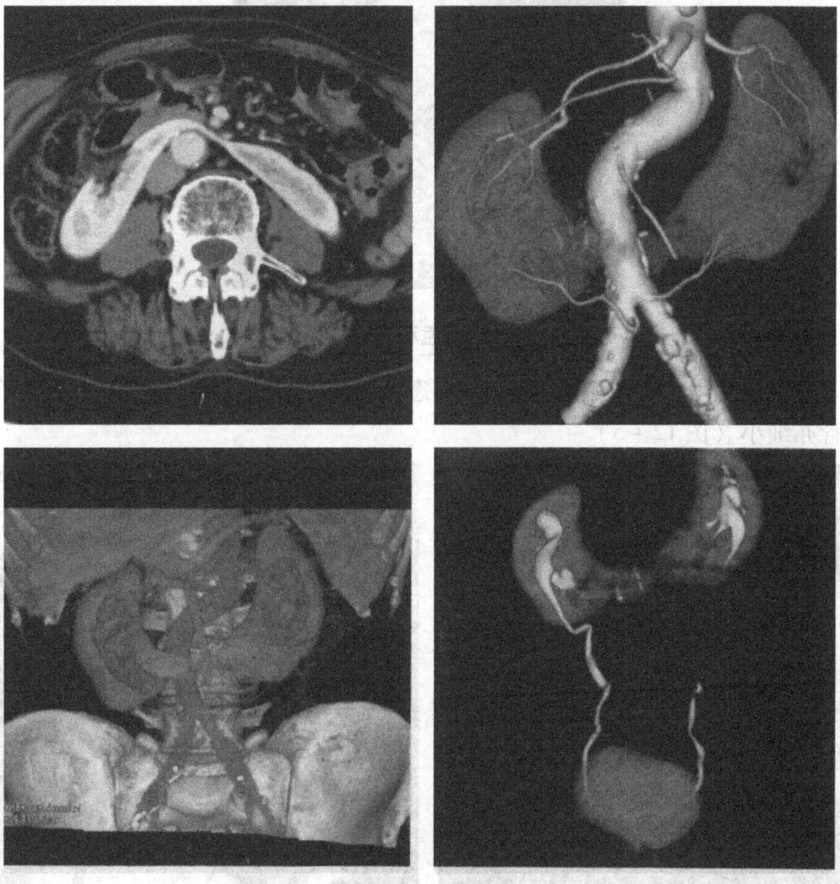

图 12－2　马蹄肾

（3）孤立肾：表现为一侧无肾或有很小残迹，肾窝内被周围组织充填，对侧肾大小可正常或代偿性增大。增强扫描代偿肾增强正常而对侧无增强肾影（图 12－3）。

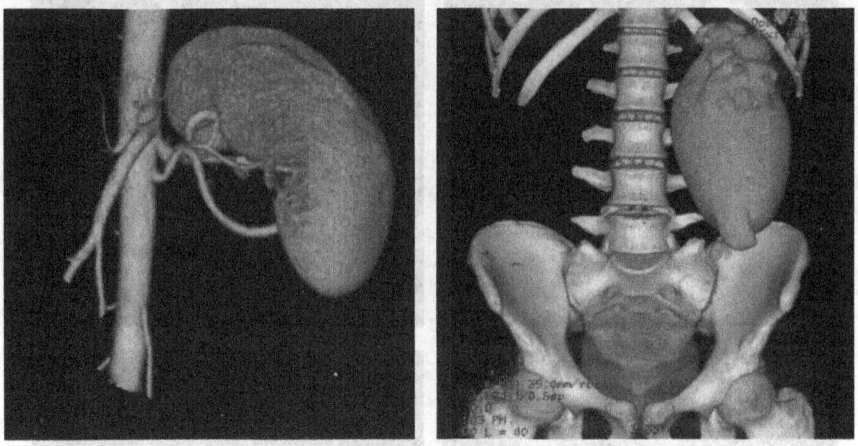

图 12－3　孤立肾

（4）双肾盂和双输尿管畸形：表现为一侧有两个肾，增强扫描一侧可见到两个圆形输尿管，两者可并行，最后各自开口于膀胱，也可中途会合成一个输尿管。如一个输尿管有梗阻，相应肾可见肾盂肾盏扩张。MSCT 的多平面重建像及尿路成像（CTU）可全面直观地显示肾脏的重复畸形，重复的两肾体上下排列，紧密相连，同侧肾整体往往较对侧狭长（图 12－4）。

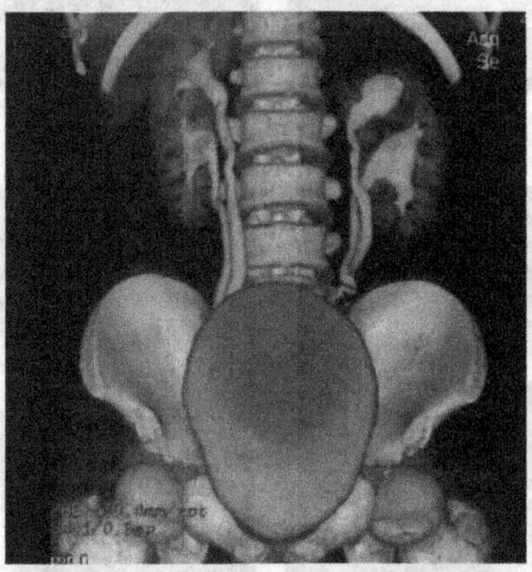

图 12－4　双肾盂和双输尿管畸形

（5）肾发育不全：表现为一侧肾体积变小，形态不规则。增强扫描该侧肾皮质变薄，肾盂小，肾动脉细小，输尿管亦细小（图 12－5）。

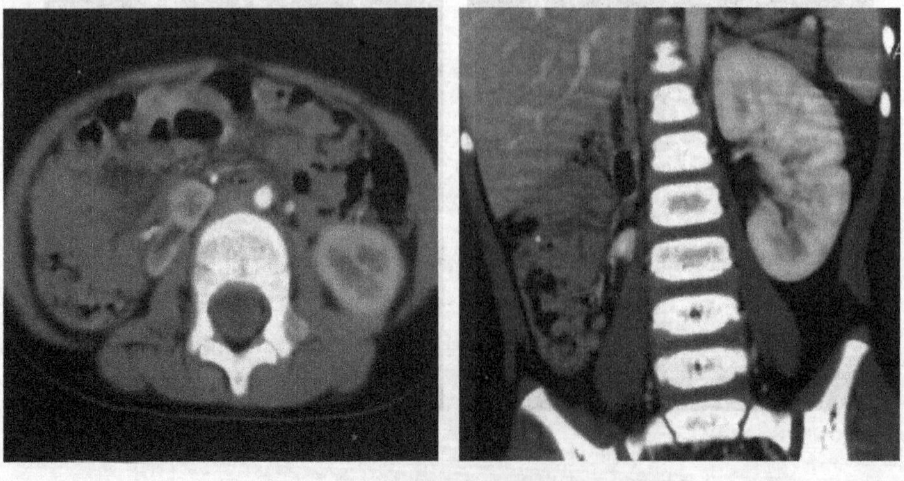

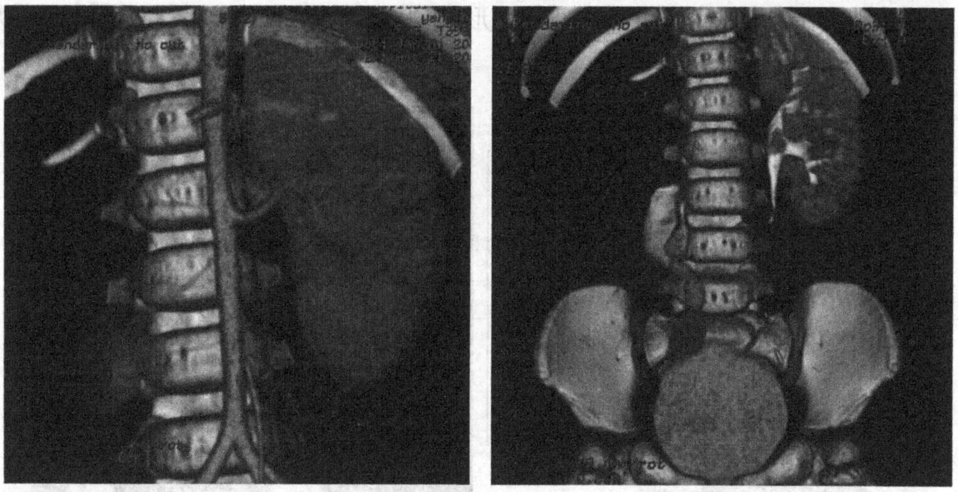

图12-5　左肾发育不全

（三）诊断与鉴别诊断

（1）异位肾：低位的异位肾应与肾下垂和游走肾鉴别。肾下垂是由于肾脏支持结构松弛所致，影像学特征是立、卧位变换体位时，肾盂位置变化超过一个椎体高度，而异位肾无明显活动度且输尿管短小。游走肾常位于中上腹部，输尿管长度正常，变换体位时，常有明显的活动度。此外，对于形态和旋转异常的移位肾还应注意与其所在部位肿瘤鉴别。

（2）马蹄肾：马蹄肾的特征是两侧肾上极或下极相连，且多为下极相连，CT能明确显示这种特征，尤其是MSCT的MPR像，可直观显示双肾的整体形态和位置关系。

（3）孤立肾：对单肾的CT诊断要结合临床病史，排除一侧肾切除的可能性，必要时须扩大扫描范围，除外游走肾和异位肾。

（4）双肾盂和双输尿管畸形：以往尿路造影是诊断肾盂输尿管重复畸形的首选方法，征象明确，但当上肾盂输尿管积水时，IVP难以显示其畸形，而CT检查，特别是CTU则可明确诊断，目前已逐步取代IVP，被临床广泛应用。

（5）肾发育不全：先天肾发育不全要注意与慢性肾盂肾炎和肾血管病变所致的后天性肾萎缩鉴别，后者主要是肾实质萎缩而肾盂肾盏无明显变小，且慢性肾盂肾炎所致的肾萎缩形态不规则，有瘢痕性切迹，肾血管病变造成的肾萎缩在血管造影上可显示肾动脉的不同程度的肾动脉狭窄，而肾发育不全时肾动脉仅显示细小。

二、输尿管先天畸形

（一）概述

（1）下腔静脉后输尿管：正常输尿管位于腰大肌前方，沿下腔静脉外后走行。胚胎时期由于血管发育异常，输尿管向正中走行至腔静脉内侧，然后在下腔静脉和主动脉之间穿出，再下行入膀胱。因此，输尿管位于下腔静脉和脊柱之间易受挤压，发生梗阻引起输尿管积水、结石。腔静脉后输尿管发生率大约0.1%，男性为女性2~3倍。

（2）输尿管囊肿：输尿管囊肿为输尿管末端在膀胱内形成的囊状膨出，原因不明，多认为输尿管口先天性狭窄致膀胱壁内段扩张并突入膀胱所致，约50%病例上段尿路发生扩张、积水。本病多见于成年女性。临床上，可无症状或有梗阻、结石、感染等表现。

（二）CT表现

（1）下腔静脉后输尿管：CT增强扫描显示含对比剂的输尿管位于下腔静脉后或腔静脉与脊柱之间，其上方输尿管扩张。

（2）输尿管囊肿：在膀胱三角区可发现薄壁圆形结构，其内为尿液密度，而壁的密度类似于膀胱壁。CTU 表现与 IVP 所见类似（图 12－6）。

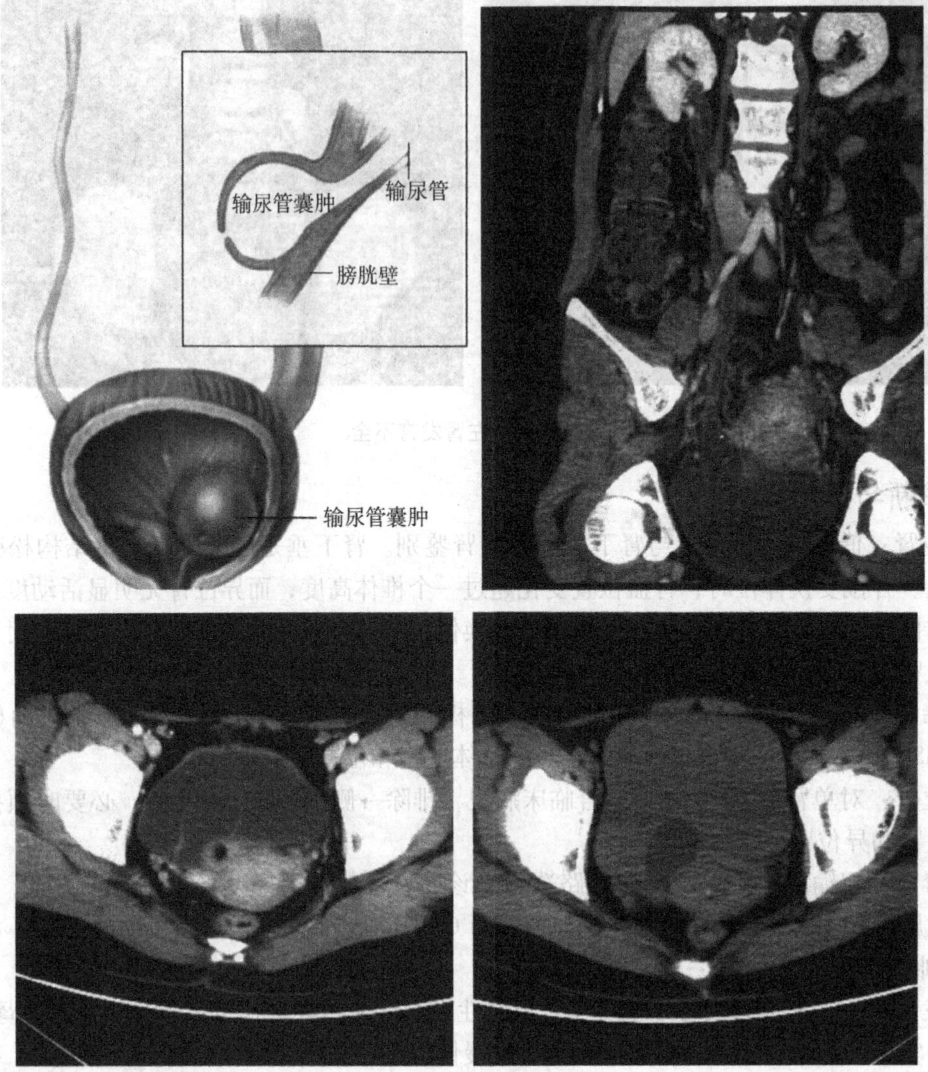

图 12－6　输尿管囊肿示意图

（三）诊断与鉴别诊断

（1）下腔静脉后输尿管：CT 有助于确定输尿管移位或异常的原因。输尿管位置异常除先天变异外，还可见于腰大肌肿胀、肿瘤、主动脉瘤、腹膜后淋巴结肿大、腹膜后脂肪变和腹膜后纤维变等疾病，CT 扫描能够予以正确诊断。

（2）输尿管囊肿：输尿管囊肿影像学表现具有特征性，诊断一般不难，但若一种诊断有困难，如 IVP 难与膀胱肿瘤、前列腺肥大相鉴别时，可结合其他影像检查方法，多能明确诊断。

（蒋沫轩）

第二节　泌尿系结石

泌尿系结石亦称尿路结石，是泌尿系常见病。结石可位于肾盂、肾盏直至尿道的任何部位。本病多见于青壮年，其中 20～50 岁发病率最高，约占 90%，男性多于女性。

泌尿系结石往往由多种成分组成，包括草酸钙、磷酸钙、胱氨酸盐、尿酸钙和碳酸钙等，但多以某一成分为主，在我国以草酸钙、磷酸钙或其混合物为主的结石最为常见。不同成分组成的结石的发生率不同，其密度和形态也各不相同。以草酸钙为主的结石最常见，占全部结石的 70% ~80%，密度高，多为类圆形、椭圆形或形状，表面可光滑或有棘状突起而呈桑葚状；磷酸盐为主的结石也较常见，密度高，常较大，发生在肾盂肾盏时可呈鹿角状，小的结石则为圆形或沙粒装；尿酸盐为主的结石常较小，呈圆形或椭圆形，单纯尿酸盐结石密度较低，若为混合型结石，则密度常高低相间，切面上呈分层表现；胱氨酸为主的结石，少见，常为小圆形，可多发，密度低。

一、肾结石

（一）概述

肾结石在泌尿系结石中居首位，20 ~50 岁为多发年龄，男多于女。通常为单侧，约 10% 为双侧性。结石可为单发或多发。肾结石引起的病理性改变为梗阻、积水、感染和黏膜损伤。

临床上，肾结石的典型症状为疼痛、血尿。其疼痛可表现为绞痛和钝痛，常向下腹部和会阴部放射。血尿多为镜下血尿，少数可见肉眼血尿。如并发感染，则出现尿频、尿急、尿痛和脓尿。

（二）CT 表现

（1）CT 平扫：即能发现肾盂、肾盏内的高密度结石影，而某些平片难以发现的阴性结石也可在 CT 片上得以显示。值得注意的是，肾盂、肾盏内较小的结石不易与肾窦区肾动脉壁的钙化影鉴别，特别是老年人的动脉壁有多处钙化时。

（2）CT 增强检查：早期扫描有助于鉴别，若高密度影位于动脉壁则应为钙化（图 12 –7，图 12 –8）。

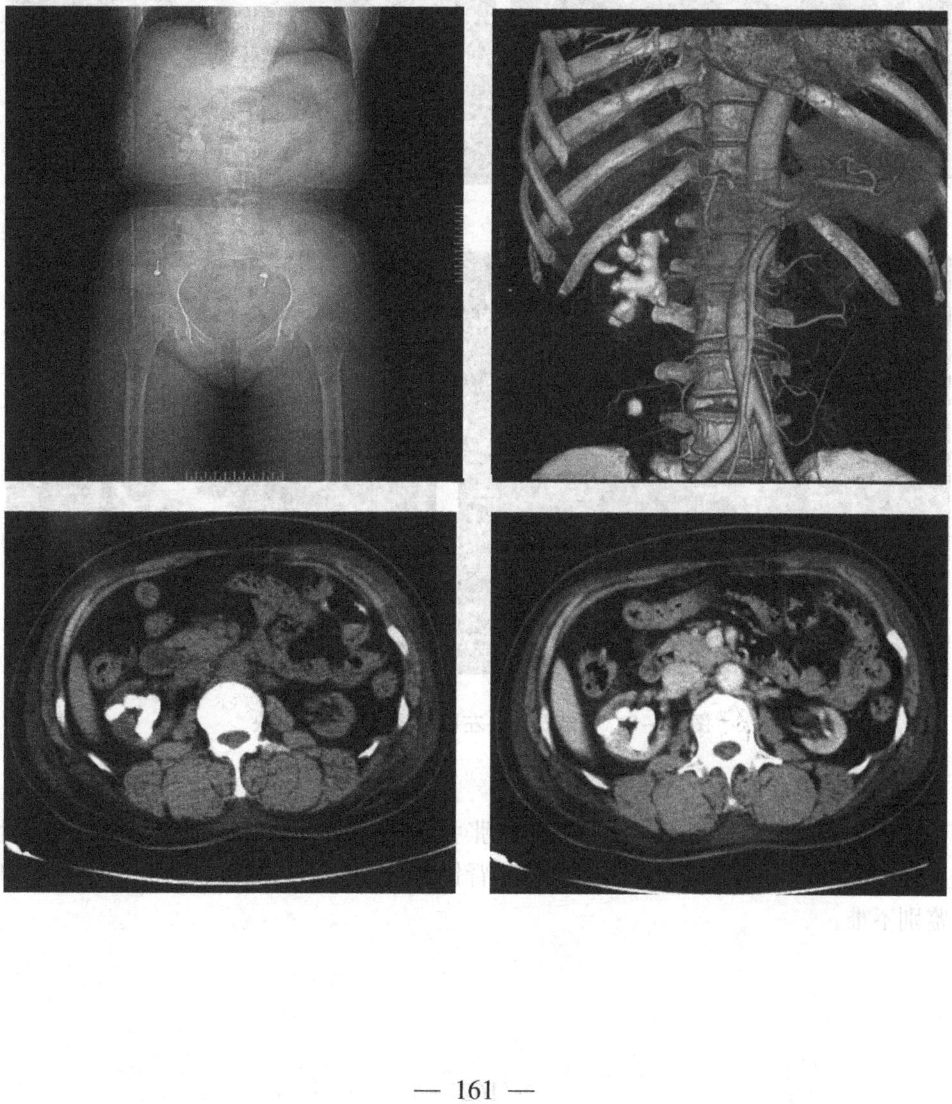

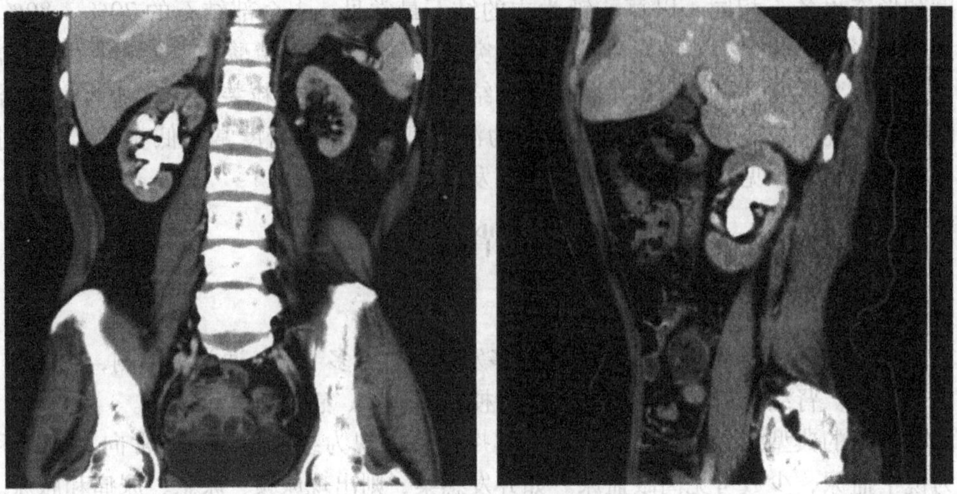

图 12－7　肾铸型结石

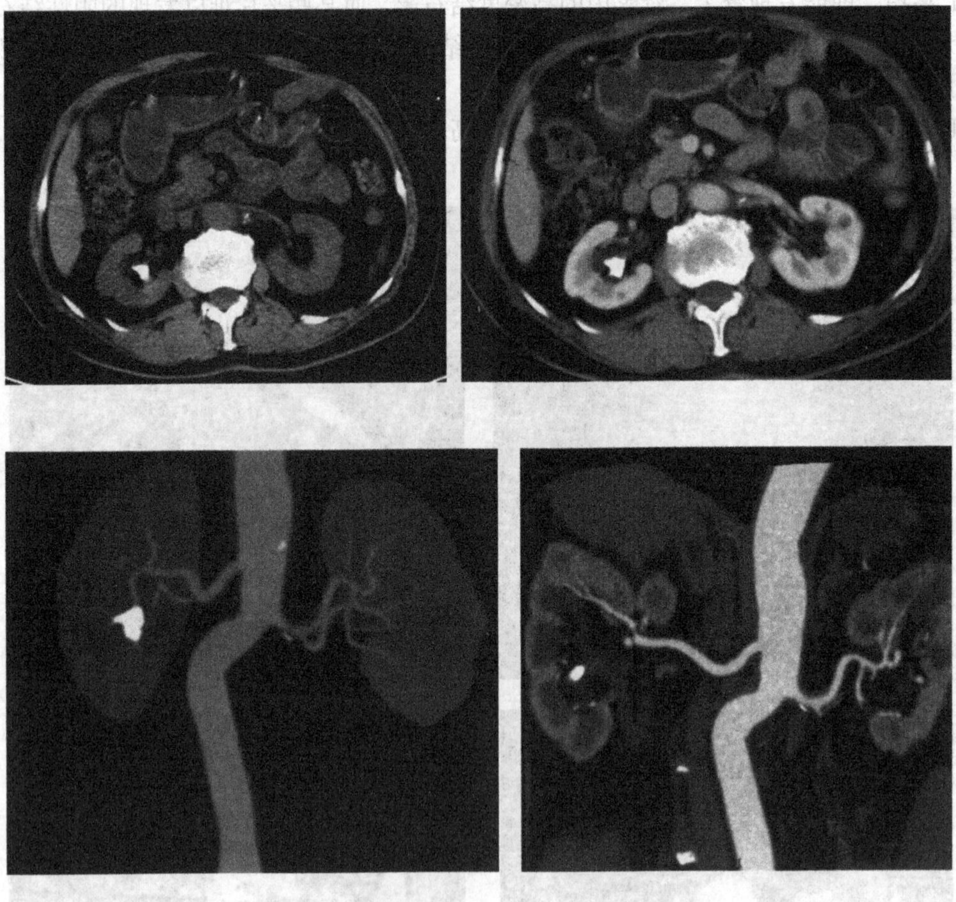

图 12－8　肾结石合并左肾动脉近段钙化斑块

（三）诊断与鉴别诊断

肾结石主要应与髓质海绵肾（双侧集合系统扩张并细小钙化）和肾钙质沉着症（双侧性，见于高钙血症和肾血管酸中毒）鉴别，后两者钙化均位于肾锥体处，且为双侧多发性，CT 均可清晰显示这些特征，通常鉴别不难。

二、输尿管结石

（一）概述

输尿管结石也是泌尿系常见结石，多为小的肾结石下移所致，易停留在 3 个生理性狭窄处。输尿管结石易发年龄为 20～50 岁，男性多见。临床上，输尿管结石除可造成黏膜刺激和引起出血外，还使其上方尿路不同程度扩张积水。主要症状为突发性肋腹部绞痛并向会阴部放射，同时伴有血尿。继发感染时，出现尿频、尿急和尿痛等膀胱刺激症状。当引起肾明显积水时，腹部可触及包块。

（二）CT 表现

平扫即可发现输尿管走行区的高密度影，通常较小，横断面呈点状或结节状，其上下径一般大于左右径和前后径。上方的输尿管有不同程度扩张，并于高密度影处突然截断。当输尿管走行区仅发现高密度影，而其上方尿路无明显扩张积水时，须行增强 CT 延迟扫描，可见平扫的高密度影与强化的输尿管重叠，从而确认其在输尿管内（图 12－9，图 12－10）。

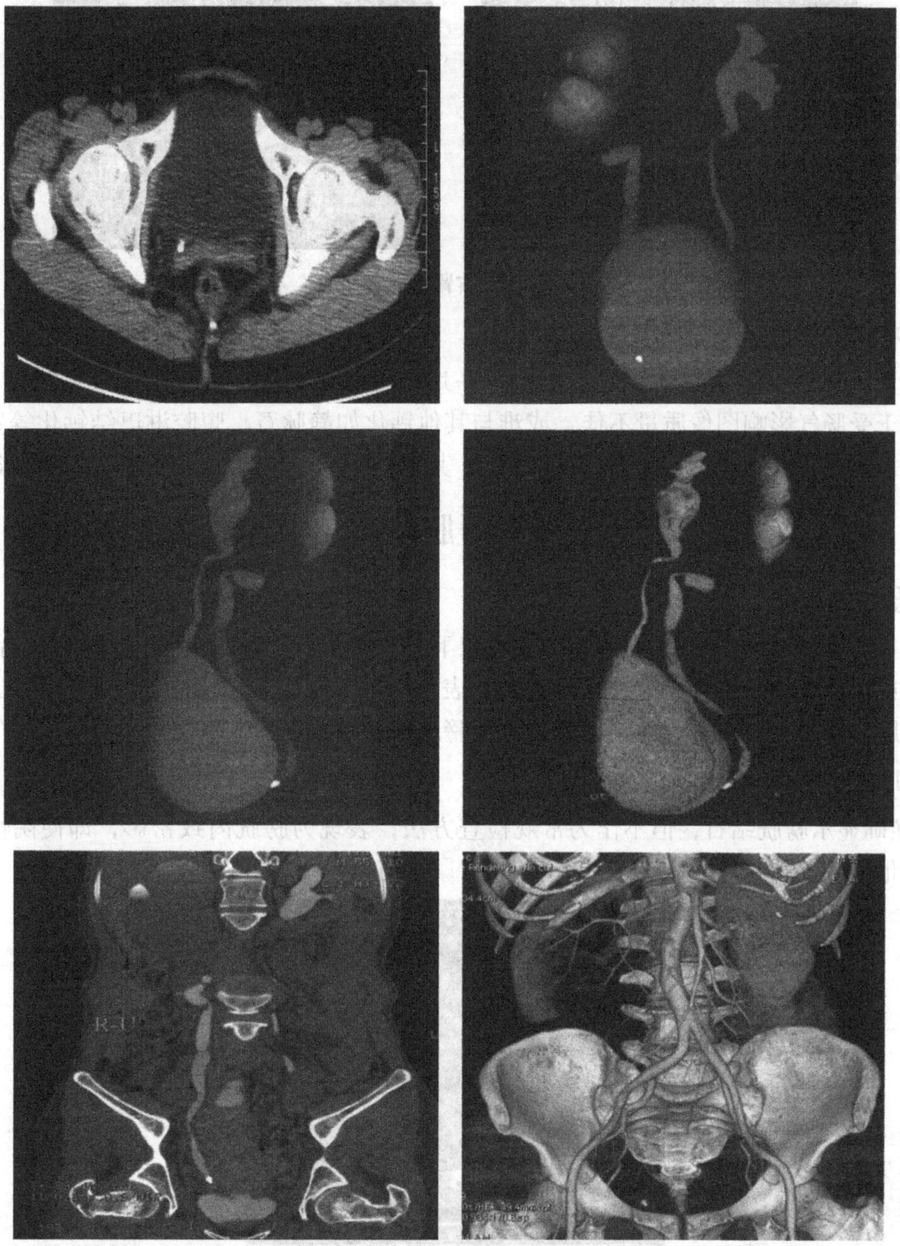

图 12－9　右输尿管末端结石

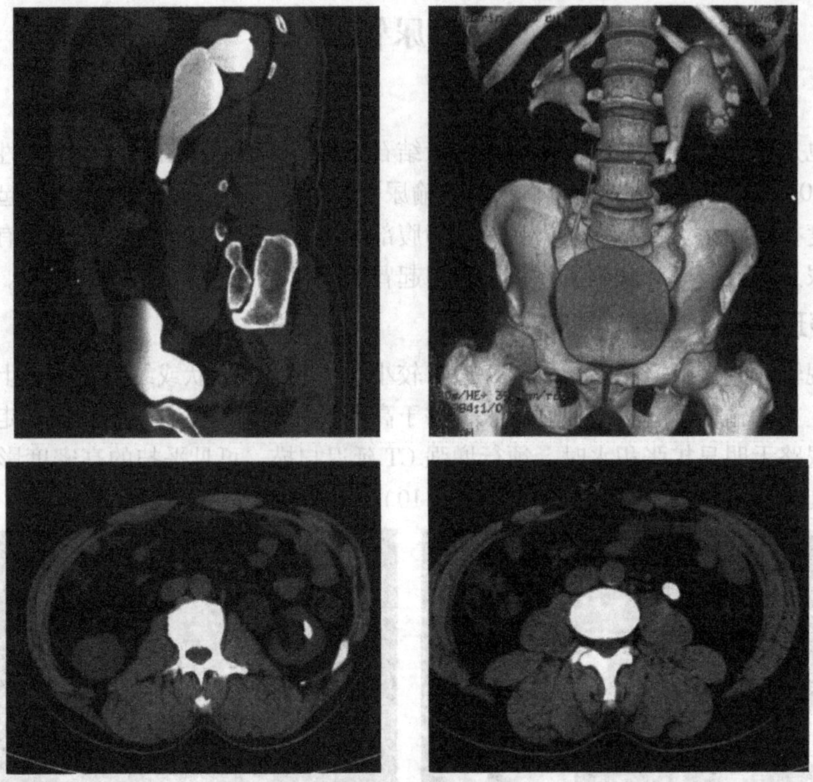

图 12－10　右肾输尿管结石

（三）诊断与鉴别诊断

当临床疑为肾和输尿管结石时，常以 X 射线平片作为初查方法，表现典型的阳性结石诊断不难。若平片检查由于受肠气影响图像质量不佳，或难与其他钙化如静脉石、腹腔淋巴结钙化等鉴别，以及怀疑为阴性结石，则应行尿路造影、超声或 CT 检查。其中，CT 平扫结合增强检查能获得较准确的诊断。

三、膀胱结石

（一）概述

膀胱结石主要见于男性，多为老年人和 10 岁以下儿童。结石分原发和继发两种，前者形成于膀胱，后者有肾结石或输尿管结石下降而成。临床上主要表现为排尿疼痛、尿流中断、尿频、尿急和血尿等。当结石阻塞膀胱出口时，可致上方尿路扩张积水，膀胱壁增厚，也可发生假性憩室。

（二）CT 表现

CT 虽能准确显示膀胱结石，但不作为常规检查方法，表现为膀胱内致密影，即使阴性结石，密度也显著高于其他病变（图 12－11）。

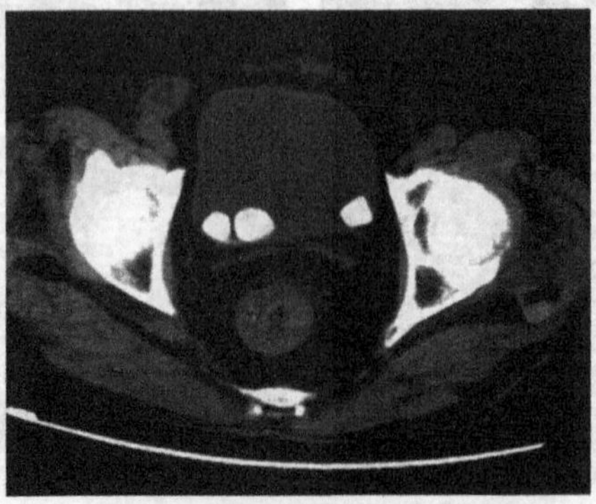

图 12－11　膀胱结石

（三）诊断与鉴别诊断

由于结石在 CT 平扫图像上密度明显高于其他膀胱内占位性病变，故易于诊断和鉴别。

（蒋沫轩）

第三节　泌尿系感染性疾病

一、泌尿系结核

（一）概述

泌尿系结核多为继发性，来源于身体其他部位结核灶。泌尿系结核中最重要的是肾结核，而输尿管和膀胱结核多继发于肾结核。

（1）肾结核：肾结核常继发于身体其他部位的结核，肺结核是主要的原发灶，其次是骨关节结核。发病年龄多在中、青年，以往有结核病史。临床上，早期多无明显症状，当感染波及肾盂、肾盏或输尿管、膀胱后，则出现尿频、尿痛、脓尿或血尿，并有消瘦、乏力和低热等全身症状及血沉加快、肾功能受损等实验室改变。

肾结核初期为皮质感染，进展后蔓延至髓质，并形成干酪性坏死灶。肾乳头受累则发生溃疡，继而造成肾盏和肾盂破坏。病变向下蔓延则引起输尿管结核，致管壁增厚、僵直和管腔狭窄、闭塞。肾结核灶可发生钙化，甚至全肾钙化，称为肾自截。

（2）输尿管结核：输尿管结核多由同侧肾结核向下蔓延所致，也可为膀胱结核随尿液反流而发生的逆行感染。病变早期，输尿管黏膜破坏，溃疡形成，管径扩大；后期因结核性肉芽肿形成，管壁增厚、僵直，管腔狭窄甚至闭塞。病变的输尿管也可多发生部分乃至全部钙化。临床上，输尿管结核同肾结核。

（3）膀胱结核：膀胱结核多由肾、输尿管结核蔓延而致。初期膀胱黏膜充血、水肿，形成不规则溃疡和（或）肉芽肿，始于患侧输尿管入口处，其后蔓延至三角区乃至全部膀胱。病变晚期，肌层广泛受累，膀胱壁增厚并发生挛缩。临床上，膀胱结核的典型表现为尿频、尿急、脓尿和血尿。

（二）CT 表现

（1）肾结核：随病变发展阶段不同而表现各异。早期结核分枝杆菌经血流播散至双肾，引起双肾皮质肾小球血管丛病变，此时，CT 检查肾无阳性发现；当病变发展，干酪化而形成寒性脓肿，破坏肾乳头，侵犯肾盂肾盏时，CT 可见单侧或双侧肾脏增大，肾实质内有单发或多发的大小不等、形态不一的略低密度灶，囊腔内或周边可有钙化斑。部分肾盏乃至全部肾盏、肾盂扩张，呈多囊状低密度影，密度高于尿液，常并有肾盂和输尿管壁的增厚。增强扫描寒性脓肿腔内不增强，周边可见环形增强。病变局部肾盏可有不规则破坏或对比剂充盈不佳。脓肿大则可压迫肾皮质，使肾皮质变薄，肾形态不规则。脓肿如溃破到肾包膜外，CT 可见肾周间隙弥漫性软组织增厚影，常可形成寒性脓肿。肾结核晚期肾功能丧失，肾萎缩变小，全肾弥漫性钙化，即“肾自截”（图 12－12、图 12－13）。

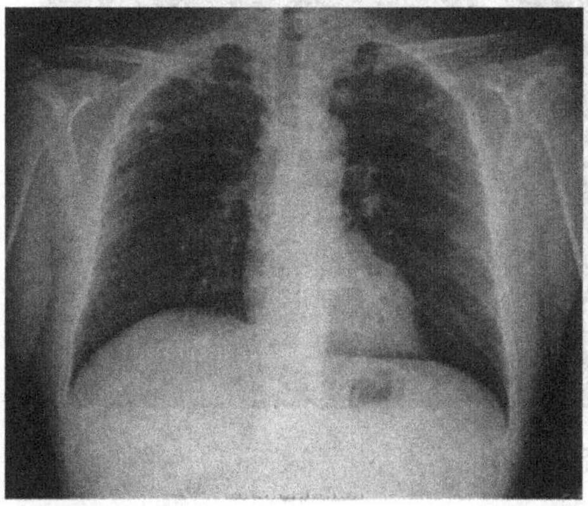

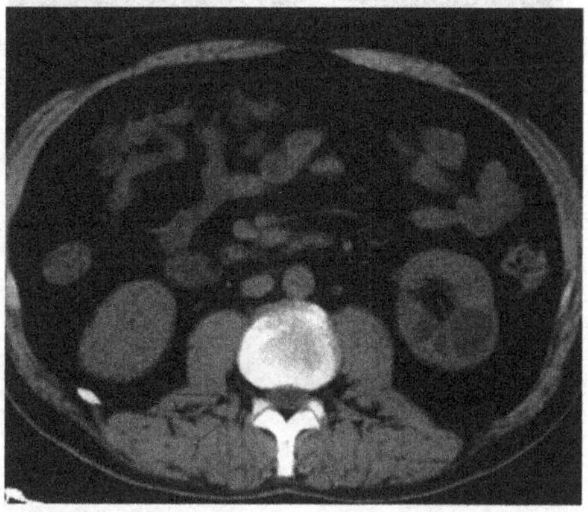

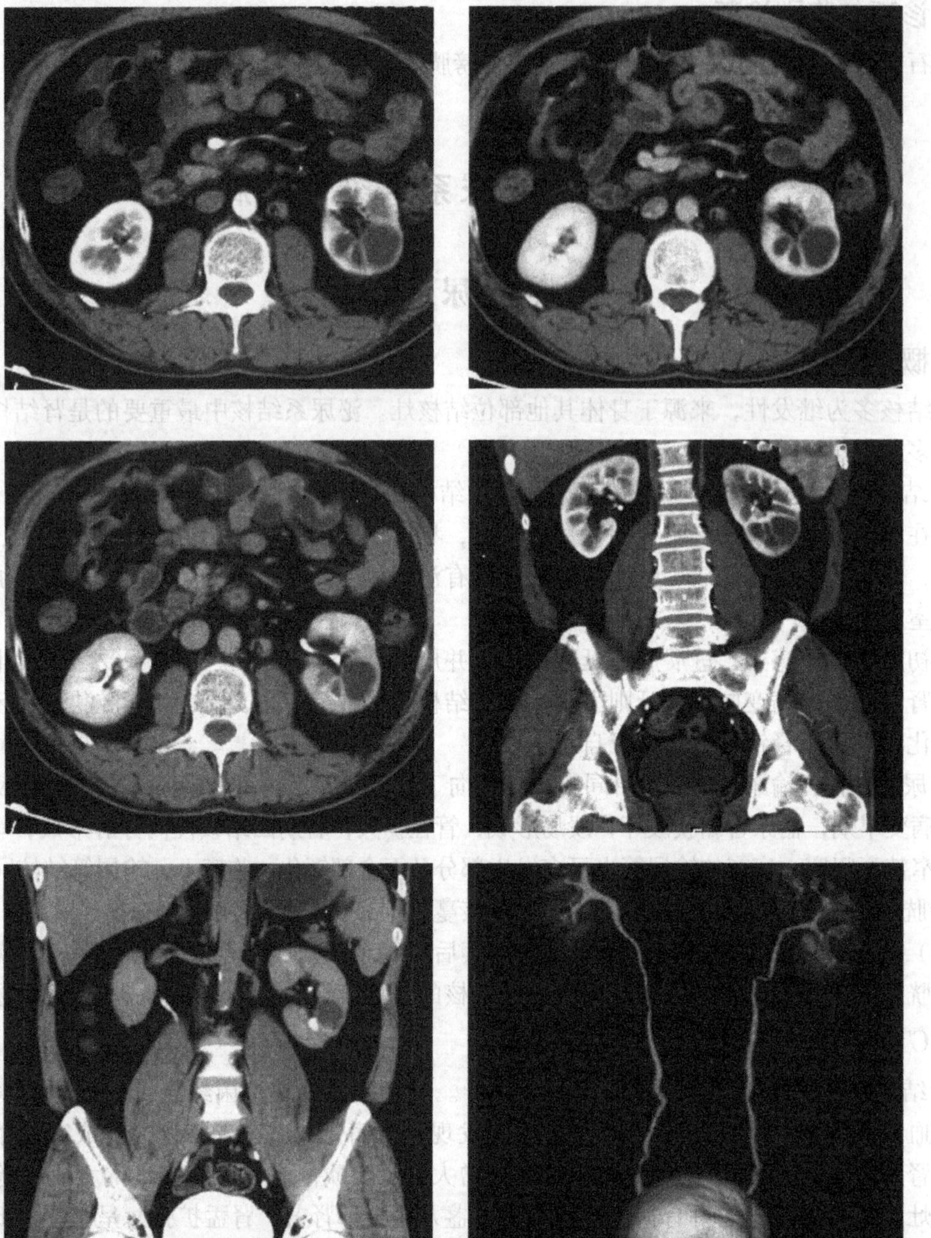

图 12－12　肾结核、肺结核

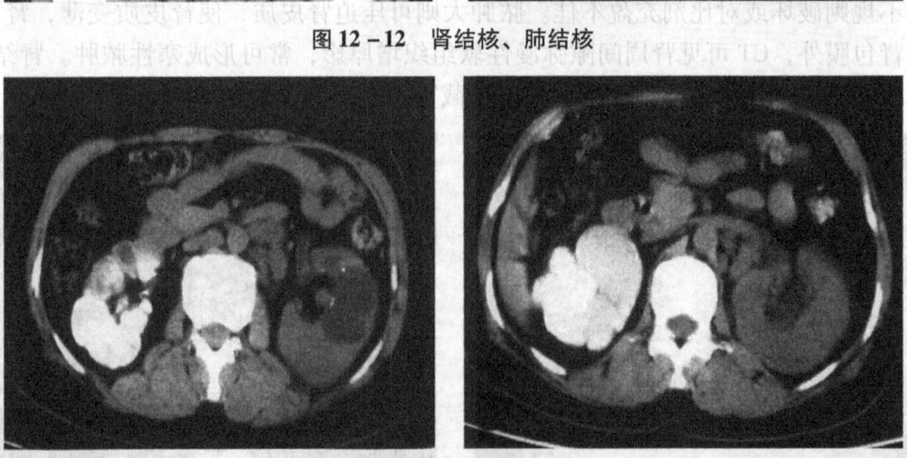

图 12－13　肾结核钙化

（2）输尿管结核：早期输尿管结核常无异常发现或轻度扩张，后期则显示输尿管管壁增厚，管腔呈多发不规则狭窄与扩张，可累及输尿管全程。CTU 能多角度显示输尿管形态改变，对诊断有较大帮助（图 12－14、图 12－15）。

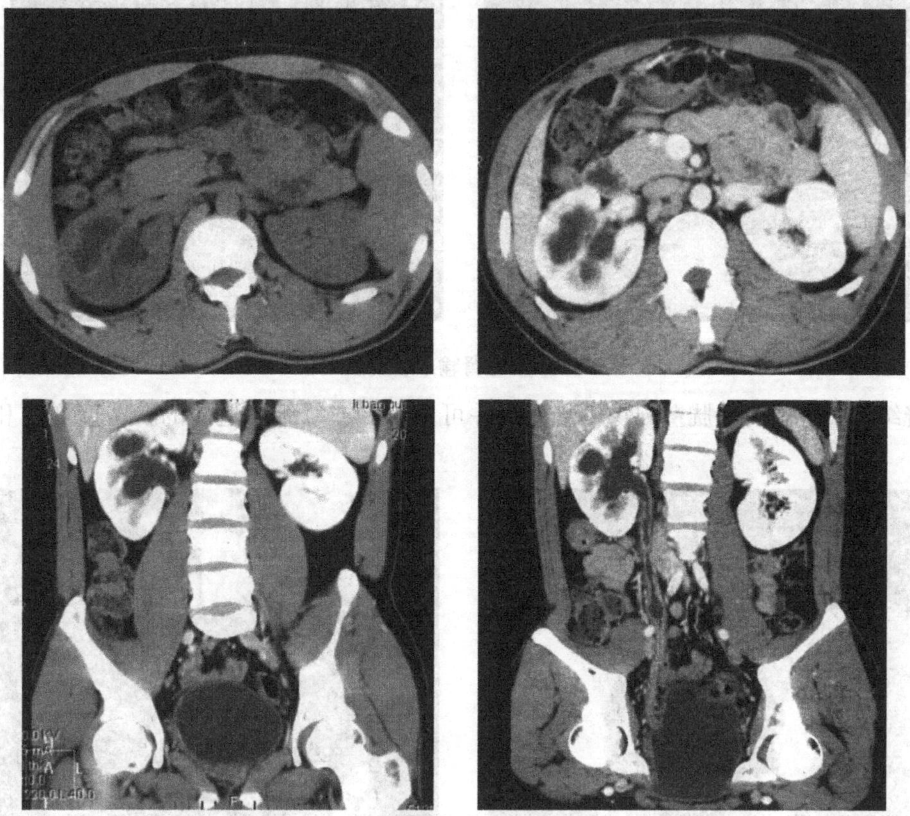

图 12－14　右肾输尿管结核

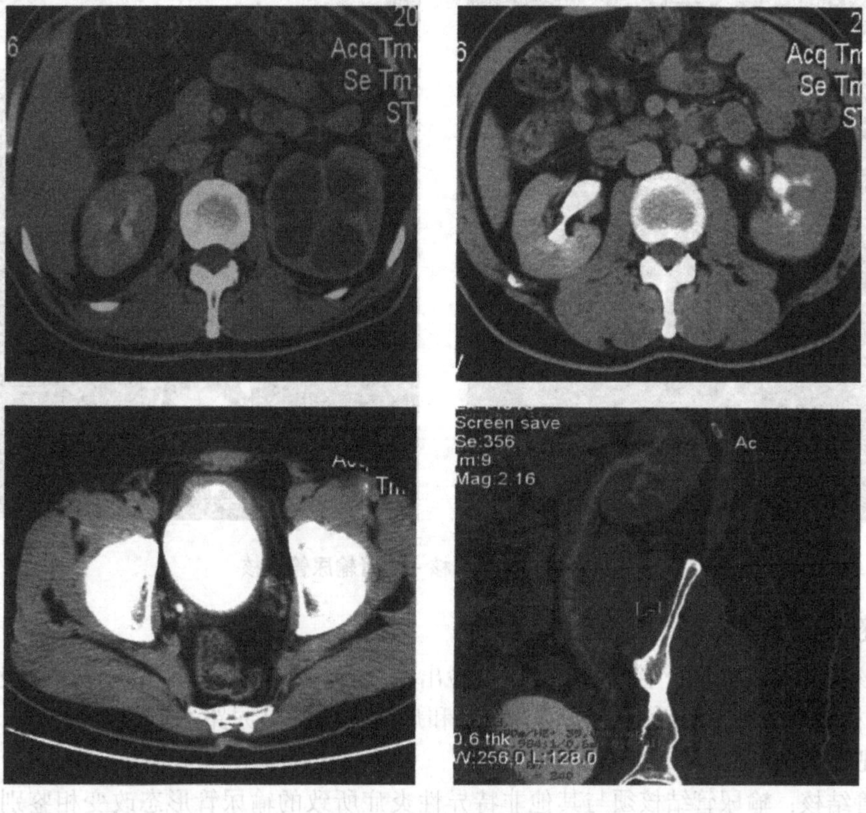

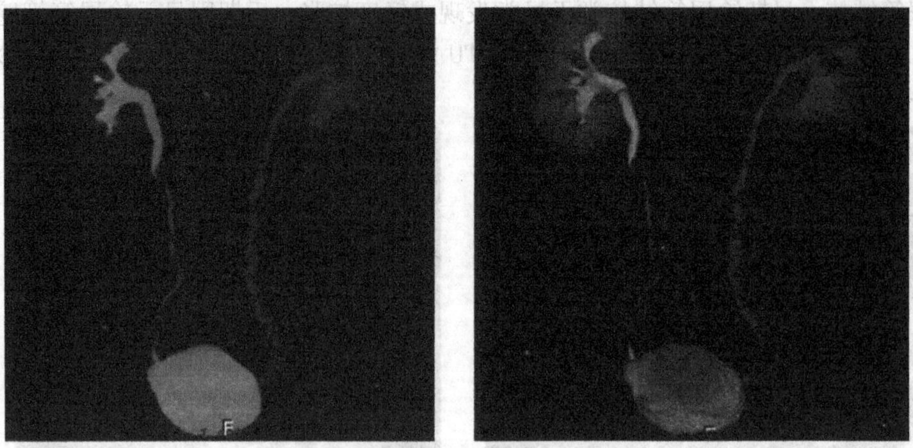

图 12－15　左肾输尿管膀胱结核

（3）膀胱结核：表现为膀胱壁内缘不规则，并可见水肿或纤维化造成的膀胱壁增厚和膀胱腔变小（图 12－16）。

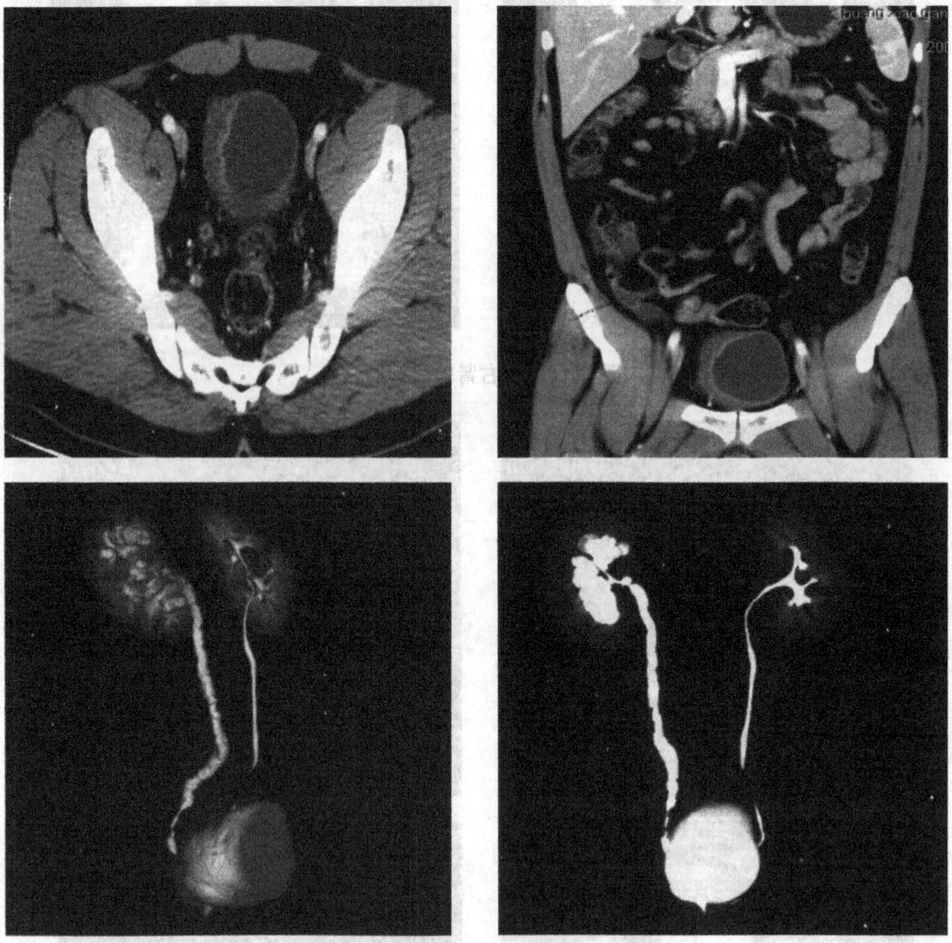

图 12－16　膀胱结核＋右肾输尿管结核

（三）诊断与鉴别诊断

（1）肾结核：肾结核的诊断主要依赖于尿中检出结核杆菌和相应的临床及影像学表现，后者多以尿路造影和 CT 检查为主，可显示病变范围、程度和病期，特别是尿路造影能显示早期肾盏改变，CT 则能敏感地发现病灶钙化，均有助于正确诊断。

（2）输尿管结核：输尿管结核须与其他非特异性炎症所致的输尿管形态改变相鉴别，前者在 CTU

检查时，输尿管呈串珠状、笔杆状等特征性表现，并存的肾结核亦为诊断的可靠依据，结合临床典型表现，不难作出诊断。

（3）膀胱结核：膀胱结核晚期须与慢性膀胱炎鉴别。后者虽也有膀胱壁的增厚与体积变小，然而多合并假性憩室，并无输尿管相应改变，两者的临床表现也不相同，一般不难鉴别。

二、肾脓肿

（一）概述

肾脓肿多由血源性感染所致，也可由尿路逆行性感染引起。肾皮质内形成数个小脓肿，也可侵入肾髓质，小脓肿逐渐融合为较大脓肿及肾脓肿。约一半肾脓肿的感染蔓延至肾被膜并侵入肾周间隙，而形成肾周脓肿。

临床上，表现为突然起病，发热、肾区叩痛和肌紧张，尿中白细胞增多，尿培养可有致病菌生长。

（二）CT 表现

肾脓肿表现因病期不同而有所差异。在早期炎症期，脓肿尚未局限化，表现为肾实质内略低密度肿块，增强检查可有轻度不规则强化；在脓肿成熟期，表现为类圆形均一低密度灶，边缘清晰或模糊，周边有厚度不一的略高密度环围绕，增强检查呈明显环状强化，代表脓肿壁，而中心低密度区无强化，为脓腔，部分脓腔内还可见低密度气体影。肾脓肿感染蔓延至肾周间隙时可见肾周脂肪密度增高。当并有肾周和肾旁脓肿时，表现肾周和肾旁脂肪间隙消失，代之以混杂密度肿块，内可有小气泡影，增强检查呈规则或不规则单发或多发环状强化（图 12－17、图 12－18）。

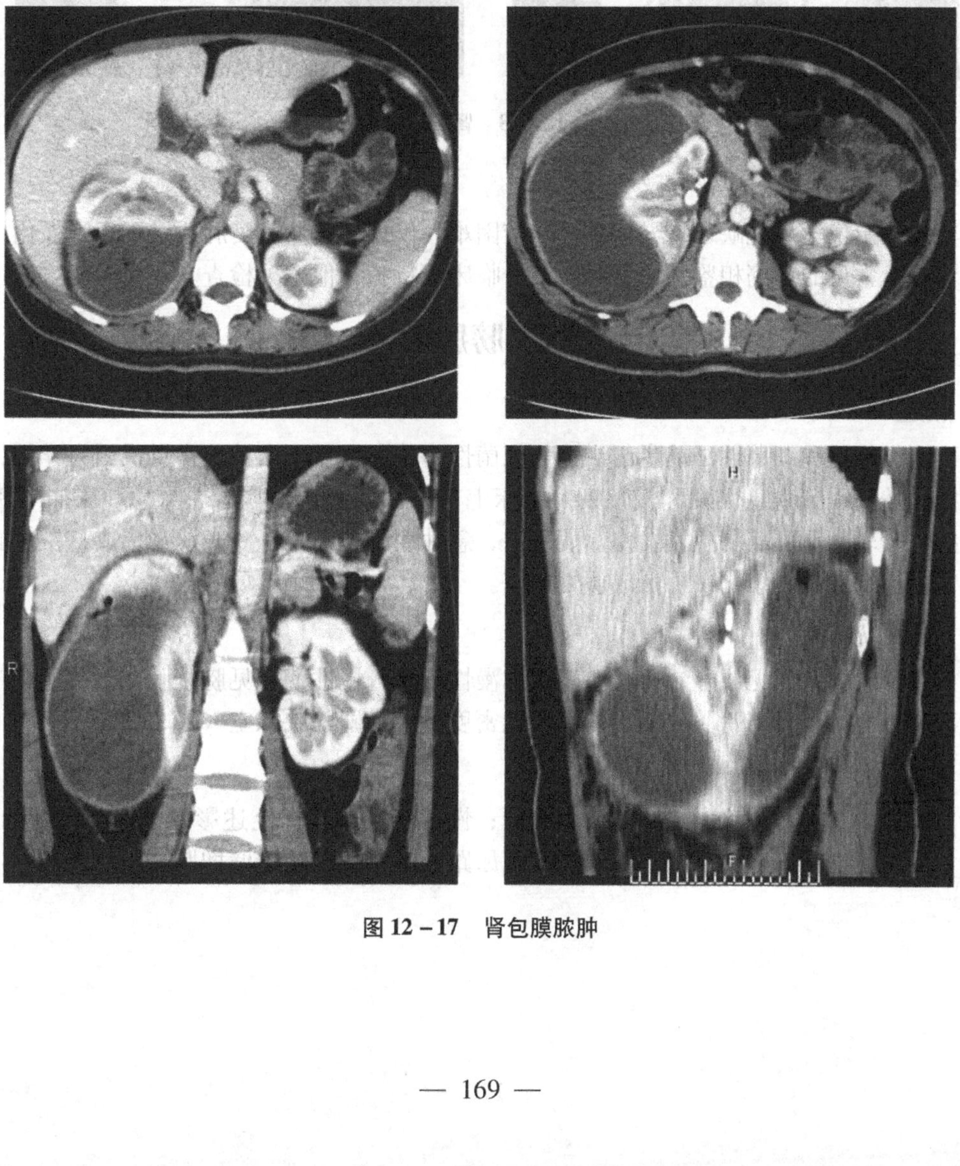

图 12－17　肾包膜脓肿

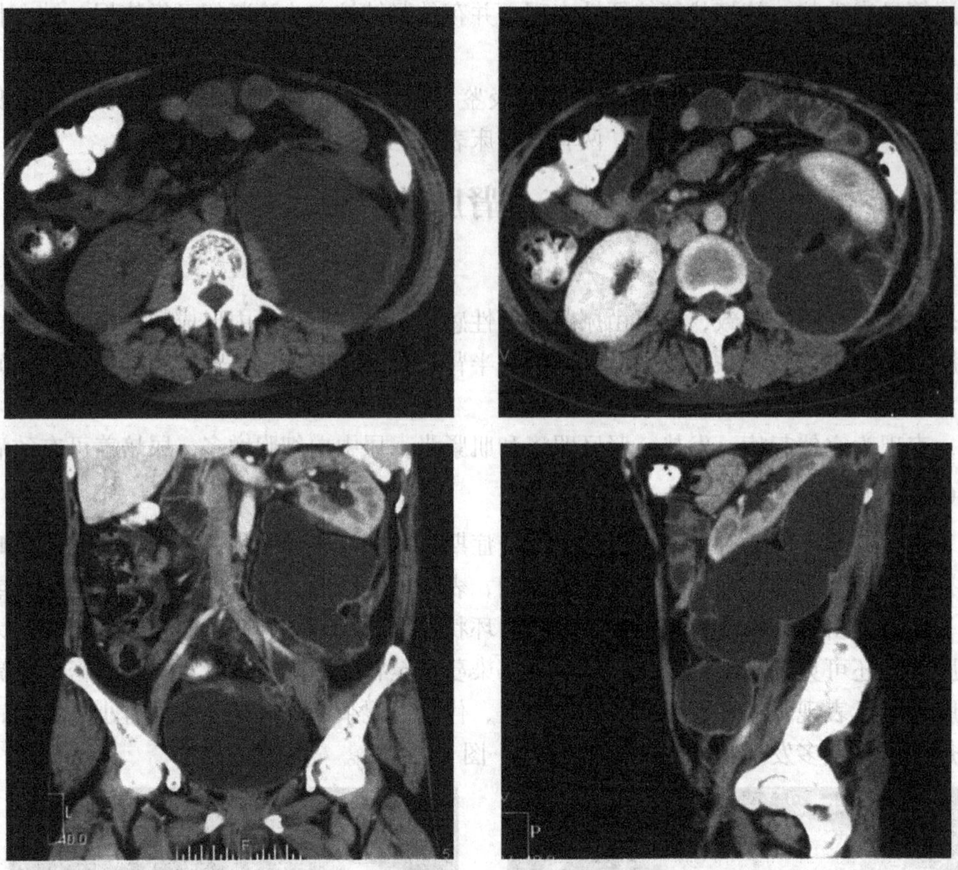

图 12-18 肾周脓肿

（三）诊断与鉴别诊断

肾脓肿早期的影像学表现缺乏特异性，诊断较困难，仅显示为低密度肿块及不规则强化，难以与肾肿瘤性病变特别是常见的肾癌相鉴别，此时应结合临床资料和其他相关检查。

三、膀胱炎

（一）概述

膀胱炎可为结核性和细菌性，前者已讲述。细菌性膀胱炎好发于女性，常见诱因为异物、结石、肿瘤和尿路梗阻，按病程分为急性期和慢性期。临床上，急性期表现为尿频、尿急、尿痛等膀胱刺激症状，慢性期症状较轻，但可反复急性发作。病理上，急性期膀胱黏膜有浅表溃疡形成，易出血，肌层因水肿而增厚，慢性期发生纤维化并可形成假性憩室。

（二）CT 表现

急性膀胱炎常无异常所见或显示膀胱壁轻度弥漫性增厚；慢性期可见膀胱腔变小，壁增厚，壁的内缘呈锯齿状改变。有时可见与膀胱腔相连的水样低密度囊腔，即膀胱憩室（图 12-19）。

（三）诊断与鉴别诊断

急性膀胱炎很少行影像学检查，临床即可确诊；慢性膀胱炎根据上述影像学表现，结合临床资料，也不难作出诊断。鉴别诊断包括结核性膀胱炎和下尿路梗阻所致的膀胱壁增厚。

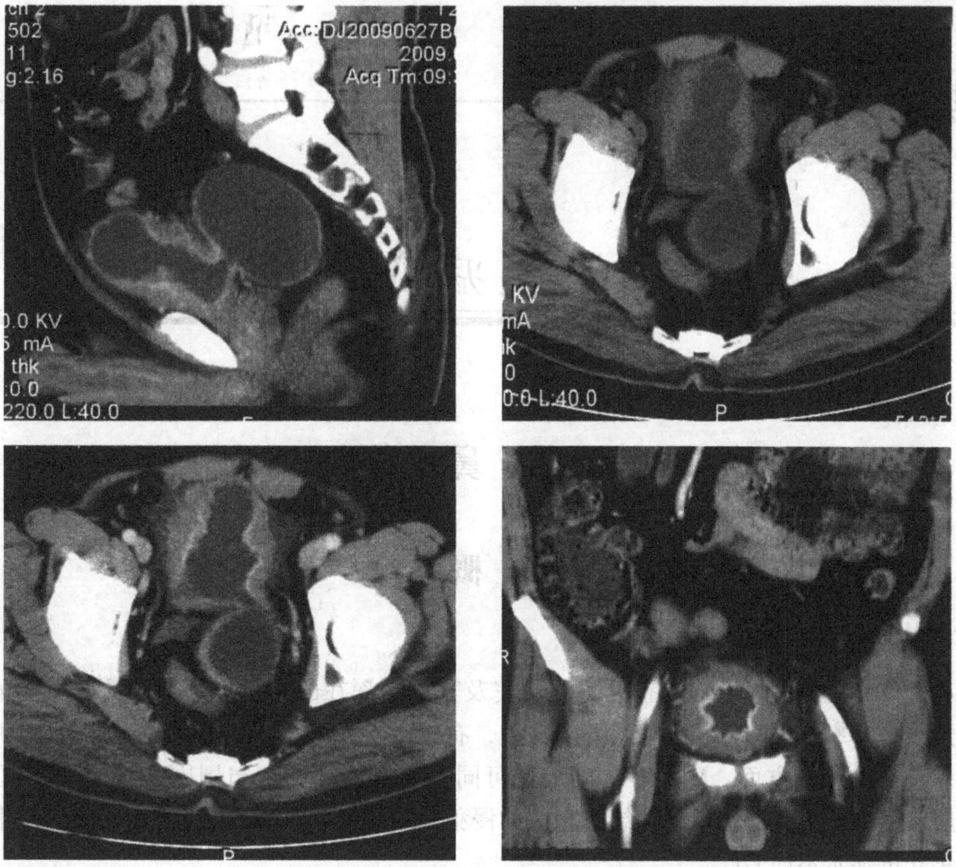

图 12－19 慢性滤泡性膀胱炎合并膀胱憩室

（刘瀚阳）

第十三章

呼吸系统疾病 MRI 诊断

第一节　鼻及鼻窦

一、概述

（一）适应证

外鼻及鼻腔基本上可由临床直接查见，但鼻窦及其周围深在的结构则有赖于影像学检查，MRI 具有较好的软组织分辨率，可较好反映软组织的特性，有时可区分积液的性质，区别炎症与肿瘤，鉴别纤维瘢痕与肿瘤复发；另一方面，MRI 多平面成像可同时显示鼻和鼻窦与周围结构，如眼眶、翼腭窝、颞下窝、颅底和颅内情况，能清晰地勾绘出病变的侵犯范围，提高对病变的定位、定量和定性能力。但 MRI 对骨及钙化的显示不如 CT。

（1）先天异常：如鼻腔闭锁，鼻中线囊肿，脑膜或脑膜脑膨出等。

（2）外伤 MRI 对骨折显示较差，故急性外伤患者不能配合者优先考虑 CT，但 MRI 可显示黏膜的肿胀，鼻窦积血，软组织挫伤等。

（3）炎症：如鼻窦急慢性炎症，肉芽肿性炎症，炎性息肉等。

（4）肿瘤及肿瘤样病变：如囊肿，良性乳头状瘤，血管瘤，神经鞘瘤，脑膜瘤，骨瘤，骨纤维异常增殖症，软骨瘤，鼻腔癌肿，上颌窦癌肿，筛窦及蝶窦癌肿等，MRI 可明确肿块属囊性或实性，区别病变为膨胀性或侵袭性，但良恶性病变的 MRI 信号改变无特异性，确诊需病理组织学检查。

（二）MRI 检查方法与技术

（1）注意事项：鼻及鼻窦与牙齿邻近，因此行该部位 MRI 检查前必须去掉义齿，对不能去掉义齿的患者，一般不能行 MRI 检查。

（2）线圈及序列：鼻及鼻窦检查通常采用头颅线圈，一般层厚 5mm，特殊结构如检查窦口鼻道复合体时用 2～3mm 薄层扫描，扫描范围应包括硬腭至额、筛窦平面。序列包括 T_1 及 T_2 加权像，一般来说 T_1WI 显示解剖结构较清楚，而 T_2WI 显示病变特性较好。在 T_1WI 像炎症、肿瘤、纤维瘢痕信号差别不大，在 T_2WI 则炎症信号较肿瘤为高，纤维组织仍为低信号，有利于病变的区别。

（3）扫描平面的选择：MRI 多平面成像能较好地显示病灶的范围及其与邻近组织结构的关系。横断面是最常用的检查平面，冠状面则显示上下窦壁及病变上下方的延伸情况较好，可根据所观察的结构不同选择不同的扫描层面，一般鼻腔疾病用横断面加冠状面；显示额窦、上颌窦及筛窦可采用横断面加冠状面，显示蝶窦病变用矢状面加冠状面较好。

（4）增强扫描：多数鼻窦肿瘤属小血管病变，强化不明显，但炎症病变强化较肿瘤明显，增强扫描有助于区别肿瘤与炎症，清楚地显示肿瘤的侵犯范围。此外，增强扫描对肿瘤颅内侵犯的显示更清楚，可较好地显示肿瘤沿神经孔播散及海绵窦侵犯，并可确定有无脑内侵犯；对手术及放疗后患者，增强扫描尚有助于鉴别肿瘤复发与纤维瘢痕。

（三）正常MRI影像表现（图13-1）

1. 外鼻及鼻腔 外鼻由鼻骨和鼻软骨以及附着的皮肤、肌肉等组成，呈上窄下宽的三棱锥形，突出于面部正中，鼻骨位于上部，软骨位于下部，鼻腔前庭由鼻翼围成，MRI图像上鼻骨 T_1 及 T_2 加权像均为低信号，软骨呈软组织信号。

鼻腔由鼻中隔分为左右两半，前通鼻前庭，后达鼻咽腔，顶为筛骨筛板，底为硬腭，呈顶窄、底宽的狭长腔隙，鼻中隔为鼻腔的内侧壁，前段为软骨，后段为骨质。鼻中隔常见弯曲或偏移，鼻腔侧壁附着上、中、下鼻甲，鼻甲下方的裂隙为鼻道，与鼻中隔两旁的总鼻道相连。

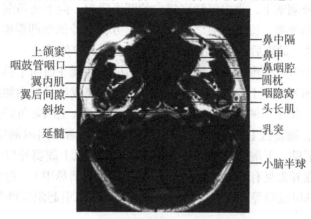

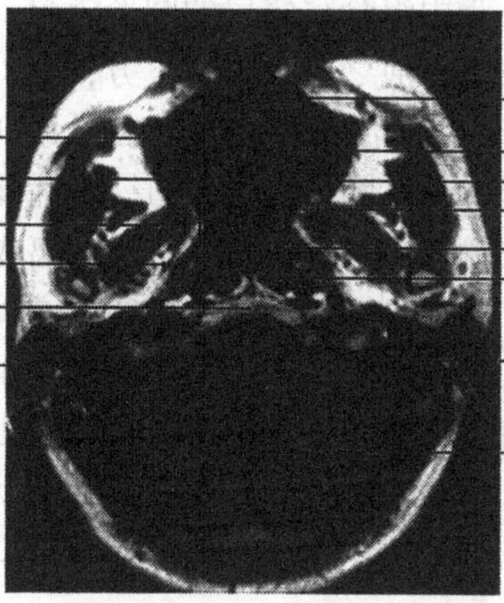

图13-1 鼻腔、鼻窦正常MRI T_1WI表现

MRI图像上外鼻及鼻腔气道含空气，不产生信号，呈黑色。鼻甲及鼻腔黏膜在 T_1WI 及 T_2WI 均为中等信号，增强扫描后鼻甲及鼻腔黏膜由于富含血管而明显强化。显示鼻甲与鼻道的关系以冠状面为最好。

2. 鼻窦 由于鼻腔内气体在MRI图像上呈低信号，鼻窦骨壁皮质骨亦呈黑色线带状，两者很难区分，因此鼻窦主要由中等信号强度的黏膜层衬托而显示。注射Gd-DTPA后，黏膜明显强化。额窦及上颌窦周围的松质骨内有骨髓组织，则呈高信号，脂肪在 T_1WI 为高信号，肌肉在 T_1 及 T_2 加权像均为中等信号。

（1）上颌窦：上颌窦位于鼻腔双侧的上颌骨体内，呈三角锥体，内侧壁为鼻腔外侧壁，其上后区有骨缺口为窦腔开口，通入中鼻道，其后缘为眶下裂，窦顶壁为眶底壁，其后缘为眶上裂，窦底为上颌牙槽突，上颌窦前壁骨质较厚，后外侧壁骨质较薄，后方与蝶骨翼突之间有一狭长裂隙称翼腭窝，其内脂肪层为识别肿瘤有无累及上颌窦以外的标志。

上颌窦窦腔大小、形态与年龄有关，并有个体差异，窦腔内壁不完全间隔或嵴突较为常见，偶见窦腔内完全性骨隔致窦腔分离。

MRI横断面可清楚显示上颌窦前后壁和内侧壁，冠状面对眶底、筛窦与上颌窦分界及上颌窦底显示最清楚。

（2）筛窦：位于眼眶内侧的筛骨中，一般左右对称，顶壁的筛板构成前颅窝底，外侧纸板即眼眶内侧壁，筛窦内侧壁附着上中鼻甲和钩突，参与构成鼻腔上部的外侧壁，每侧筛骨内有数量不等的筛窦气房，一般以基板为界将气房分为前后两组，前组筛窦气房小而多，开口于中鼻道，后组筛窦气房大而少，开口于上鼻道，筛窦气化发育常有变异，有的中鼻甲、钩突及筛骨垂直板可有气化。

MRI横断面可较好显示前后组筛窦以及与眶内结构的关系，冠状面显示筛窦、上颌窦与中鼻道的关系较好。

（3）额窦：位于额骨中，双侧额窦间有薄骨板分隔，额窦前壁较厚，后壁较薄，形成前颅窝的前壁。正常额窦大小、形状变异较大，有的单侧或双侧发育小或不发育，有的可过度气化，形成多房腔或向外周扩展。

MRI横断面显示额窦前后壁较清楚，冠状及矢状面则显示额窦与筛窦、前颅窝及眼眶的关系较明确。

（4）蝶窦：位于蝶骨内，4岁后开始气化，两侧多不对称。蝶窦发育程度差异较大，气化差者可完全不气化，大多数窦腔位于蝶鞍前和下方，少数可扩展至鞍背、蝶骨大、小翼、翼突、枕骨斜坡等。蝶窦开口于前上壁，通入上鼻甲后方的蝶筛隐窝。蝶窦前接后组筛窦，前上方与视神经管相邻，上方为鞍底，两侧上外方为海绵窦，蝶窦底与鼻咽顶相邻，后方为枕骨斜坡。

MRI 横断面观察蝶窦与筛窦及眼眶关系较好，冠状面显示蝶窦及鼻咽顶、蝶鞍区关系最好。

3. 窦口鼻道复合体（Ostiomeatal Unit or Complex） 位于鼻腔侧壁的窦口鼻道复合体的解剖对鼻窦炎的发生、发展和治疗有密切关系，其通气和引流障碍是发生鼻窦慢性炎症的主要原因。这一区域的解剖对功能性鼻内窥镜手术很有帮助。一般用冠状面薄层（2～3mm）显示较清楚，其结构包括如下。

（1）筛泡：在中鼻道外侧壁上，为中组筛窦气房的圆形隆起，向下通筛漏斗或向内进入中鼻道。

（2）筛漏斗：为一弧形腔道，位于筛泡之下钩突外下方，其外侧壁即眼眶内下缘，下端通上颌窦，接受前组筛窦、半数额窦及上颌窦后部的引流，再经半月裂进入中鼻道。

（3）半月裂：为钩突上方与筛泡下方之间的弧形裂口，为筛漏斗通向中鼻道的裂口。

（4）钩突：为中鼻道前外侧壁上镰刀形薄骨板，其上缘游离成半月裂内侧壁。

（5）上颌窦自然开口：位于上颌窦内侧壁后上部，钩突后方，上颌窦可经此窦口进入中鼻道。

在 MRI 冠状面图像上，筛窦区上有筛泡，下有筛漏斗气房，两者间内侧壁为半月裂，筛漏斗内侧壁为钩突，外侧壁为眶内下壁，下端通向上颌窦，在较后层面可见上颌窦开口于内侧壁上部。

影响鼻窦引流的解剖变异常见有筛泡过大、中鼻甲气房（泡状鼻甲）、钩突气房、眶下气房（Haller 气房）、钩突外偏、中鼻甲反向等，以上解剖变异可致窦口阻塞引起阻塞性鼻窦炎。

二、鼻窦炎症（Paranasal Sinusitis）

（一）概述

鼻窦炎是最常见的鼻疾病，按其病因可分为过敏性、化脓性及肉芽肿性三大类；按其发展过程可分为急性和慢性。

急性化脓性鼻窦炎（acute suppurative sinusitis）常是上呼吸道炎症的表现之一，多继发于急性鼻炎。慢性化脓性鼻窦炎（chronic suppurative sinusitis）多由急性炎症反复发作未愈、迁延所致。上颌窦发病率最高，其次是筛窦，常为多发性，若一侧或双侧各鼻窦均发病者，称全鼻窦炎（Pansinusitis）。

（二）病理

急性期：基本病理改变为黏膜充血、肿胀，炎性细胞渗出、浸润及脓性分泌物产生。黏膜肿胀常使窦口阻塞，分泌物滞留，少数可发生骨髓炎或眶内、颅内并发症。慢性期：主要病理改变有黏膜肥厚或息肉变性型、黏膜萎缩型及乳头状增生型。黏膜慢性炎症充血肿胀，腺体增生和新生血管可致黏膜肥厚形成息肉或囊肿，窦腔内有脓性分泌物潴留，窦壁骨质硬化增厚，久后黏膜纤维化以至萎缩。

（三）临床表现

局部症状：鼻塞、多脓涕、头痛及局部疼痛，部分病例出现嗅觉减退或消失，部分视力受影响。

全身症状：畏寒、发热、食欲缺乏及周身不适等。

鼻镜检查：鼻甲肥大，中鼻道或嗅裂有分泌物或脓液，慢性期中鼻甲息肉样变和鼻内息肉。

（四）MRI 表现（图 13－2）

（1）鼻甲肥大，鼻窦黏膜增厚，增厚的黏膜多与窦壁平行，T_1WI 为等信号，T_2WI 为高信号，如黏膜水肿显著则可呈分叶状息肉样肥厚。

（2）窦内分泌物潴留，呈现气液平面，并可随体位变动。急性期窦腔内渗出液为浆液，含蛋白等有形成分较少，T_1WI 低信号，T_2WI 高信号，高于黏膜；若蛋白含量较高（5%～25%），则 T_1WI 为等或高信号，T_2WI 为高信号。

（3）增强扫描，慢性期窦壁黏膜可呈轻到中度强化，而窦腔内分泌物无强化。

（4）骨壁改变，急性期窦壁骨吸收，慢性期窦壁骨质增厚、硬化，但无骨质破坏。

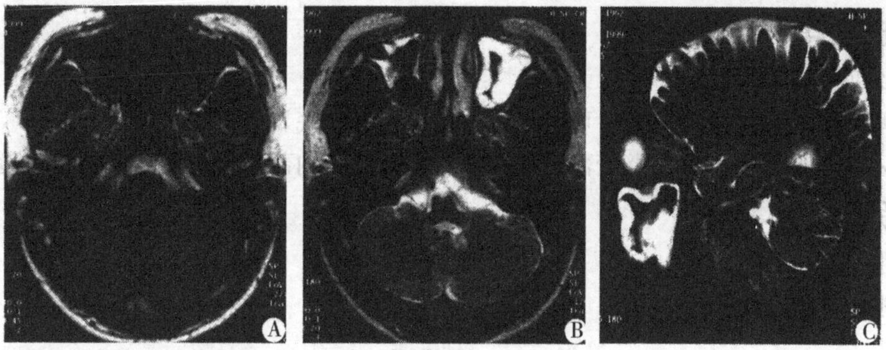

图 13-2　双侧上颌窦炎，男性，38 岁。双侧上颌窦黏膜不规则增厚，以左侧为重。T_1WI（A）信号略低于肌肉，T_2WI（B、C）呈明显高信号

（五）诊断要点

（1）有上呼吸道炎症症状或反复发作的急性鼻窦炎病史。

（2）临床表现有鼻塞、脓涕、鼻源性头痛等症状。

（3）MRI 示鼻甲肥厚、鼻窦黏膜增厚、窦腔内积液、气液平面等。

（六）鉴别诊断

（1）肉芽肿性炎症。

（2）鼻窦肿瘤。

三、鼻窦黏液囊肿（Mucocelcs）

（一）概述

黏液囊肿系由鼻窦开口阻塞、窦内分泌物长期潴留致窦腔膨胀扩大形成囊性肿块。本病最常发生于额窦和筛窦，少数见于上颌窦和蝶窦，一般为单侧。

（二）病理

引起窦口阻塞的原因有：①慢性炎症。②外伤和手术后骨质增生或瘢痕。③良、恶性肿瘤。④解剖变异。囊肿壁即为鼻窦黏膜，黏膜上皮化生，黏膜下炎性细胞浸润，囊内液体一般为淡黄稀薄浆液、棕褐色稠厚黏液或咖啡色混有血样物质，如有感染变为脓性，称脓囊肿，窦壁骨质膨胀变薄。

（三）临床表现

（1）病程进展缓慢，膨胀性生长，早期可无症状，增大后压迫窦壁可引起疼痛。

（2）囊肿突入眶内则出现眼球突出、眼球移位、视力障碍等。

（3）局部膨隆或触及有弹性肿块，额窦及筛窦分别位于额窦底及内眦部。

（4）鼻腔检查：额、筛窦囊肿突向中鼻道呈一隆起。蝶窦囊肿后鼻镜检查鼻咽顶壁向下突出，上颌窦囊肿可见下鼻道外侧壁向鼻腔内移位。

（四）MRI 表现

（1）多见于筛窦及额窦。

（2）窦腔呈类圆形膨胀扩大，有环形均匀薄层囊壁包围。

（3）囊内液体信号取决于囊液中的蛋白含量、水含量和水化状态以及黏稠度，如含黏蛋白不太多，含水较多而黏度较低则 T_1WI 为中等信号，T_2WI 为高信号；若含黏蛋白较多时 T_1 及 T_2 加权像均为中等或高信号；若水分吸收，囊内分泌物十分黏稠时，T_1WI 及 T_2WI 均为低信号。增强扫描后囊壁增强。

（4）窦壁弧形变薄或外移，向外膨隆，但无虫蚀样破坏。

（5）囊肿侵犯眼眶致眼球突出、移位，眼外肌、视神经受压移位。额窦黏液囊肿常先向眼眶内上方扩展。筛窦囊肿易向眶内壁及鼻腔顶部膨隆。

（五）诊断要点

（1）本病多见于筛窦及额窦。

（2）临床早期无症状，囊肿较大时可引起头痛，常在额窦底及内眦部隆起。

（3）MRI 示窦腔膨胀扩大，窦壁变薄，囊内液体信号与其内部成分有关，增强扫描囊壁强化。

（六）鉴别诊断

（1）鼻窦肿瘤。

（2）眼眶肿瘤。

四、黏膜囊肿

（一）概述

黏膜囊肿多见于上颌窦，为黏膜腺体分泌物在腺泡内潴留而形成，又称黏膜潴留囊肿（mucous retention cyst）。

（二）病理

黏膜囊肿可单发或多发，一般较小，不充满窦腔，类圆形，囊肿壁较薄，囊内可为浆液或黏液。黏膜下积液形成的黏膜下囊肿并非真正囊肿，但外形似囊肿，常呈基部位于窦底的半球形或球形肿物，内含血浆。

（三）临床表现

（1）平时无症状，常在检查中偶然发现。

（2）偶有头痛，有时囊肿自行破溃从鼻腔中流出黄色液体。

（3）鼻腔检查正常。

（四）MRI 表现（图 13－3，图 13－4）

（1）多见于上颌窦等大窦腔，常多发。

（2）囊肿一般较小，呈小结节形或呈广基位于窦底的半球形或球形（黏膜下囊肿），信号均匀，边界清楚。

（3）黏膜潴留囊肿 T_1WI 呈略低、中等或高信号，T_2WI 为高信号。黏膜下囊肿 T_1WI 呈略低信号，T_2WI 为高信号。

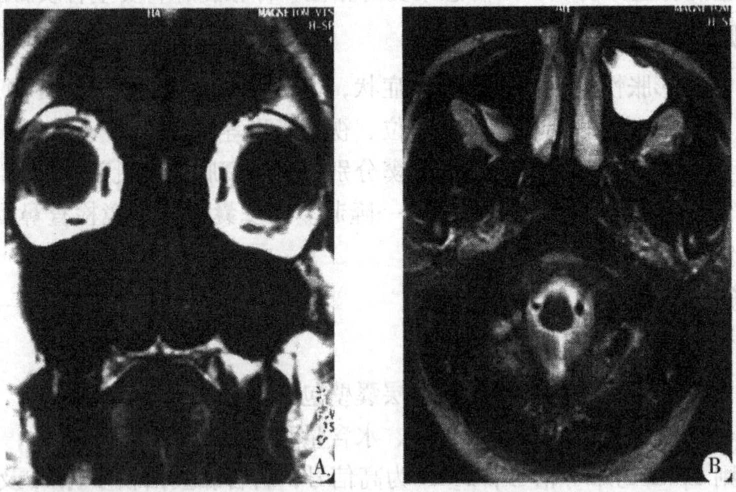

图 13－3　左侧上颌窦囊肿，男性，48 岁。左侧上颌窦内可见圆形肿物，自上颌窦的底壁向上突入窦腔，其内信号均匀，T_1WI（A）呈略低信号，T_2WI（B）呈高信号，边缘光滑锐利。右侧上颌窦外侧梭形略高信号影为局部黏膜增厚

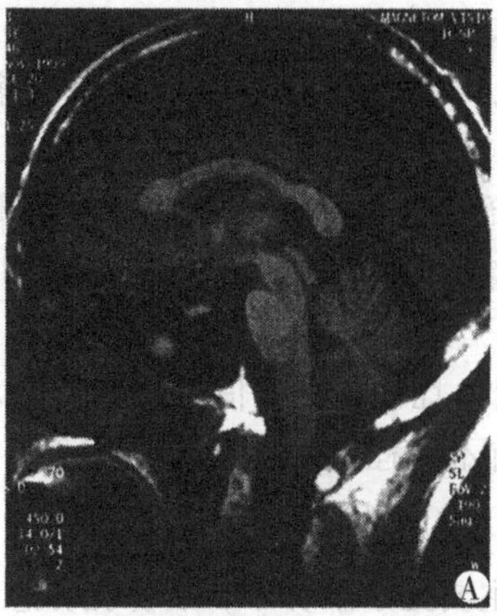
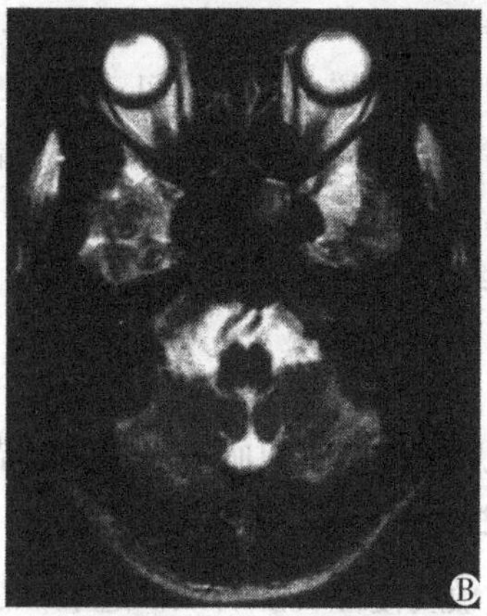

图 13-4　蝶窦黏膜囊肿，男性，64 岁。蝶窦内圆形肿物，自前壁突入窦腔，T_1WI（A）信号稍低，T_2WI（B）信号稍高、均匀，边缘光滑锐利

（4）增强扫描无强化。

（5）个别囊肿较大可占据整个窦腔。

（五）诊断要点

（1）多见于上颌窦内。

（2）常无症状，偶尔从鼻腔内流出黄色液体。

（3）MRI 表现为窦腔内小结节影或广基的半球形影，T_1WI 略低或中等信号，T_2WI 高信号，增强扫描无强化。

（六）鉴别诊断

本病诊断不难，需与上颌窦息肉相鉴别。

五、鼻及鼻窦息肉（Polyp）

（一）概述

本病为一常见病。病因多倾向于变态反应和鼻黏膜慢性炎症。慢性鼻炎、鼻窦炎的脓性分泌物长期刺激使鼻黏膜发生水肿和肥厚而形成息肉。多见于筛窦和上颌窦，且易进入鼻腔内，常多发累及双侧鼻窦。过敏性息肉主要见于鼻甲及嗅区，后鼻孔息肉则以感染为主。

（二）病理

大体观息肉呈大小不等的质软、半透明状水肿样组织块。镜下息肉为一高度水肿的结缔组织，组织间隙明显扩大，有嗜酸细胞、中性粒细胞和淋巴细胞浸润；电镜下鼻息肉组织中血管和腺体均无神经支配，腺体扩张，血管通透性增加。

（三）临床表现

（1）持续性鼻塞、嗅觉减退、闭塞性鼻音等。

（2）头痛、分泌物增多等鼻窦炎症状。

（3）后鼻孔息肉可致呼气时鼻阻塞感。

（4）鼻镜检查示一个或多个表面光滑、灰色或淡红色如荔枝肉状半透明肿物，柔软无痛，一般不易出血。

（四）MRI 表现

1. 鼻窦炎伴鼻息肉　最常见，鼻息肉多起自筛窦和上颌窦。MRI 表现为中鼻道或鼻腔上部软组织肿块，并鼻窦黏膜增厚，窦腔内分泌物。若鼻腔息肉充满鼻腔可致鼻中隔偏移、鼻腔膨大，向前可扩展至鼻腔前庭，向后延伸至鼻咽腔内。筛窦亦可扩大，部分筛房间隔破坏。MRI 示息肉的增厚黏膜及分

泌物均为 T_1WI 中等信号，T_2WI 高信号，难以区分其病理类型。

2. 局限于鼻窦内息肉　较少见，多见于上颌窦内，MRI 表现为窦腔内单个或多个结节状肿块，信号均匀，T_1WI 为中等信号，T_2WI 为高信号，附着于窦壁，如肿块有蒂则较典型。

3. 鼻窦及后鼻孔息肉　常见于青少年，多来自上颌窦，MRI 示一侧后鼻道及鼻咽腔单发软组织肿块，边缘光滑，有蒂经窦口与上颌窦相连，病侧上颌窦内亦有息肉样组织充满，T_1WI 低或中等信号，T_2WI 高信号。

4. 出血性息肉　最常见于上颌窦，MRI 示 T_1WI 出血灶表现为高信号，窦腔扩大，多伴有窦壁骨质吸收破坏，由于此类息肉有增生的血管，增强扫描后有不同程度强化。

（五）诊断要点

（1）本病多由过敏及慢性炎症所致。过敏性息肉主要见于下鼻甲，后鼻孔鼻息肉则以感染为主。

（2）临床表现为持续性鼻塞等，鼻镜检查有帮助。

（3）MRI 表现为鼻窦炎伴鼻息肉，局限于鼻窦内息肉、鼻窦及后鼻孔息肉，息肉 T_1WI 为中等信号，T_2WI 为高信号，若 T_1WI 为高信号则提示出血。

（六）鉴别诊断

1. 鼻腔鼻窦恶性肿瘤　出血性息肉信号不均匀，且常伴有骨质吸收破坏，需与恶性肿瘤鉴别。但一般息肉引起的骨质破坏多为压迫性，可致膨隆移位，软组织肿块边缘多较光滑，与恶性肿瘤浸润性生长及破坏有所不同。

2. 鼻咽纤维血管瘤　为鼻咽部常见的良性肿瘤，多在鼻腔后部及鼻咽部，需与鼻窦及后鼻孔息肉相鉴别，MRI 两者往往相近，但增强扫描后纤维血管瘤有明显的强化，此外鼻镜检查有助于鉴别。

3. 鼻腔内翻性乳头状瘤　此病形态及 MRI 信号与息肉类似，不易鉴别，一般需病理检查鉴别。

六、鼻腔癌（Nasal Cavity Carcinoma）

（一）概述

鼻腔与鼻窦恶性肿瘤占全身恶性肿瘤的1%～2%，占耳鼻咽喉部恶性肿瘤的20%左右。癌多于肉瘤，男性多于女性，男女之比为（1.5～3.0）：1，癌肿多发生于40～60岁人群，肉瘤则多见于青年人。鼻腔恶性肿瘤多继发于鼻窦，原发于鼻腔者较少，晚期难以分辨何处为原发。

（二）病理

鼻腔癌起源于黏膜上皮或腺上皮，多数为鳞状细胞癌，少数为腺癌、未分化癌等。鳞癌组织学上分为角化型和非角化型，分化程度由高到低均可见到。

角化型鳞癌细胞角化明显，可见细胞间桥和角化珠，细胞核大、深染、多形，呈不规则条索或巢状。非角化型鳞癌细胞呈大小不等的实性巢，细胞大小一致，核大。疣状鳞癌易直接累及邻近组织。

（三）临床表现

（1）早期有一侧鼻塞，初为间歇性，后为持续性。

（2）鼻涕带血，脓血涕或鼻出血。

（3）一侧嗅觉减退或消失。

（4）头胀、头痛。

（5）晚期肿瘤侵入鼻窦、眼眶，表现为鼻窦恶性肿瘤症状。

（6）鼻镜检查见鼻腔新生物呈菜花状，表面常有溃疡及坏死组织，易出血。

（四）MRI 表现

本病大多数病例可由临床查见鼻内肿物经病理确诊。MRI 可同时显示鼻腔、鼻窦及其周围组织结构改变，确定肿瘤侵犯部位及范围，为临床确定治疗方案和随访提供重要依据。

（1）鼻腔内局部软组织增厚或肿块，早期可无骨质破坏，其信号强度 T_1WI 等信号，T_2WI 高信号，与鼻腔黏膜相似，差别不明显，易被忽视。注意重 T_2 加权像肿瘤信号常较黏膜信号低。

（2）肿瘤增大可填充整个鼻孔，鼻甲破坏，鼻中隔消失，T_1WI 等信号，可见一些略低信号坏死区，T_2WI 肿瘤仍为中等或稍高信号，坏死部分为散在高信号。

（3）骨质破坏，以侵犯上颌窦内侧壁最常见，MRI 显示骨质破坏不如 CT 清楚。

（4）增强扫描后肿瘤轻度强化，鼻甲黏膜强化明显。

（5）肿瘤侵犯邻近结构：向前侵犯鼻腔前庭，向后侵入后鼻孔和鼻咽，向内侵入对侧鼻腔，向下破坏硬腭，向上侵犯筛窦进入眼眶和颅内，向外侵入上颌窦。

（五）诊断要点

（1）本病临床表现特点为一侧鼻塞、鼻涕带血等，鼻镜检查可见鼻腔新生物，易出血。

（2）MRI 表现为鼻腔内局部软组织肿块并骨质破坏，并侵犯邻近结构。

（六）鉴别诊断

1. 鼻部恶性肉芽肿　该病变的 MR 信号强度改变以及邻近结构的侵犯情况均不易与鼻腔恶性肿瘤区分，最后诊断靠病理组织学检查。

2. 鼻部血管纤维瘤　此病 T_1WI 为等信号，T_2WI 为高信号，增强扫描后明显强化，与鼻腔癌不同。

3. 鼻腔良性肿瘤　鼻腔癌早期尚未引起骨质破坏，与鼻腔良性肿瘤在信号强度上较难区别，需病理组织检查。

4. 邻近结构的病变侵入鼻腔　鼻咽、上颌窦、筛窦、蝶窦等部位的恶性肿瘤向鼻腔侵犯时，也可致鼻腔的填塞及鼻甲、鼻中隔等组织破坏，与本病不易区分，但上述病灶的中心不在鼻腔，且最早的临床症状为非鼻源性，最后诊断需病理组织确诊。

七、上颌窦癌（Carcinoma of Maxillary Sinus）

（一）概述

上颌窦恶性肿瘤是最常见的鼻窦恶性肿瘤，占鼻窦恶性肿瘤的 4/5，以鳞状细胞癌多见，其次是腺癌、囊腺癌、未分化癌等，肉瘤较少见，多为淋巴肉瘤。本病因部位隐蔽，难以早期发现，就诊时多属晚期，一般预后较差。

（二）病理

同鼻腔癌。

（三）临床表现

（1）早期肿瘤较小，常局限于窦腔内，多无明显症状，偶有鼻道血液排出或涕中带血。

（2）一侧鼻腔排出脓血性鼻涕，恶臭，经久不愈为一重要症状。

（3）鼻塞，多为一侧性。

（4）随肿瘤发展，可出现面颊部、鼻部畸形，眼部症状等，如侵及眶下神经，出现面部疼痛及麻木，侵犯牙槽出现磨牙疼痛和松动。

（四）MRI 表现

（1）上颌窦内不规则软组织肿块或黏膜不规则增厚，T_1WI 为等信号，T_2WI 中等稍高信号，当肿瘤较大时可致整个窦腔被瘤体取代，其内可见坏死、囊变区，T_1WI 呈低信号，T_2WI 高信号，高于实性肿瘤部分。

（2）90% 以上患者有不同程度骨质破坏，最常见为破坏内侧壁并伴鼻腔外侧壁或鼻腔内软组织肿块。MRI 显示骨质破坏不如 CT 敏感。

（3）肿瘤向周围浸润，侵犯眼眶、筛窦等，如上颌窦后方脂肪被肿瘤占据，则表明肿瘤侵入颞下窝和翼腭窝。

（4）增强扫描后肿瘤呈轻到中等度强化，其中囊变、坏死区不强化。

（五）诊断要点

（1）临床表现特点为一侧鼻塞，鼻腔排出脓血性鼻涕。

（2）MRI 示上颌窦内不规则软组织肿块并窦壁骨质破坏。

（六）鉴别诊断

（1）上颌窦囊肿：上颌窦囊肿一般边界清楚，无骨质破坏，增强后不强化，可与上颌窦癌鉴别。

（2）上颌窦良性肿瘤：当上颌窦癌早期尚无骨质破坏时，与良性肿瘤在信号强度上接近，较难鉴别。

（3）上颌窦肉芽肿性炎症。

（刘瀚阳）

第二节　咽喉部

一、概述

（一）适应证

1. 先天性异常　包括鼻咽部狭窄、先天性喉蹼或喉隔、先天性声门下狭窄。

2. 炎症病变　扁桃体周围脓肿、咽旁间隙感染、咽后脓肿、椎前间隙脓肿、急性会厌炎及鼻咽增殖体肥大等。

3. 囊肿性病变　如鳃裂囊肿、甲状舌管囊肿、会厌囊肿、皮样囊肿等。

4. 良性肿瘤　鼻咽纤维血管瘤、神经鞘膜瘤、脑膜瘤、乳头状瘤、腺瘤、淋巴管瘤、畸胎瘤、脊索瘤、颅咽管瘤等。

5. 恶性肿瘤　鼻咽癌、鼻咽部恶性淋巴瘤、鼻咽部肉瘤、扁桃体癌、软腭癌、喉癌、舌癌等。

总之，由于 MRI 多平面成像，良好的软组织对比度，没有骨质伪影等，其定位较准确、清楚，但由于良恶性病变缺乏特异性 MRI 信号特征，因此特异性诊断较差，对良恶性病变的诊断需病理确诊。

（二）检查方法与技术

1. 鼻咽部　采用标准头部线圈。横断面为最常用的成像平面，一般扫描平面平行于硬腭，扫描范围包括硬腭下 1cm 至蝶鞍平面，层厚 5 ~6mm，特殊病灶较小时可选用 2 ~3mm 薄层扫描。

在横断面的基础上加扫矢状面或冠状面，一般冠状面有利于显示病灶经颅底向颅内侵犯的情况；矢状面则有利于显示鼻咽顶后壁病灶。常规采用 T_1 及 T_2 加权像，由于肿瘤的 T_1 与 T_2 弛豫时间长，脂肪的 T_1 值短而 T_2 值中等长，肌肉 T_1 值长而 T_2 值短，因此 T_1 加权像病灶与脂肪的信号差别最大，对比较好，而 T_2 加权像病灶与肌肉组织对比度最好。脂肪抑制技术可消除高信号脂肪对病灶的遮掩作用。梯度回波、快速 SE 序列可大大缩短成像时间，减少吞咽和呼吸伪影的影响。对可疑肿瘤侵入颅内或可疑血管性病变，确定肿瘤的形态、大小及邻近组织的浸润范围，鉴别术后改变与肿瘤残留或复发，则需加作增强扫描。

2. 喉部　采用颈部线圈，下颌上抬，垫高肩部以抬高喉部。横断面扫描基线与声带平行，扫描范围自舌骨上会厌上缘至环状软骨下缘，层厚 3 ~5mm。如疑有肿瘤则扫描范围需加大，应包括颈部淋巴结转移的好发区域，以明确有无淋巴结转移。

冠状面显示声带、室带、喉室、胸廓入口等情况较好，矢状面则显示舌根、会厌、会厌前间隙、声带前联合较好，可根据情况选用。

扫描序列及增强扫描同鼻咽部。

3. 检查注意事项　咽喉部扫描受吞咽、呼吸运动影响较大，不均匀的呼吸及吞咽动作易产生伪影，影响图像质量，因此检查时要求患者喉部处于放松状态，嘱患者平静呼吸，切莫深呼吸，同时不应做吞咽动作，以减少伪影。

（三）正常MRI影像表现

咽部上起颅底，下达第6颈椎平面，可分为鼻咽、口咽及喉咽部，是呼吸和消化的共同通道。喉可分为声门区，声门上区及声门下区。

1. 鼻咽腔 鼻咽为颅底之下，硬腭水平以上的咽腔，又称上咽部。其前方经后鼻孔与鼻腔相通，后方与斜坡下部、第1、2颈椎前肌肉相邻。鼻咽顶附着于蝶骨底及枕骨斜坡，下接口咽于软腭平面，当发声或屏气时软腭上提关闭鼻咽峡成为鼻咽下壁。顶后壁呈穹隆状，黏膜下有丰富的淋巴组织称咽扁桃体（腺样体或增殖体），出生后即存在，6~7岁最大，一般10岁以后逐渐萎缩，侧壁由前下向后上依次可见咽鼓管咽口、咽鼓管圆枕及咽隐窝（Rosenmuller窝），在咽鼓管侧方，筋膜内外可见腭帆提肌与腭帆张肌，与咽鼓管开闭有关。

平静呼吸时，MRI横断面上鼻咽腔可呈方形、长方形或梯形，咽鼓管咽口位于圆枕之前，部分人咽鼓管开口不明显，约1/3正常人两侧咽隐窝轻度不对称。MRI冠状面上鼻咽腔位于中线颅底下方，咽鼓管咽口位于咽圆枕下方，上方为咽隐窝，矢状切面上鼻咽腔呈J型。

2. 咽周间隙 如下所述。

（1）咽后间隙为一潜在间隙，正常MRI不易显示，位于咽后壁与椎前肌肉之间，上起颅底下达第1、2胸椎平面，内含结缔组织及淋巴组织，扁桃体、口腔、鼻咽等处淋巴引流至此，因此以上各部感染可致咽后脓肿，多见于小儿。

（2）椎旁间隙为脊椎骨与椎前筋膜之间的间隙，颈椎结核常扩展至此间隙形成椎旁脓肿。

（3）咽旁间隙左右各一，位于吞咽肌组与咀嚼肌组之间的腔隙，上起颅底，下至舌骨平面，呈倒置锥形，底向上，尖向下，其内侧为咽缩肌和咽黏膜间隙，外为咀嚼肌和腮腺，后邻颈动脉鞘。内含脂肪、血管、神经等。咽旁间隙的移位和受压常有利于对病变来源的判定，如咽旁间隙向外侧移位提示病变来自咽黏膜，若向内移位提示病变来自腮腺深叶或嚼肌间隙，若向前移位则提示病变来自颈动脉鞘。

（4）颈动脉间隙为颈动脉鞘包绕而成的筋膜间隙，又称茎突后间隙，位于咽旁间隙后方，咽后间隙外侧，腮腺内侧，左右各一，内含颈内、颈总动脉、颈内静脉及第Ⅸ~Ⅻ对颅神经、颈交感丛、淋巴结等。

3. 颞下窝及翼腭窝 颞下窝上方为蝶骨大翼，前方为翼内板、翼腭窝及上颌窦后壁，后界为茎突及颈动脉鞘，侧方为下颌支、下颌髁及颞肌，其内含翼内、外肌、颞肌、咀嚼肌、腮腺深叶及下颌骨等。

翼腭窝位于颞下窝前方，蝶骨翼突与腭骨垂直板之间，在上颌窦后内方与蝶骨翼突之间的一狭长裂隙，内含上颌神经、蝶腭神经节及颌内动脉，此窝外通颞下窝，内经蝶腭孔与鼻腔相通，上经眶下裂与眼眶相通，下方经翼腭管与口腔相通，后经圆孔和翼管与中颅窝相通。

翼突内外板向后伸形成翼窝，内有翼内肌、腭帆张肌，翼外板外面附着翼外肌。

4. 口咽部 自软腭至会厌上缘水平之间，又称中咽部，其前上方经咽峡部与口腔相通，前下方为舌根，后方是咽后壁，两侧是舌腭弓和咽腭弓，其间形成扁桃体窝，内有腭扁桃体。

5. 喉咽部 又称下咽部，自会厌上缘至环状软骨下缘，其前方通喉腔，下端在环状软骨下缘平面连接食管，前壁附着于甲状软骨和甲状舌骨膜，后壁与口咽部后壁相连续。喉咽由声门上喉两侧的梨状窝和环状软骨后的环后或环咽后间隙组成，梨状窝为尖向下的三角形空腔，其内侧壁为杓会厌皱襞，外侧为甲状软骨膜，于甲状软骨后方直接与环后间隙相连。

杓状软骨与环状软骨板后方扁形腔隙为环后间隙，正常喉咽腔常处于塌陷状态，吞咽时食物由双侧梨状窝经咽后间隙进入食管内。

6. 喉腔 喉既是呼吸道，又是发音器官，位于颈前正中，上通咽腔下接气管，上界为会厌上缘，下界为环状软骨下缘。

喉是以软骨为支架，由肌肉、韧带、纤维组织及黏膜等构成的锥形管腔状器官。

（1）甲状软骨：构成喉的前外侧壁，由两侧对称的甲状软骨板构成，两侧在前缘合成一定的角度，形成前角，在男性前角突出成喉结；其后缘游离，上下缘分别向上、下突出称上角和下角。MR成像年

轻人 T_1 及 T_2WI 呈均匀等信号，大于 30 岁 T_1WI 中央高信号代表脂肪及黄骨髓生成。年老时骨化变为皮质骨，信号减低。

（2）环状软骨：位于甲状软骨之下，构成喉的底壁，呈环形，前部狭窄称环状软骨弓，后部宽阔称环状软骨板，上借环杓关节与杓状软骨相连，外借环甲关节与甲状软骨内缘相连，MRI 信号取决于环状软骨骨化及髓腔形成的程度，年轻人 T_1 及 T_2 加权像均为等信号，随年龄增长，软骨板边缘骨化信号降低，中央黄骨髓成分增多，信号增高。

（3）杓状软骨：又名襞裂软骨，为一对不规则三棱锥体形，尖向上，底向下，位于环状软骨板上缘并借环杓关节相连，底有两个突起，声带突在前端，后外侧为肌突，其 MRI 信号与环状软骨相似。

（4）会厌软骨：位于喉的前上部，呈上宽下窄的叶状，下端附着于甲状软骨前角的后方，平时耸立开放喉腔，吞咽时则向后下反转关闭喉入口，以防食物流入喉腔内。在舌根与会厌之间有舌会厌溪，会厌后方为喉前庭，会厌皱襞自会厌两侧边缘向后直抵声门后方。会厌软骨由弹性软骨组成，T_1WI 信号略低于肌肉，T_2WI 为略高于肌肉信号。

（5）会厌前间隙：为喉前方区较大的脂肪间隙，位于舌骨下会厌前，舌骨膜与甲状软骨前份之后。

（6）喉旁间隙：为喉与甲状软骨间的间隙，由下向上渐宽，内充脂肪，其前上方可与会厌前间隙相通。

（7）喉腔：喉腔面覆以黏膜，由声带将喉腔分隔成声门上区、声门区及声门下区，声门上区位于声带之上，上方为入口，前为会厌软骨，侧为杓会厌壁，后方为杓状软骨，室带以上喉腔称为喉前庭，室带又称假声带，由室韧带、肌纤维及黏膜组成，前端起于甲状软骨前角的上中段内面，后端止于杓状软骨前上面，声带与室带之间的腔隙为喉室，左右各一。

声门区由声带构成，位于喉室下方，由声韧带、肌纤维和黏膜构成，前端起于甲状软骨前角中段内面，后附着于杓状软骨声带突，厚约 5mm，张开时出现一个等腰三角形裂隙称声门裂，发音时声带内收。声门下区为声带上至环状软骨下缘以上的喉腔，正常气道与环状软骨间黏膜厚度不超过 1cm。

咽喉部组织在 MR 成像时信号可概括如下。

1）咽喉部气体：T_1WI 及 T_2WI 均为低信号。

2）黏膜：如鼻咽、喉黏膜等，T_1WI 等信号，T_2WI 为较高信号，增强扫描后明显强化。

3）肌肉：包括翼内、外肌，头长肌，咀嚼肌等，T_1WI 等信号，T_2WI 略低信号。

4）骨骼组织：翼内外板因无骨髓腔，T_1 及 T_2 加权像均呈低信号，斜坡、下颌骨升支、岩骨尖等内骨松质含脂肪，T_1WI 及 T_2WI 均呈高信号。

5）咽旁间隙、喉旁间隙、会厌前间隙及翼腭窝等内充满脂肪，在 T_1WI 及 T_2WI 均为高信号。

6）血管：为快速流动的液体，故 T_1 及 T_2WI 均呈低信号。

二、鼻咽癌（Nasopharyngeal Carcinoma）

（一）概述

鼻咽癌是鼻咽部黏膜上皮发生的癌肿，是我国南方最常见的恶性肿瘤之一，此病有地区性，好发于亚洲，尤其是我国的广东省，其次是广西、湖南、福建、台湾等地。本病男性多于女性，多见于 40～60 岁。与之相关的发病因素有种族、家族因素、EB 病毒感染与环境致癌因素。

（二）病理

鼻咽癌可分别或同时起源于鼻咽部假复层纤毛柱状上皮和鳞状上皮，按其形态可分为结节型、菜花型、溃疡型及黏膜下浸润型。组织学可分为鳞状细胞癌、腺癌、泡状核细胞癌及未分化癌，其中最常见为低分化鳞状细胞癌，其次是泡状核细胞癌。

本病的发展可分为上行型（向上侵及颅底骨质及颅神经）、下行型（有颈淋巴结转移）和上下行型（兼有颅底、颅神经侵犯和颈部淋巴结转移），局限于鼻咽部者为局限型。

（三）临床表现特点

（1）鼻出血。

（2）鼻阻塞。

（3）耳部症状：由于肿瘤阻塞或压迫咽鼓管咽口，出现耳鸣、耳闷塞，听力减退。

（4）颈部淋巴结转移：部分患者局部症状不明显即已发生淋巴结转移，因此患者常以颈淋巴结肿大为首发症状而就诊。常见于颈深淋巴结上群，即乳突尖下方或胸锁乳突肌上段前缘处。

（5）头痛及颅神经症状：肿瘤破坏颅底骨质，累及三叉神经，进入颅内侵犯颅神经。

（6）远处转移。

（7）鼻咽镜检示肿瘤呈紫红色，触之易出血。

（8）实验室检查 EB 病毒 VCA－IgA 增高。

（四）MRI 表现（图 13－5）

本病多能经鼻咽镜下活检而获得明确的病理诊断，MRI 检查的主要目的在于了解肿瘤向深部浸润的范围，为临床精确分期及放疗提供客观依据，并可用于放疗后随访。

1. 鼻咽黏膜增厚或软组织肿块　鼻咽癌好发于鼻咽顶部，其次是外侧壁和咽隐窝区，病变早期仅表现为局部黏膜稍增厚，咽隐窝变浅、消失或隆起，继而肿瘤生长致黏膜凹凸不平，形成肿块，肿块常突入鼻咽腔引起鼻咽腔不对称、狭窄或闭塞。

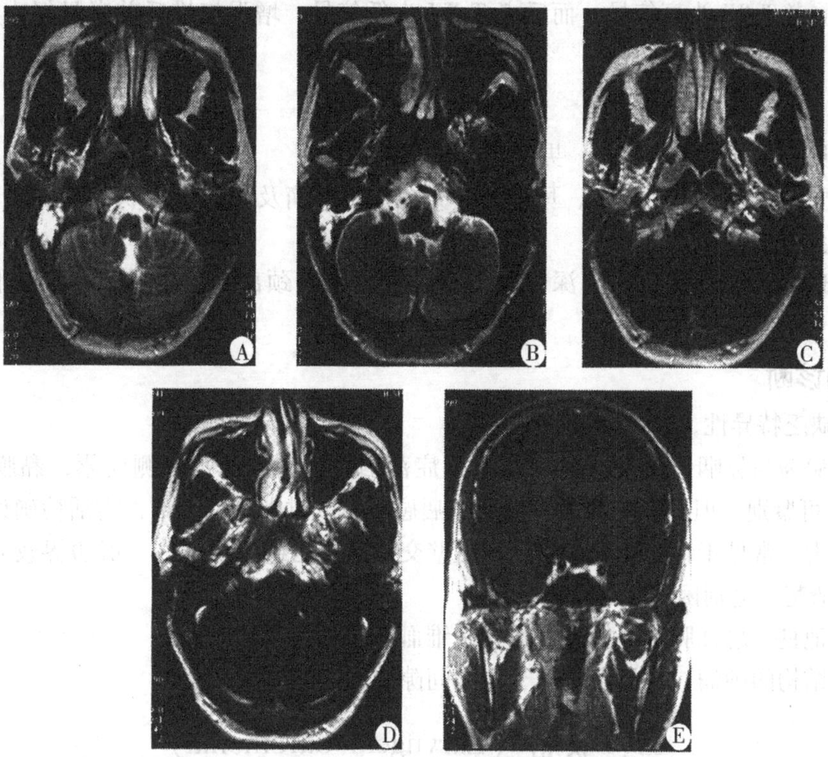

图 13－5　鼻咽癌，男性，58 岁。鼻咽右侧侧后壁软组织肿块，致右侧咽鼓管咽口和咽隐窝结构消失。T_2WI（A、B）肿块呈中等度稍高信号，增强扫描（C、D、E）肿块中等度强化。右侧腭帆张肌和腭帆提肌轻度受压向外侧推移，右侧头长肌轻度受压

2. 深部浸润　肿瘤继续呈浸润性生长，可向深部侵犯翼内、外肌致咽旁间隙变窄、消失，向后外蔓延侵犯颈动脉鞘；向前扩展可填塞后鼻孔、鼻腔、侵犯上颌窦；向上可累及斜坡、蝶窦及筛窦，表现为相应部位软组织肿块。

3. 肿瘤的信号　肿瘤在 T_1WI 多呈与肌肉类似的等信号或略低信号，T_2WI 呈稍高信号，介于肌肉与脂肪组织之间的信号。增强扫描后病灶呈轻度或中度强化，增强扫描有利于显示病灶范围、侵犯程度及与周围组织结构的关系，有利于显示黏膜下肿瘤并有助于鉴别诊断。

4. 鼻窦、乳突炎症　为鼻咽癌常见的继发征象，由于耳咽管开口闭塞及副鼻窦引流不畅所致。表现为鼻窦、乳突黏膜增厚或积液，T_2WI 呈明亮高信号。

5. 颅底骨质破坏　表现为低信号的骨皮质不完整或髓质高信号脂肪消失，最常见破裂孔、蝶骨翼板的骨质吸收、破坏。冠状面显示颅底骨质破坏较好。MRI 显示茎突、翼板等小的骨质破坏不如 CT 敏感。但显示斜坡、岩骨尖等松质骨改变优于 CT。

6. 颅内侵犯　肿瘤易沿颅底的神经孔如圆孔、卵圆孔、破裂孔等向颅内侵犯，最常累及海绵窦、颞叶、桥小脑角等，MRI 冠状面最易显示肿瘤自鼻咽部向颅内侵犯情况。增强扫描后颅内病灶明显强化，更易显示颅内侵犯范围。

7. 淋巴结转移　咽后外侧淋巴结及颈深上淋巴结群是鼻咽癌淋巴结转移的好发部位。表现为圆形或类圆形，T_1WI 低或略低信号，T_2WI 为高信号，中央液化坏死信号较高。MRI 可显示 CT 不能发现的咽后外侧淋巴结。

8. 远处转移　多见于椎体、肝脏、肺等。

9. MRI 对鼻咽癌放疗后的评价　放射治疗是鼻咽癌行之有效的治疗方法。放疗早期（3 个月内）常可见黏膜肿胀、咽隐窝消失变平及鼻窦、乳突炎症，后期（半年后）由于纤维化、瘢痕收缩可出现萎缩征象，表现为鼻咽腔扩大，咽隐窝变深，肌肉萎缩、变性，黏膜萎缩。MRI 有助于鉴别肿瘤复发与放疗后纤维化，前者 T_2WI 为高信号，而后者 T_2WI 为低信号，增强扫描后前者呈轻中度强化，而后者无强化。

（五）诊断要点

（1）本病多见于我国南方广东省，男多于女。

（2）临床主要表现为鼻衄、鼻阻、耳鸣、听力减退，头痛及颅神经症状，颈部淋巴结转移，鼻咽镜检查常可明确诊断。

（3）MRI 表现为鼻咽部肿块并向深部及邻近结构侵犯，颈部淋巴结肿大，颅底骨质破坏及颅内侵犯。

（六）鉴别诊断

鼻咽癌信号缺乏特异性，确诊常需病理诊断。

1. 早期鼻咽癌需与鼻咽部炎症鉴别　一般炎症范围较弥散，通常双侧受累，黏膜广泛均匀增厚，T_2WI 呈高信号，可鉴别。但炎症较局限或早期鼻咽癌较弥散时则鉴别困难，需活检确诊。

2. 增殖体肥大　常见于青少年及儿童，顶后壁交界区淋巴组织增生。一般边界较光滑，信号均匀，与周围组织界线清楚，鉴别困难时需病理确诊。

3. 鼻咽部其他良、恶性肿瘤　如淋巴瘤、纤维血管瘤等。

4. 鼻咽邻近结构的肿瘤　如鼻窦肿瘤、咽旁间隙肿瘤等。

三、喉癌（Laryngeal Carcinoma）

（一）概述

喉癌在我国占全身肿瘤的 1% ~ 2%，好发于 50 ~ 60 岁以上的中老年人，两性发病率有显著差别，男女之比为 8 ∶ 1，城市发病率高于农村，空气污染重的重工业城市高于污染轻的轻工业城市。吸烟、饮酒、空气污染及慢性炎症为可能的发病因素。

（二）病理

按解剖部位，喉癌可分为声门上癌、声带癌、声门下癌。以声带癌最多（60%），其特点是分化较好，发展慢，淋巴转移较少，预后较好；声门上癌其次（30%），癌细胞分化较差，发展快，淋巴转移较早，预后差；声门下癌少见，多为声带癌向下蔓延所致；原位癌属浸润性癌的前期，局限于上皮层，基底膜未累及。

组织学上以鳞状细胞癌最常见，约占 90%。其他腺癌、未分化癌、淋巴肉瘤，纤维内瘤等少见。

（三）临床表现特点

主要临床症状有声音嘶哑、呼吸困难、咽喉痛、喉部不适等，但不同部位的癌肿有各自的特点。

1. 声门癌　主要症状为声音嘶哑，肿块增大可出现喉鸣、呼吸困难，晚期有血痰、喉阻塞感。

2. 声门上癌　早期仅觉喉部异物感，咽部不适，以后有咽喉痛，晚期则痰中带血、声音嘶哑、呼吸困难。

3. 声门下癌　早期无症状，以后则发生咳嗽、血痰，晚期则声嘶、呼吸困难。

（四）MRI表现

1. 喉癌的信号　在 T_1WI 为略低或低信号，T_2WI 表现为不均匀高信号，Gd-DIPA增强扫描后，除坏死和囊变部分不强化外，肿瘤呈中等度强化，如肿瘤内有坏死则信号不均匀，颈部淋巴结转移时，其淋巴结的信号与喉部原发癌信号一致。

2. 声门癌　早期局限于声带内，仅见双侧声带不对称，一侧声带毛糙，或局限的软组织突起。在横断及冠状面上较明显，增强扫描后局部轻度强化则提示早期喉癌存在，继而声门裂不对称，声门向对侧移位。肿瘤向前可侵犯前连合，如前连合厚度超过3mm，提示有肿瘤侵犯；肿瘤向后可蔓延至杓状软骨，表现为一侧杓状软骨移位，双侧杓状和甲状软骨间距不对称；肿瘤向深部发展侵犯喉旁间隙，表现为高信号的脂肪信号被等信号肿块影占据。晚期肿瘤向声门上、下区蔓延。

3. 声门上癌　肿瘤可发生于会厌的喉面、假声带及喉室。此型癌较易侵入会厌前间隙并由此向对侧蔓延，MRI横断及冠状层面上可见会厌前间隙内高信号的脂肪影内出现等信号软组织影，肿瘤进一步增大向侧方可浸润杓会厌襞、梨状窝。此型早期即可出现颈部淋巴结转移。

4. 声门下癌　早期癌肿局限于黏膜及黏膜下层，MRI仅表现为一侧黏膜增厚、毛糙及不对称，增强后中等度强化，肿瘤增长致软组织肿块，气管壁增厚及管腔狭窄，MRI横断面可较好地显示肿块向周围的扩展，冠状及矢状面可较好显示肿块向上下扩展。

5. 混合型　为声门癌、声门上、下癌肿的晚期表现，癌肿侵及这三个区域，已不能分辨其真正来源，MRI表现为声门区、声门上、下巨大软组织肿块，管腔明显狭窄，颈部淋巴结肿大。

（五）诊断要点

（1）本病多发于50～60岁，男性多见。

（2）临床主要表现为声音嘶哑、呼吸困难及咽喉痛。

（3）MRI示喉部不规则软组织肿块，声带受累，周围软组织的浸润，喉软骨破坏，颈部淋巴结转移。

（4）MRI显示早期喉癌以及显示喉癌的侵犯范围较CT清楚，但显示软骨破坏不如CT。

（六）鉴别诊断

1. 声带息肉　多单发，位于一侧声带前1/3处，多为基底小而有蒂的结节，边缘光滑，邻近组织无异常。

2. 乳头状瘤　喉黏膜广泛浸润，甚至蔓延至咽或气管，在MRI难以与喉癌鉴别，确诊需病理。

3. 梨状窝癌　该肿瘤起源于梨状隐窝，位于隐窝侧壁与甲状软骨之间的软组织肿块，该肿瘤与喉癌仅发生部位不同，其MRI信号、病理类型均相似，早中期可从发生部位上加以区分，晚期肿块较大则不能区分其起源。

（刘瀚阳）

第三节　肺结核

肺结核（pulmonary tuberculosis）是肺部的常见疾病，常规X线、CT对肺结核的影像表现已有较深入的认识，但随抗生素及抗结核药物的广泛应用，结核杆菌不仅产生了抗药性，其病变的表现也发生了一定变化。近年来肺结核发病率有增多的趋势，而且其影像学病变的表现也越来越复杂，越来越不典型，X线、CT有时诊断非常困难，而MR检查可以提供非常有价值的信息。

初次感染的原发性肺结核常见于婴幼儿和儿童，一般无症状或症状较轻，随预防接种卡介苗的普遍实施，原发复合征已非常少见。继发性肺结核常见于成人，近年有逐渐增多的趋势，临床表现与患者的体质等因素有关，常见症状包括：①全身中毒症状，如低热、盗汗、乏力、午后潮热、消瘦等。②局部症状有：咳嗽、咯血等，合并胸膜炎时可出现胸痛。此外，患者结核菌素试验呈阳性，结核菌可从痰液、支气管吸出物和胃液中检出。

一、MRI诊断要点

1. 渗出性病变　呈结节状或片状影，病灶边缘模糊，常为多发，T_2WI呈较高信号，T_1WI呈等信号，增强扫描强化较均匀。病灶内常可见支气管充气征。

2. 增生性病变　周围渗出逐渐吸收，病灶边缘逐渐变清楚，T_2WI信号变低，T_1WI信号较肌肉高，病灶形态多不规则，可见收缩样改变。

3. 干酪样病变　病灶信号均匀，T_2WI中央信号较高，增强扫描病灶中央坏死区多无强化。干酪样病变可表现为大片状，甚至累及一个肺时，常伴肺门及纵隔淋巴结肿大。有时与肺癌伴淋巴结肿大及阻塞性肺炎较相似，但肺门及纵隔内淋巴结增强扫描表现为环状强化，而肺癌的淋巴结表现为均匀强化，可资鉴别。结核球是被纤维包裹的干酪样病灶，直径一般大于2cm，3cm左右多见，大于5cm少见。病灶偶尔也可见长、短毛刺或分叶。但结核球动态增强扫描表现为病灶早期迅速强化（肺动脉供血强化早于支气管动脉供血），然后下降，一般无平台期，延迟扫描病灶周围强化明显，而中央不强化或强化较弱（图13-6）。而肺癌增强扫描，动态强化略延迟，可维持一个平台期，延迟期强化均匀。

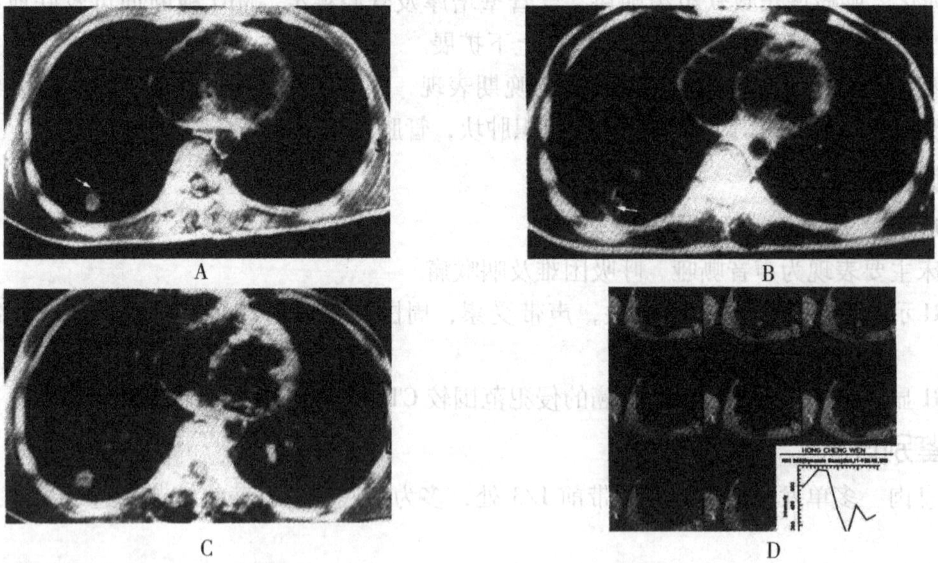

图13-6　结核球

A. T_1WI球形病灶，边缘有毛刺（↑）；B. T_1WI病灶中央呈较低信号（↑）；C. 增强扫描周围强化明显，中央强化弱；D. 动态增强扫描，早期上升后迅速下降

4. 空洞　结核空洞可多发也可单发，空洞壁薄者较多见，常为2~3mm，也可为厚壁。空洞内壁多不规则，空洞内常可见液平面。

5. 纤维化、钙化　纤维化呈索条状或大片状，形态不规则，常呈长毛刺状改变，T_2WI信号相对较低。大片状纤维化，肺体积缩小有时与肺不张较难鉴别。纤维化合并支气管扩张时，T_2WI可见聚拢的柱状改变，由于其内有液体聚集，T_2WI信号较高，诊断较容易。MR只能显示较大的钙化，T_2WI和T_1WI均呈低信号。

6. 支气管内膜结核 影像学一般不能直接显示病灶，只能显示病灶合并的肺不张。在靠近肺门处无肿块，是和肺癌鉴别的重要征象。肺结核一般中上肺叶多见，近年下叶肺结核报道逐渐增多，以右侧多见。

二、鉴别诊断

1. 结核球和周围型肺癌 结核球边缘较光滑，分叶，毛刺较少见，周围常见卫星病灶。结核球多为肺动脉供血，动态增强病灶迅速强化，然后迅速下降，病灶中央不强化。周围型肺癌，肿块常有分叶及短毛刺，胸膜凹陷征也常见于周围型肺癌，周围型肺癌多系支气管动脉供血，动态增强扫描病灶强化较慢，造影剂在病灶内滞留时间长（部分造影剂渗入细胞外液），到达峰值后，可维持一个平台期，延迟期病灶强化均匀。

2. 肺门、纵隔淋巴结核和转移性淋巴结肿大 淋巴结核增强扫描由于中央有干酪样坏死，病灶呈环行强化，转移性淋巴结常呈均匀强化。

（刘瀚阳）

第十四章

循环系统疾病MRI诊断

第一节 先天性心脏疾病

先天性心脏病（congenital heart disease，CHD）是一类较常见的心血管系统疾病，据其畸形性质不同，对患者生长发育的影响程度不同。随着心胸外科技术的发展，许多病变均可得到手术矫治，对先天性心脏病的早期、正确诊断十分重要。多普勒超声心动图是目前诊断先心病最常用的检查方法，但对复杂性和小儿先心病的诊断有较大的困难。X线心血管造影是先心病术前诊断的金标准，但其为创伤性检查，部分患者对碘剂过敏，使检查不能实施或者发生过敏反应，甚至危及患者的生命。作为非损伤性的MRI检查技术，其特点是软组织对比度高，在不使用造影剂的情况下，既能获得清晰的心脏、大血管形态结构图像，又能弥补超声心动图和X线血管造影的不足，尤其对复杂先心病的诊断可通过不同方法、不同切层扫描，能明显提高临床诊断水平。因此，在不远的将来，MRI完全有可能代替X线心血管造影检查，使先心病的术前诊断成为无创伤性。

一、室间隔缺损（Ventricular Septal Defect，VSD）

（一）概述

单纯性室间隔缺损是最常见的先心病之一，约占先心病的22%，居先心病的第2位。为胎儿期室间隔发育不全所致。男性多于女性，主要病理改变为室间隔不完整，致使左右心室的血液经缺损处相通，产生左右分流。室间隔缺损的部位、大小和数目变异较大，按其发生的部位，将其分为以下几种类型：①漏斗部缺损；②膜部和膜周部缺损，含隔瓣后缺损；③肌部缺损；④房室共道型缺损。本病亦可与法洛四联征、大血管转位，三尖瓣闭锁等复杂畸形合并存在。

（二）病理改变

正常情况下，左心室的收缩压明显高于右心室，当有室间隔缺损存在时，左心室的血液经缺口流向右心室，产生左向右的分流。较小的室缺，分流量较小，对右心室的功能影响亦小，右心室负荷增加亦不明显，临床上可无症状，或仅有轻微症状。当缺损较大，左向右分流量较大时，右心室容量负荷增加，肺血增多，导致肺动脉高压，产生明显的临床症状；长期的肺动脉高压，使肺血管发生广泛性器质性病变，右心室的阻力负荷进一步加大。当右心室压力明显升高，超过左心室压力时，分流方向逆转，出现右向左分流。当两心室压力持平时，分流减少或有双向分流。

（三）临床表现

轻者无症状。缺损较大者可有活动后心悸、气喘、容易并发呼吸道感染等症状。晚期重度肺动脉高压时出现发绀、心力衰竭等。查体可见心前区隆起，胸骨左缘3、4肋间闻及全收缩期杂音，多伴有震颤，肺动脉第二心音亢进。

（四）MRI表现

室间隔缺损的MRI检查，以体轴横断面和垂直室间隔心室长轴层面显示最佳，亦可加做垂直室间隔心室短轴像和电影 MRI。为避免假阳性，至少应做两种以上不同方向的切层扫描，并同时显示出缺损时，方可诊断。

（1）在 MRI 上显示心室间隔的连续性中断，局部有一缺损，缺损两端圆钝。

（2）Cine-MRI 上可见缺损处的分流信号，此时，心腔内血流为高信号，而近缺口局部可见低信号区。

（3）左右心室扩大，以左心室为著，伴有心室壁增厚。

（4）当有肺动脉高压时，出现肺动脉扩张及右室壁更增厚。

（五）诊断要点

（1）临床症状，体征提示有室间隔缺损存在。

（2）MRI 上在两种以上不同的切层方向上显示出室间隔连续性中断、局部有缺损。

（3）Cine-MRI 上可见异常的血流分流信号。

（六）鉴别诊断

单纯室间隔缺损的 MRI 诊断不难，膜部缺损或小的肌部缺损容易漏掉，Cine-MRI 对诊断会有帮助。膜部室间隔在正常情况下 MR 信号较弱，易误诊为膜部室缺。

在 MRI 确诊室间隔缺损同时，还应仔细观察心血管的其他结构，注意有无合并存在其他方面的畸形。

二、房间隔缺损（Atrial Septal Defect，ASD）

（一）概述

房间隔缺损是最常见的先天性心脏病之一，占全部先心病的 20% ~26%，居先心病的首位。女性多发，男女之比约为 1 ∶ 2。房间隔缺损可单纯存在，亦可与其他畸形合并存在。

（二）病理

房间隔缺损可分为原发孔型（Ⅰ孔型）和继发孔型（Ⅱ孔型）两种。原发孔型房间隔缺损为胚胎发育期原发隔发育不全，未能与心内膜垫融合所致，目前多归入心内膜垫缺损（房室隔缺损）。继发孔型房缺是由于原发房间隔吸收过多或继发房间隔发育障碍所致。根据其部位不同分为四种类型：①中心型（又称卵圆孔缺损型），位于房间隔中心卵圆窝处，约占总数的 75%；②上腔型（又称高位型缺损），占 4% ~5%，位于上腔静脉入口的下方，缺损上缘与上腔静脉入口相延续，常合并右上肺静脉异常引流；③下腔型，位于房间隔的后下方，缺损下缘紧邻下腔静脉入口，占总数的 10% ~12%；④混合型缺损，缺损巨大，累及上述两个以上部位，约占总数的 8.5%。

由于房间隔缺损，左心房的血液经缺损口流入右心房，使右心房、右心室及肺动脉血容量增加。随着病情的发展，肺小动脉逐渐出现内膜增生，中层肥厚，导致肺动脉高压。继之右心房内压力升高加重，当超过左房时，产生右向左分流，导致右心非氧合血进入左侧的体循环，临床出现发绀，发展为艾森曼格综合征。

（三）临床表现

本病初期或缺损较小者可无临床症状。缺损较大时，可有活动后心慌、气短、乏力等，易患呼吸道感染等。晚期出现昏厥、心力衰竭等。体检发现心界向左侧扩大，于胸骨左缘 2、3 肋间闻及 2~3 级收缩期杂音，多无细震颤，肺动脉瓣区第二心音亢进并分裂。

（四）MRI 表现

（1）房间隔不连续，可见缺口，以轴位横断和垂直室间隔心室长轴像显示最佳。为避免误诊，应在二种以上不同方向切层中同时显示有房间隔不连续时，方能诊断为房间隔缺损。

（2）右心房室增大，肺动脉干增宽，右心室壁可增厚。

在诊断房间隔缺损时，应注意区分正常的卵圆窝，由于卵圆窝处房间隔菲薄，MRI 信号很弱，产生类似房间隔缺损的假象，此时卵圆窝两边的房间隔是逐渐变薄，而当真正房间隔缺损时，缺口两边的房间隔增厚，形成所谓“火柴头”征。

在采用SE序列做MRI诊断房间隔缺损有困难时，可考虑应用GRE序列，做Cine－MRI。在重点可疑ASD部位，行Cine－MRI扫描，能清楚显示左向右分流血液喷射情况，表现为在亮白信号的血池内，在缺口处，右心房侧（晚期右向左分流时，出现在左心房侧）可见黑色（低信号）的血流束。

（五）诊断要点

（1）临床检查于胸骨左缘2、3肋间闻及2～3级收缩期杂音。肺动脉瓣第二音亢进、分裂。

（2）MRI的轴位横断、垂直室间隔心室长轴位等至少2种以上切面上显示房间隔不连续，缺口两边可见“火柴头”征象。

（3）GRE序列Cine－MRI中见心房水平分流，在高信号（白色）的血池内出现低信号（黑色）的血流束。

（4）MRI中同时可见右心房、室及肺动脉干增大，右室壁增厚。

（六）鉴别诊断

当检查方法正确、图像清楚时，诊断房间隔缺损并不难，主要应与卵圆孔未闭相鉴别。

MRI诊断房间隔缺损时，容易出现假阳性和假阴性。假阳性主要是误将卵圆窝处因菲薄，MR信号很弱，误诊为房缺，主要区别点是此时房间隔是逐渐变薄，而非边缘增厚，形成“火柴头”征。假阴性，主要因缺口大小或扫描层面选择不当，或图像质量较差。必要时，加做Cine－MRI，可提高对房缺的确诊率。

三、动脉导管未闭（Patent Ductus Arteriosus，PDA）

（一）概述

动脉导管未闭是最常见的先天性心脏病之一，发病率为15%～21%，占全部先心病的第三位，男女之比为1：（2～3）。动脉导管位于主动脉峡部与左肺动脉根部，是胎儿期血液循环的正常通道，95%婴儿生后1年内闭塞，1岁后仍开放者为动脉导管未闭。病理解剖上将其分为三种类型：①管型（圆柱型），约占本病的80%；②漏斗型；③窗型。动脉导管未闭多数单独存在，亦可与其他畸形合并存在。

（二）病理

动脉导管未闭造成主动脉与肺动脉间直接相通，产生心底部的左向右分流，初期分流量大小取决于未闭的动脉导管的口径。由于存在上述左向右分流使左心房室的容量负荷加大，导致左心室扩大，室壁增厚，严重可致左心衰竭；肺动脉血流量增加，形成肺动脉高压，使右心室后负荷加重，右室壁增厚，继之出现右心室腔扩大，致右心衰竭；晚期肺动脉压力达到或超过主动脉压力时，出现双向或右向左分流，临床出现发绀。

（三）临床表现

未闭动脉导管细小者可无症状，导管粗大者出现活动后心悸、乏力、咳嗽等症状，可并发感染性心内膜炎。晚期肺动脉高压合并右向左分流者可有咯血、全身发绀等，严重者出现心力衰竭。

体检于胸骨左缘第二肋间闻及双期连续性机器样杂音，杂音响亮处可触及震颤。分流量大时，有周围血管征，表现为动脉舒张压降低，脉压加大，水冲脉等。有肺动脉高压者肺动脉瓣区第二音亢进。

（四）MRI表现

（1）在MRI的轴位横断面及垂直室间隔心室短轴位上，于主动脉峡部与左肺动脉起始部之间，可见未闭的动脉导管将两者相连通。MRI能确定导管未闭的分型。

（2）GRE Cine－MRI中能见到异常的血流信号，并能显示分流的方向。

（3）在心室水平面可见左侧房室扩大，以左心室扩大为著，左室壁增厚。

（4）升主动脉、主肺动脉及左肺动脉扩张。

（5）晚期有肺动脉高压者，MRI 上还见右心室扩大及右室壁增厚。

（五）诊断要点

（1）临床表现具有动脉导管未闭的症状、体征，如胸骨左缘第二肋间闻及双期机器样杂音，肺动脉瓣区可触及震颤。

（2）MRI 于大血管平面见主动脉峡部与左肺动脉起始部之间有未闭的动脉导管相通。

（3）GRE Cine - MRI 工中显示主动脉峡部与肺动脉干分叉部之间有异常的血流信号。

（六）鉴别诊断

检查方法正确，图像清晰，显示出未闭的动脉导管时，诊断不难，无须与其他病变相鉴别。有时未闭动脉导管很细小，或扫描方法不当，未能显示出未闭的动脉导管时，造成漏诊。此时应在不同方向的切面上扫描，同时加做不同的序列，能提高 MRI 对动脉导管未闭的诊断正确率。

四、法洛四联征（Tetralogy of Fallot，TOF）

（一）概述

法洛四联征（简称法四）为最常见的发绀类复杂性先天性心脏畸形，占先心病总数的12% ~14%，在小儿先心病中排在房缺、室缺和动脉导管未闭之后，而位居第四位。本病由肺动脉狭窄（主要为右室漏斗部和肺动脉瓣混合型狭窄）、室间隔缺损、升主动脉骑跨于室间隔之上和右心室肥厚等四个基本病理改变构成的复杂畸形，其中以右室漏斗部的狭窄最为重要。如只有心室间隔缺损、肺动脉口狭窄和右心室肥大，而无主动脉骑跨者，称为不典型的法四。本病可与房间隔缺损（称为法洛五联征）、右位心、大血管转位等畸形合并存在。

（二）病理变化

法四的病理生理改变主要取决于右室流出道及肺动脉狭窄。由于室间隔缺损较大，左右心室及主动脉的压力相似，右室流出道狭窄愈重，排血阻力愈大，右心室经室缺由右向左分流量就愈大，发绀重，如肺动脉狭窄较轻，右心室排血阻力小，经室缺产生双向分流，发绀则较轻，个别人仅有左向右分流，患者可无发绀。重者右心室肥厚失代偿后，最终导致右心衰竭。

（三）临床表现

患者自幼出现进行性发绀和活动后心悸、气喘、乏力，喜取蹲踞位休息。严重发绀患者活动后由于严重缺氧而引起发作性昏厥或抽搐。体检见患儿发育差，有杵状指（趾），心界不大，听诊胸骨左缘3 ~4 肋间有收缩期喷射样杂音，肺动脉第二音减弱。心电图电轴右偏、右房扩大，右心室肥厚。

（四）MRI 表现

（1）右心室壁肥厚，接近甚至超过左心室壁的厚度。而正常人右室壁的厚度仅为左室壁厚度的1/3 ~1/2，以轴位横断面、心室短轴切面和垂直室间隔心室长轴位显示清楚。

（2）室间隔缺损，以嵴下型即主动脉瓣下最常见。在轴位横断、垂直室间隔心室长轴或短轴切层上均能清楚显示。

（3）肺动脉瓣和右心室流出道（即漏斗部）狭窄，在两者之间常能见到第三心室形成。在轴位横断面、冠状面及平行室间隔心室长轴位上显示清楚。

（4）升主动脉扩张，顺钟向右转、前移并骑跨于缺损的室间隔之上。以轴位横断面、垂直室间隔心室短轴切面上显示清楚，尤其是后者，能同时测得升主动脉扩张程度和骑跨程度。一般为50%左右。

（5）肺动脉干、左、右肺动脉均有不同程度的缩小。

（6）在 GRE Cine - MRI 上可见因室间隔缺损和主动脉骑跨所造成的血流分流情况，同时还可见右室流出道、肺动脉瓣的狭窄程度及血流情况。

（7）同时可显示合并存在的其他畸形。

（五）诊断要点

（1）患儿临床表现有发育差，发绀、杵状指（趾）等，听诊于胸骨左缘3、4肋间闻及收缩期喷射样杂音。

（2）MRI上可见右心室壁肥厚，接近甚至超过左室壁厚度；室间隔高位缺损；右室流出道及肺动脉瓣狭窄；主动脉增宽，前移并骑跨在缺损的室间隔上。

（3）Cine－MRI中显示左右心室之间分流、右室流出道及肺动脉狭窄。

（六）鉴别诊断

MRI对诊断法四效果良好，一般均能显示出畸形的存在，故诊断不难。如只有室间隔缺损、肺动脉狭窄和右心室肥厚，而无主动脉骑跨和前移，则可诊断为不典型法四。

本病主要应与下列病变相鉴别。

（1）法四型右室双出口：鉴别要点在于判断升主动脉的骑跨程度，法洛四联征的骑跨程度小于75%，而法四型右室双出口主动脉骑跨于右室侧超过75%。

（2）法洛三联征：由肺动脉口狭窄、心房间隔缺损和右心室肥大构成，无室间隔缺损和主动脉的骑跨。

（3）完全型大动脉错位：是指升主动脉和主肺动脉与左右心室的连接关系异常或/和两大动脉空间相互位置关系异常。鉴别方面主要辨认解剖结构上的左、右心室以及与主动脉、肺动脉的关系。MRI上辨认右心室为内膜面粗糙有调节束，具有肌性流出道；左心室内膜光滑、无调节束、无肌性流出道，可见乳头肌结构。

（4）永存动脉干：重度法四肺动脉可完全闭锁或右室流出道完全闭塞，肺血供仅依赖侧支循环，又称为假性动脉干。而永存动脉干仅有一组半月瓣，心底部发出单一动脉干，肺动脉起源于共同动脉干的不同部位。

五、主动脉缩窄（Coarctation of the Aorta，CA）

（一）概述

主动脉缩窄是指主动脉先天性局限性狭窄，通常狭窄位于左锁骨下动脉以远的主动脉部。本病较常见，占先天性心脏病的1.1%～3.4%，男性多于女性，男女比例为（4～5）：1。

（二）病理改变

根据病变发生的部位，将主动脉缩窄又分为两种类型。

（1）导管前缩窄型：本型较多见，缩窄部位位于主动脉峡部，即左锁骨下动脉开口处至动脉导管入口处之间的一段较长缩窄区，占主动脉弓的后半或后1/3，常伴有其他心血管畸形。严重的缩窄可造成主动脉弓离断。

（2）导管后缩窄型：较少见，常在动脉导管交接处或其以下，仅为一小段缩窄，多不伴有其他先天性心血管畸形。

主动脉缩窄的病理改变，表现为动脉管壁局限性环形狭窄，狭窄处动脉壁中层变形，内膜增厚，可呈膜状或嵴状凸入主动脉腔内。由于主动脉缩窄，近心端管腔内血压增高，左心室后负荷加重，左心室壁继发性肥厚，晚期导致左心衰竭。另外，缩窄远段血流减少，血压降低，甚至测不出血压，下肢缺血。机体产生代偿，狭窄远段血流由锁骨下动脉的分支供应。

（三）临床表现

由于缩窄近端血压明显高于远端，产生一系列症状体征：①头部及上肢血压升高，可有头痛、头晕、耳鸣等，严重时可产生脑血管意外及心力衰竭；②下肢缺血而产生无力、肢冷，间歇性跛行；③上肢血压明显高出下肢血压；④心浊音界向左下扩大，心尖区有抬举性冲动，心前区，背部肩胛区间闻及收缩中晚期吹风样杂音。

（四）MRI 表现

（1）MRI 上能直接显示主动脉缩窄的部位、范围和程度，以垂直室间隔心室短轴位上显示最佳，并能直接测量各段内径及缩窄的长度。

（2）多数病例在缩窄远端可见主动脉狭窄后扩张。

（3）左心室壁普遍增厚。

（4）GRE Cine－MRI 上可见狭窄处血流异常改变，MRA 中还能显示异常的侧支循环情况，如内乳动脉、椎动脉及肋间动脉等。

（5）合并存在的其他畸形。

（五）诊断要点

（1）年轻患者出现上肢血压明显高于下肢者为本病典型表现，伴有心脏杂音和血管杂音可提示本病。

（2）X 线胸片可见左侧心影上缘主动脉结处“3”字征。

（3）在 MRI 中，垂直室间隔心室短轴位上直接显示主动脉缩窄的部位、程度和范围。

（六）鉴别诊断

重度的主动脉缩窄应与主动脉闭锁相鉴别，前者仍有少量血流直接通过，而后者无直接血流。在 MRI 确诊有困难时，可采用 Cine－MRI 或 MRA 进行检查，有利于发现血流信号。

（刘瀚阳）

第二节　原发性心肌病

原发性心肌病系指一组病因不明的心肌受累疾病，主要分为：扩张型心肌病，肥厚型心肌病和限制型心肌病三种类型。原发性心肌病在临床上并不少见，占心血管系统住院患者的0.6%～4.3%。以前，临床上诊断原发性心肌病须首先排除风心病、冠心病、肺心病、先心病等之后方能诊断。MRI 由于能清楚显示心肌情况，对本病具有较高的诊断价值。

一、扩张型心肌病（Dilated Cardiomyopathy，DCM）

（一）概述

扩张型心肌病是原发性心肌病中最常见的一种，临床上发病年龄较轻，以青壮年居多。

（二）病理变化

扩张型心肌病表现为各心腔扩大，以心室扩大为著，心室壁的厚度可在正常范围内或变薄。镜下见心肌细胞肥大、变性，可有坏死，间质纤维组织增生，心内膜增厚等，导致心室收缩功能下降，舒张末期心室容积和室内压增加，心室腔扩张，可合并有房室环扩大，瓣膜关闭不全等。

（三）临床表现

本病进展缓慢，早期可无症状，以后逐渐出现功能不全症状，如劳力性气促、乏力、呼吸困难等继之出现下肢水肿、腹胀、肝大等充血性心力衰竭的症状。体检时可见心脏扩大、心音减弱、舒张期奔马律及各种心律失常等。

（四）MRI 表现（图 14－1）

（1）心脏明显扩大，以心室扩大为著，心室横径增大较长径明显，使心室外观呈球形。根据心室扩大的情况，将本病又分为左室型、右室型和双室型。

（2）心室壁厚度正常，或轻度减低，MRI 信号强度无改变，仍呈等信号。

（3）心室壁运动普遍减弱，甚至接近无运动，室壁收缩期增厚率普遍下降或消失。

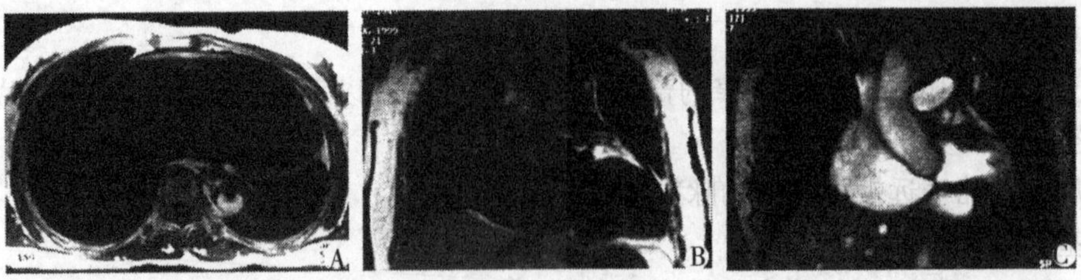

图 14－1　扩张型心肌病，女性，50 岁。T_1WI（A、B）和 T_2WI（C）显示右心房及左、右心室扩大，心室壁变薄

（4）GRE Cine－MRI 上显示心室运动减弱更为清楚，同时可见房室瓣反流。

（5）心腔内可见大量血流速度缓慢而形成的高信号，有时可见有附壁血栓形成。

（五）诊断要点

（1）临床上表现为心脏扩大，心律失常和充血性心力衰竭。

（2）MRI 上显示心室腔呈球形扩张，室壁 MRI 信号正常，厚度正常或轻度变薄。

（3）须排除其他原因造成的心脏扩大。

（六）鉴别诊断

（1）已知原因的器质性心脏病：临床表现，病史及 MRI 上显示出相应器质性病理变化。

（2）缺血性心肌病（冠心病）：发病年龄较大，MRI 上表现室壁不均匀性变薄，节段性心肌信号异常改变。

二、肥厚型心肌病（Hypertrophic Cardiomyopathy，HCM）

（一）概述

肥厚型心肌病是以心肌的非对称性肥厚、心室腔变小及心室充盈受限，导致舒张期顺应性下降为特征的心肌病变。本病病因不明，常有家族史，目前认为系显性遗传性疾病。多见于 30～40 岁人群，男性多于女性，有家族史者女性居多。

（二）病理变化

肥厚型心肌病的主要病理改变在心肌，尤其是左心室形态学的改变。其特征为不对称性心室间隔肥厚，有时心肌均匀肥厚及心尖部肥厚。组织学上肥厚心肌细胞肥大，排列紊乱，可见畸形细胞。

根据左室流出道有无梗阻又将本病分为梗阻型和非梗阻型。前者病变主要累及室间隔、左室前壁基底段，肥厚心肌凸入左心室流出道部，造成左室流出道部狭窄。

（三）临床表现

本病起病缓慢，部分患者可无自觉症状，而在体检时发现或猝死，出现临床症状者主要表现为劳累后呼吸困难，心前区痛、乏力、头晕、心悸、晚期可出现心力衰竭。梗阻型者于胸骨左缘、心尖内侧闻及收缩中期或晚期喷射性杂音，可伴有收缩期震颤。心电图表现为 ST－T 改变，左心室肥厚，可有异常 Q 波。

（四）MRI 表现（图 14－2）

（1）左室壁明显增厚，受累部位心室壁舒张末期平均厚度 21.8±5.6mm（正常人为7.6±1.1mm）；收缩末期厚度为 23.6±5.4mm（正常人为 12.0±1.5mm）。

（2）肥厚部位的心室壁厚度与正常部位室壁厚度（常取左室下壁后基底段）的比值≥1.5。

（3）肥厚室壁在 T_1WI 上多呈均匀中等强度信号，而在 T_2WI 上部分病例可见中等信号中混杂有点状高信号。

（4）左室腔缩小、变形。

（5）有左室流出道狭窄时，收缩末期测量左室流出道内径小于 18mm，GRE Cine－MRI 上见左室流出道内收缩期有低信号，为喷射血流。

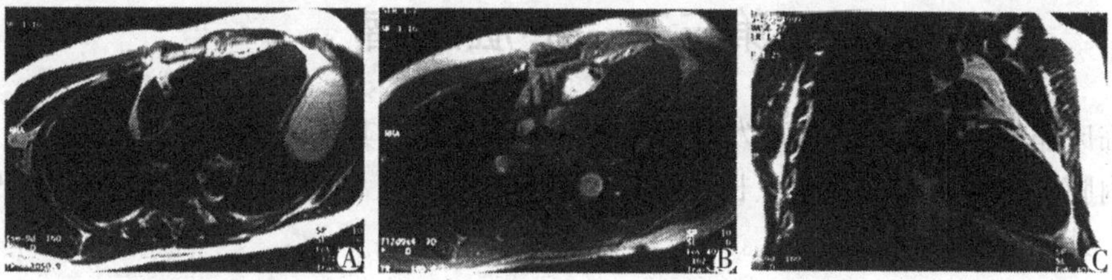

图 14－2　肥厚型心肌病，男性，41 岁。T_1WI（A、C）和 T_2WI（B）显示左心室壁及室间隔增厚，心腔缩小

（6）左心房扩大。

（五）诊断要点

（1）年轻人出现心悸、头晕、心前区痛，心电图示左心室明显肥厚，有异常 Q 波者，应考虑为本病，特别是有家族史者。

（2）MRI 显示左室壁明显肥厚，平均 >20mm 以上，肥厚心室壁与正常心室壁之比大于 1.5。

（3）左心室变形、心腔缩小。

（六）鉴别诊断

（1）高血压病所致心肌肥厚：发病年龄较大，有高血压病史，MRI 显示左室普遍均匀性增厚，且肥厚程度较轻，无流出道狭窄。

（2）主动脉瓣狭窄：左室肥厚为均匀、对称性，MRI 上能显示主动脉瓣狭窄，而非流出道狭窄。

（3）先心病室缺：能显示室间隔不连续，且无室间隔肥厚。

三、限制型心肌病（Restrictive Cardiomyopathy，RCM）

（一）概述

限制型心肌病主要特征是心室的舒张充盈受限，代表性疾病是心内膜心肌纤维化。本病临床上少见，仅有少数病例报告。

（二）病理变化

本病主要病理改变为心内膜增厚，病变主要累及心室的流入道和心尖，致流入道变形，并导致血流动力学严重障碍，心室舒张功能受限，伴收缩功能受损，心排血量减少，终致心力衰竭。根据受累心室不同分为三个亚型：右室型、左室型和双室型，以右室型最常见。

（三）临床表现

本病以发热、全身倦怠为初始症状，白细胞增多，特别是嗜酸细胞的增多较为明显。以后逐渐出现心悸、呼吸困难、水肿、肝大、颈静脉怒张、腹水等心力衰竭症状。

（四）MRI 表现

（1）心室壁增厚，心室腔变形，心内膜面凹凸不平，可见极低信号影，提示有钙化灶。

（2）心房显著扩大，右室型者以右房扩大为著，并向上、下腔静脉扩张，而左室型者以左房扩大为著。

（3）在心腔内可见因血流缓慢而造成的异常高信号影。

（五）诊断要点及鉴别诊断

MRI 对本病诊断有确诊意义，能直接显示心内膜、心肌和心包情况，能准确区分各种亚型。鉴别诊断上主要应与缩窄性心包炎相鉴别，本病心包正常，而缩窄性心包炎可见心包增厚。

（喻　晖）

第三节　心脏肿瘤

心脏肿瘤临床非常少见，可分为原发性和继发性两大类。按其发生的部位又将其分为心内膜肿瘤和心肌肿瘤。心内膜肿瘤主要向心腔内生长，又称为心腔内肿瘤，约占原发性心脏肿瘤的90%，其中约97%为黏液瘤，其他类型的肿瘤很少见。

一、概述

黏液瘤是心内最常见的肿瘤，约90%为左房黏液瘤，绝大多数位于左房卵圆窝附近，其他各心腔内少见。黏液瘤多见于女性，男女之比为1∶3，中年发病较多见，有家族遗传倾向。

二、病理改变

大体观黏液瘤呈灰白色，略带黄色，呈分叶状或梨形，表层易脱落小碎片，切开呈胶冻状，内部可见灶性钙化或有小血肿。多数有蒂与房间隔相连。显微镜下示黏液样基质含弹力纤维，黏液瘤细胞呈星芒状、梭形、圆形或不规则形，散在或呈团状排列，其瘤体表面覆有心内皮细胞。

三、临床表现

左房黏液瘤在舒张期常随血流向左心室移动，阻塞二尖瓣口；收缩期黏液瘤又退回左心房，临床表现似二尖瓣狭窄，约1/3患者舒张期或双期杂音随体位变化而出现、消失或改变强度。瘤体碎片脱落，可引起体动脉或肺动脉栓塞，产生相应的表现并可致死。此外，患者临床上还可表现有反复发热，体重减轻，关节痛、贫血、血沉增快，血清球蛋白增多等全身性表现和心脏血流受阻表现。

四、MRI表现

（1）MRI上示心腔内有一团块状异常信号影，在T_1WI上肿块呈均匀中等信号，在T_2WI上为不均匀中等度高信号。

（2）肿块有蒂与心腔壁相连，并随心动周期变化肿瘤位置可以发生改变。

（3）在GRE－MRI中于高信号的心腔内可见团块状低信号充盈缺损，动态显示可见在心腔内移动，如左房黏液瘤在舒张期常由左心房经二尖瓣口凸入左心室，而在收缩期又回至左心房内。

（4）一般心脏各房室大小、形态无异常改变，个别心房内肿瘤阻塞房室瓣口，或肿瘤较大时也可导致心房增大，但多为轻至中度增大。

五、诊断要点

（1）临床表现心脏舒张期或双期杂音随体位的变化而改变。

（2）MRI上示心腔内有团块状异常信号，有蒂与心腔壁相连。

（3）GRE Cine－MRI中见心腔内有低信号充盈缺损，且随心动周期不同，其位置可发生改变。

六、鉴别诊断

心腔内原发其他类肿瘤非常罕见，97%为黏液瘤，故MRI诊断黏液瘤并不难，需鉴别的是心腔内附壁血栓。一般附壁血栓边缘光滑，无蒂，其位置不随心动周期变化而改变。常附着于左房后壁与侧壁，而左房黏液瘤常附着于房间隔上，边缘呈分叶状。

（喻　晖）

第四节 心包炎性病变

心包炎（Pericarditis）是最常见的心包病变，可由多种病因所致，主要有感染性（结核或化脓菌感染等）、自身免疫性、过敏性、物理、化学损伤及肿瘤等，国内以结核性心包炎居多，非特异性心包炎次之。

心包炎的病理过程：心包炎可分为纤维蛋白性（干性）和渗出性（湿性）。前者于脏壁层心包之间出现纤维蛋白，炎细胞渗出，慢性期可发展为缩窄性心包炎。后者心包腔内有渗出液，即心包积液。

一、心包积液（Pericardiac Effusions，PE）

（一）概述

正常心包脏、壁层之间有少量浆液性心包液，起润滑作用，一般不足 50mL，当心包在各种致病因素作用下，有大量炎性渗出液渗入心包腔内，使心包内液体异常增多，一般超过 50mL。

（二）病理变化

按起病方式心包积液分为急性和慢性两种，急性者积液量在短时间内迅速增加，心包内压力急剧升高，引起急性心脏压塞，使心室舒张受限，静脉回流受阻，肝静脉瘀血进而使心排血量降低，患者可出现休克，甚至死亡。慢性者心包内积液缓慢增多，心包腔内压力可不升高或仅轻度升高，患者症状较轻，直至大量积液达到或超过 3 000mL 才产生严重心包填塞的临床表现。

（三）临床表现

患者临床上常表现为心前区痛、呼吸困难等，体检时可见心尖冲动减弱或消失，心界向两侧扩大，心音弱而遥远。心脏压塞时心动过速、休克、颈静脉怒张，肝大、腹水、脉压小及奇脉等。

（四）MRI 表现

（1）在 SE 序列中可见心包腔明显增宽，其内可见异常 MRI 信号影，MRI 信号特点与积液成分有关。单纯浆液性心包积液在 T_1WI 上呈低信号，在 T_2WI 上呈高信号；含蛋白成分较高的炎性心包积液时，在 T_1WI 上呈中等或略高信号，在 T_2WI 上呈高信号；血性心包积液或心包积血时，在 T_1WI 和 T_2WI 上均呈中等或高信号。

（2）由于受心脏搏动影响，心包积液的 MRI 信号不均，部分因受流空效应影响而形成低信号或无信号。

（3）在 GRE Cine - MRI 上心包积液均呈明亮高信号。

（4）心包积液的分度

1）Ⅰ度为少量积液，积液量 <100mL，舒张期测量心包脏壁层间距为 5 ~ 14mn。

2）Ⅱ度中等量积液，积液量 100 ~ 500mL，心包脏壁层间距为 15 ~ 24mm。

3）Ⅲ度大量积液，积液量 >500mL，心包脏壁层间距 >25mm。

（五）诊断要点

（1）临床上患者表现为胸痛、胸闷、呼吸困难，心界向两侧扩大，心音减弱。

（2）SE 序列中见心包腔扩大，其内可见异常信号影，在 T_1WI 上呈低信号或略高信号，在 T_2WI 上均呈高信号。

（3）GRE Cine - MRI 上积液呈现明亮高信号。

（六）鉴别诊断

少量心包积液时，MRI 容易漏诊，此时应在不同方向的切面上进行扫描，以发现少量心包积液。中等至大量心包积液时 MRI 能显示其影像特点，诊断不难。

二、缩窄性心包炎（Constrictive Pericarditis，CPC）

（一）概述

缩窄性心包炎是指急性心包炎过后，心包脏、壁层粘连、增厚、纤维化甚至钙化，心包腔闭塞代之以一个纤维瘢痕外壳，包绕心脏，致使心脏舒张期充盈受限而产生血液循环障碍。本病的病因以结核性占大多数，其次为化脓性，创伤和恶性肿瘤等也可见到。

（二）病理变化

心包炎急性期过后，渗液逐渐吸收，纤维性瘢痕组织形成，心包广泛性粘连、增厚，壁层与脏层融合在一起。钙盐的沉积使心包更加增厚和僵硬，因而可加重缩窄作用。有的病例纤维瘢痕局限在房室沟或主动脉根部形成缩窄环，病变以右心室表现更重，瘢痕厚度可达 20mm 以上。显微镜下瘢痕主要由胶原纤维构成，内部有玻璃样变性，脂肪浸润和钙化。增厚、钙化的心包压迫整个心脏和大血管根部，限制了心脏活动，使心室充盈受限，引起回心血流受阻和心排血量下降，大静脉压升高，体、肺循环瘀血，脉压下降等。

（三）临床表现

起病隐匿，常于急性心包炎后数月至数年发生缩窄性心包炎。患者临床表现有不同程度呼吸困难，腹部膨胀，乏力、肝区疼痛。体检时可见肝大，颈静脉怒张，腹腔积液及下肢水肿，有 Kussmaul 征，即吸气时颈静脉更为扩张。心脏体征有心尖冲动不易触及，心浊音界正常，心音减低，可以闻及心包叩击音。

（四）MRI 表现

（1）心包脏、壁层界限不清，且不规则增厚，其厚度大于 4mm，以右心侧，尤其右心室壁外方多见，并且增厚明显。

（2）增厚的心包在 SE 脉冲序列 T_1WI 上大多数呈中等信号或中等度低信号，若见斑块状极低信号提示为心包钙化。

（3）左、右心室腔缩小，心室缘和室间隔僵直。

（4）心室壁运动幅度降低，心房室内径收缩期和舒张期的幅度变化降低。

（五）诊断要点

（1）有急性心包炎病史，近期出现呼吸困难、腹胀、体循环回流障碍等。

（2）MRI 中显示心包不规则增厚，脏层和壁层界限不清，其中有极低信号影代表心包钙化。

（3）心室壁运动幅度下降，收缩期和舒张期心室内径幅度变化降低。

（六）鉴别诊断

MRI 能清楚显示心包增厚、粘连，显示钙化更加支持缩窄性心包炎的诊断，MRI 对本病诊断不难。

（喻　晖）

第五节　大血管病变

一、主动脉瘤（Aortic Aneurysm，AA）

（一）概述

动脉瘤是由于动脉壁遭到破坏或结构异常而形成的囊样扩张性病变。它可发生在动脉系统的任何部位，但以胸、腹主动脉瘤较多见。常见的病因有损伤、动脉粥样硬化、动脉中层退行性病变、感染、先天性动脉中层缺陷及梅毒感染等。常见于中老年人，男性多于女性，主要与动脉粥样硬化有关。

（二）病理变化

病理上又将动脉瘤分为真性动脉瘤和假性动脉瘤。真性动脉瘤的瘤壁由发生病理损害后的主动脉壁全层构成。假性动脉瘤的瘤壁无主动脉全层结构，仅有内膜面的纤维组织覆盖，周围为较厚的血栓。形态学上将动脉瘤分成三种类型：梭形动脉瘤，瘤体呈两头小中间大的梭形，提示病变广泛，且中间病变更重些；囊状动脉瘤，主动脉壁局限性破坏，呈囊袋状偏侧突出，可单发也可多发；混合型动脉瘤，多数在梭形动脉瘤的基础上并发囊状凸出，少数梭形或囊状动脉瘤分别发生于主动脉的两个部位。

（三）临床表现

主动脉瘤的主要症状是疼痛，多数为隐痛，少数有胸腹部剧痛。其次为动脉瘤产生的压迫症状，瘤体压迫气管、支气管致呼吸困难，咳嗽；喉返神经受压，出现声音嘶哑和失音。升主动脉瘤合并主动脉瓣关闭不全者，有劳累后心慌，气短，严重时有左心衰竭的表现，患者不能平卧，夜间阵发性呼吸困难等。体征主要有胸廓上可见搏动性肿块，压迫上腔静脉时有上腔静脉阻塞综合征。有主动脉瓣关闭不全者，主动脉瓣听诊区可闻及舒张期杂音。压迫胸交感神经者可有霍纳综合征。瘤体部位可闻及收缩期杂音。腹部主动脉瘤，在腹部触诊时可触及波动性肿块。

（四）MRI 表现

1. 真性主动脉瘤　如下所述。

（1）主动脉局限性扩张，呈梭形或囊状突出，结合不同方位的切层明确其形态学分型，如梭形，囊状或梭囊混合型。

（2）主动脉瘤壁与正常动脉壁相延续。

（3）瘤腔内因血液流动效应而在 SE 序列上无信号，当有附壁血栓形成时表现为略高信号。

2. 假性主动脉瘤　如下所述。

（1）位于主动脉旁，可见一偏心囊状占位性病变。

（2）瘤囊的腔较小，外缘形状不规则，内壁光滑，多数壁较厚。

（3）多数情况下可见瘤囊腔经小口与主动脉相通，此交通口即为假性动脉瘤的破口，个别破口太小者可显示不清。

（4）瘤腔内在 SE 序列上呈低信号或无信号，在 GRE 序列中呈高信号，Cine - MRI 动态显示能明确主动脉破口的位置、大小，在破口处血流喷射进入瘤腔，局部呈低信号。

（五）诊断要点

（1）临床上有胸腹部疼痛，并触及波动性包块。

（2）MRI 上显示有主动脉的局限性扩张，或在主动脉周围可见囊状占位性病变。

（3）GRE、Cine - MRI 动态显示假性动脉瘤的破口部位，大小。

（六）鉴别诊断

MRI 中能同时显示动脉瘤的瘤腔和瘤壁结构，诊断较易，诊断效果好于血管造影。故 MRI 是诊断动脉瘤的最佳选择。

二、主动脉夹层（Aortic Dissection，AD）

（一）概述

主动脉夹层是由于各种原因造成主动脉壁中膜弹力组织和平滑肌病变，在高血压或其他血流动力学变化的促发下，内膜撕裂，血液破入中膜，并将主动脉壁分为双层，形成主动脉壁间血肿。本病在临床上较为常见，好发于40 岁以上的中老年人，高血压病是最常见的促发因素。以男性多发，为女性的二倍。

（二）病理变化

主动脉夹层初期形成主动脉壁间血肿，继之沿主动脉壁向两侧蔓延，以向远侧剥离为主，使病变范围扩大，病变可延至腹主动脉远端髂动脉分叉部，甚至分叉部以远，并累及头臂动脉开口部及近段，肾动脉，腹腔动脉及肠系膜上动脉，导致相应组织的缺血，或血运中断，产生严重并发症。

根据主动脉夹层发生的部位和累及的范围，Debakey 将主动脉夹层分为三种类型。

Ⅰ型：夹层累及主动脉升部、弓部和降部，并延伸到腹主动脉中远段，破口多位于升主动脉，少数位于弓部，此型多见。

Ⅱ型：夹层局限于主动脉升部及弓部，破口多位于升主动脉，此型多发生于马方综合征。

Ⅲ型：夹层始于主动脉弓降部，并向远端延伸至降主动脉，此型多见于高血压病。

（三）临床表现

临床上急性主动脉夹层患者表现为突发胸背部剧烈刀割样或撕裂样剧痛，用镇静剂难于止痛，严重者可导致休克，但患者血压下降或反而升高，约 60% 的患者向主动脉壁外破裂而死于急性期，亦可破入心包引起心脏压塞，或破入纵隔、左侧胸腔或腹膜后腔。慢性夹层可有上述急性发作史，或无典型疼痛。体检时可闻及血管性杂音或震颤。

（四）MRI 表现（图 14－3，图 14－4）

（1）主动脉分为双腔，多数情况下假腔宽大，呈新月形或弧形，而真腔受压缩小。在真、假腔之间可见剥脱之血管内膜。

（2）在 SE 序列，T_1WI 示真腔内因血流速度快而呈低信号或无信号，假腔内血流缓慢或有血栓形成而产生中等至高信号。

（3）GRE Cine－MRI 中，真腔内血流速度快，呈均匀明亮高信号，假腔内血流缓慢呈不均匀高信号，甚至可见涡流现象，并能显示内膜破口的位置。

（4）部分病例假腔内可见血栓形成，在 SE 序列 T_1WI 呈高信号。GRE Cine－MRI 中，血流呈高信号而血栓呈较低信号。

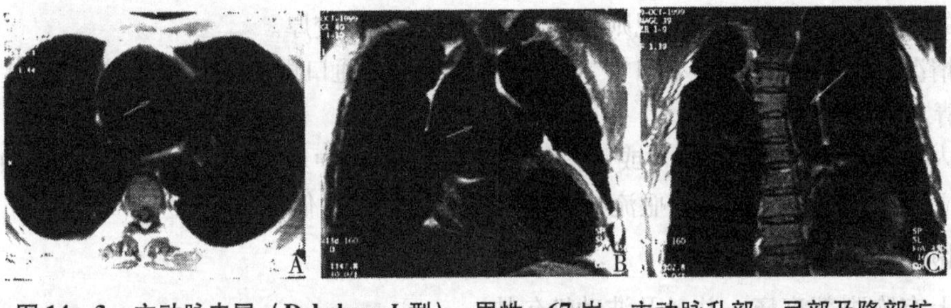

图 14－3 主动脉夹层（Debakey Ⅰ型），男性，67 岁。主动脉升部、弓部及降部扩张，内见膜样分隔（↑）

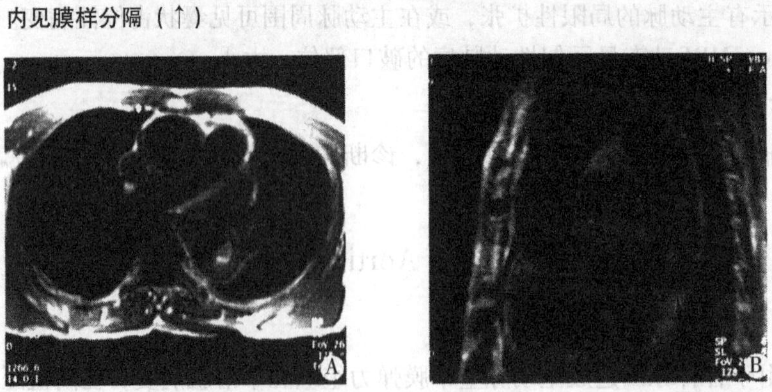

图 14－4 主动脉夹层（DebakeyⅢ型），男性，67 岁。T_1WI（A）显示降主动脉后部新月形高信号区。矢状增强扫描（B）显示夹层起自主动脉弓部止于降部下段，假腔内信号不均匀（↑）

（五）诊断要点

（1）临床上有突发剧烈胸、背部疼痛病史。

（2）SE 序列 T_1WI 示主动脉分成双腔，之间见线样低信号为剥脱之血管内膜。

（3）假腔为新月状或弧形，呈较高信号，而真腔受压缩小，且呈低信号或无信号。

（4）GRE Cine - MRI 中显示真假腔血流情况及内膜破口处。

（六）鉴别要点

主动脉夹层在临床上易与急性心肌梗死混淆，腹主动脉夹层还应与急腹症相鉴别，但在 MRI 中能清楚显示夹层的特征，诊断不难，很容易做出鉴别。

三、静脉血栓形成（Vein Thrombosis，VT）

（一）概述

静脉系统血管内在炎症刺激、外伤、静脉血流瘀滞、异常血液高凝状态及在某些药物作用下，常发生血栓形成，静脉血栓形成可发生于静脉系统的各个部位，但以发生在上、下腔静脉对患者的影响较大，远端小静脉发生血栓时由于侧支循环的代偿对患者局部的影响较小。

（二）病理变化

静脉血栓形成后，造成远心端血液回流受阻，静脉内压力升高，侧支循环的形成，血栓对管壁内膜的刺激，引起管壁增厚。

（三）临床表现

发生在下腔静脉的血栓，患者可出现下肢水肿，下半身浅静脉迂曲扩张、腹水，腰痛等，发生在上腔静脉的血栓，患者有头痛，憋气等症状，以及上肢肿胀、颈静脉怒张，眼结膜充血水肿、胸腹壁静脉迂曲扩张等。

（四）MRI 表现

（1）在 SE 序列中，正常静脉管腔仍为无信号或低信号，当发生静脉血栓时，呈现中等至高信号，根据血栓成分的不同，其 MRI 信号不同，新鲜血栓 MRI 信号较高，而陈旧血栓 MRI 信号略低。

（2）远心端血管扩张，可见迂曲扩张之侧支循环血管。

（3）GRE Cine - MRI 或 MRA 上显示血栓形成处管腔内呈低信号影，而正常管腔内呈高信号。

（4）血栓形成后的并发症：如软组织肿胀、腹水、肝脾大。

（五）诊断要点

（1）临床上有血栓形成的病史或诱因，并出现相应部位的临床表现。

（2）SE 序列上静脉管腔内有异常信号影。

（3）MRA 中局部无信号。

（4）远心端血管扩张，并见侧支循环血管。

（六）鉴别诊断

（1）静脉内癌栓形成：有原发病史。

（2）外压性静脉阻塞：静脉周围可见外压病变。

（喻　晖）

第十五章

消化系统疾病 MRI 诊断

第一节　肝脏疾病

一、原发性肝癌（Primary Hepatic Carcinoma）

（一）概述

原发性肝癌为我国常见的恶性肿瘤之一，肝癌在男性居我国恶性肿瘤的发病率第三位，女性居第四位。近年来世界肝癌发病率有上升趋势，每年死于肝癌者全球约 25 万人，我国约 10 万人，为此肝癌研究受到广泛重视。

（二）病理

国内肝癌病理协作组在 Eggel 于 1901 年提出的巨块型、结节型和弥散型三型分类的基础上，结合国内诊治现状，提出下列分类：①块状型：单块状、融合块状或多块状，直径≥5cm；②结节型：单结节、融合结节或多结节，直径 <5cm；③弥散型：指小的瘤结节弥散分布于全肝，标本外观难与单纯的肝硬化相区别；④小癌型：目前国际上尚无统一诊断标准，中国肝癌病理协作组的标准是：单个癌结节最大直径≤3cm，多个癌结节数目不超过 2 个，且最大直径总和应≤3cm。以上分型均可有多发病灶，可能为多中心或主病灶在肝内的转移子灶，在诊断时应予注意。肝癌的细胞类型有肝细胞型、胆管细胞型与混合型，纤维板层样肝癌为肝细胞癌的一种特殊类型。肝癌转移以血行性最常见，淋巴途径其次，主要是肝门区和胰头周围淋巴结，种植性转移少见。我国的肝细胞癌病例 50% ~90% 合并肝硬化，而 30% ~50% 肝硬化并发肝癌。

（三）临床表现

亚临床期肝癌（Ⅰ期）常无症状和体征，常在定期体检时被发现。中、晚期肝癌（Ⅱ ~ Ⅲ期）以肝区痛、腹胀、腹块、食欲缺乏、消瘦乏力等最常见，其次可有发热、腹泻、黄疸、腹水和出血等表现。可并发肝癌结节破裂出血、消化道出血和肝昏迷等。70% ~90% 的肝癌 AFP 阳性。

（四）MRI 表现（图 15 -1）

磁共振检查见肝内肿瘤，于 T_1WI 表现为低信号，T_2WI 为高信号，肝癌的瘤块内可有囊变、坏死、出血、脂肪变性和纤维间隔等改变而致肝癌信号强度不均匀，表现为 T_1WI 的低信号中可混杂有不同强度的高信号，而 T_2WI 的高信号中可混杂有不同强度的低信号。

肿瘤周围于 T_2WI 上可见高信号水肿区。肿瘤还可压迫、推移邻近的血管，肝癌累及血管者约 30%，表现为门静脉，肝静脉和下腔静脉瘤栓形成而致正常流动效应消失，瘤栓在 T_1WI 上呈较高信号，而在 T_2WI 上信号较低。静脉瘤栓、假包膜和瘤周水肿为肝癌的 MRI 特征性表现，如出现应高度怀疑为肝癌。注射 Gd - DTPA 后肝癌实质部分略有异常对比增强。小肝癌 T_1WI 信号略低但均匀，T_2WI 呈中等信号强度，注射 Gd - DTPA 后可见一强化晕。肝癌碘油栓塞化疗术后，由于脂质聚积于肿瘤内，T_1WI 和 T_2WI 均表现为高信号；但栓塞引起的肿瘤坏死、液化，则 T_1WI 为低信号、T_2WI 为高信号。

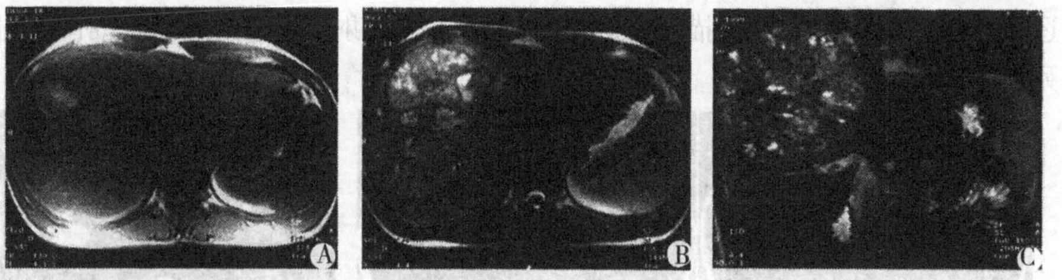

图 15－1　肝右叶巨块型肝癌，男性，36 岁。T_2WI（B、C）显示，肝右叶巨大肿块，信号不均匀，周围见低信号假包膜；T_1WI（A）以低信号为主，中间有片状高信号（少量出血所致）有时肿瘤有包膜存在，表现为低于肿瘤及正常肝组织的低信号影，在 T_1WI 上显示清楚

（五）诊断要点

（1）有肝炎或肝硬化病史，AFP 阳性。

（2）MRI 检查见肝内肿瘤，T_1WI 呈低信号，T_2WI 信号不规则增高，可呈高低混杂信号。

（3）可见静脉瘤栓、假包膜和瘤周水肿。

（4）Gd－DTPA 增强扫描肿瘤有轻度异常对比增强。

（5）可见肝硬化门脉高压征象。

（六）鉴别诊断

肝细胞癌需与胆管细胞癌、海绵状血管瘤、肝脓肿、肝硬化结节、肝腺瘤等鉴别。

二、肝转移瘤（Hepatic Metastases）

（一）概述

肝脏是转移瘤的好发部位之一，人体任何部位的恶性肿瘤均可经门静脉、肝动脉或淋巴途径转移到肝脏。消化系统脏器的恶性肿瘤主要由门脉转移至肝脏，其中以胃癌和胰腺癌最为常见，乳腺癌和肺癌为经肝动脉途径转移中最常见的。肝转移瘤预后较差。

（二）病理

肝转移瘤多数为转移癌，少数为转移性肉瘤。转移癌的大小、数目和形态多变，以多个结节灶较普遍，也可形成巨块。组织学特征与原发癌相似，癌灶血供的多少与原发肿瘤有一定关系，多数为少血供，少数血供丰富。病灶周围一般无假包膜，亦不发生肝内血管侵犯。转移灶可发生坏死、囊变、出血和钙化。

（三）临床表现

肝转移瘤早期无明显症状或体征，或被原发肿瘤症状所掩盖。一旦出现临床症状，病灶常已较大或较多，其表现与原发性肝癌相仿。少数原发癌症状不明显，而以肝转移瘤为首发症状，包括肝区疼痛、乏力、消瘦等，无特异性。

（四）MRI 表现（图 15－2）

多数肝转移瘤 T_1 与 T_2 延长，故在 T_1WI 为低信号，T_2WI 为高信号，由于瘤块内常发生坏死、囊变、出血、脂肪浸润、纤维化和钙化等改变，因此信号强度不均匀。形态多不规则，边缘多不锐利，多发者大小不等。如转移瘤中心出现坏死，则在 T_1WI 上肿瘤中心出现更低信号强度区，而在 T_2WI 上坏死区的信号强度高于肿瘤组织的信号强度，称之为“靶征”或“牛眼征”，多见于转移瘤；有时肿瘤周围在 T_2WI 上出现高信号强度“晕征”，可能系转瘤周围并发水肿或多血管特点所致。转移瘤不直接侵犯肝内血管，但可压迫肝内血管使之狭窄或闭塞，造成肝叶或肝段的梗死，在 T_1WI 上，梗死部位同肿瘤一样呈低信号强度，在 T_2WI 上，其信号强度增高。某些肿瘤如黑色素瘤的转移多呈出血性转移，在 T_1 和 T_2 加权像上均表现为高信号强度病灶；而胃肠道癌等血供少的肿瘤，于 T_2WI 上转移瘤的信号可比周围肝实质还低。Gd-DTPA 增强扫描在诊断上帮助不大，注射 Gd-DTPA 后，肿瘤周围的水肿组织及肿瘤内部坏死不显示增强。

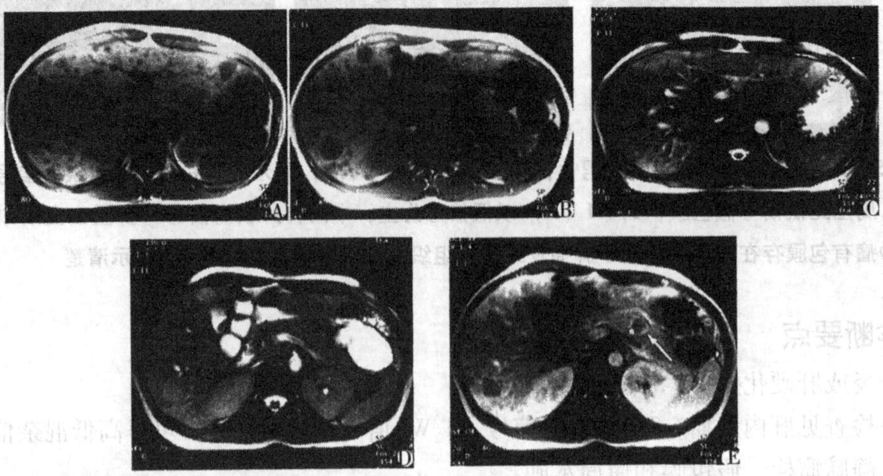

图 15-2　胰体癌伴肝内多发转移，女性，35 岁。T_1WI（A、B）显示胰体部有一直径 2.0cm 的低信号区，边缘锐利，肝内大量大小不等圆形低信号区；T_2WI（C、D）显示肿块与胰腺等信号肝内病灶仍呈低信号。增强扫描（E）显示胰体部肿瘤呈环形强化（↑）

（五）诊断要点

（1）多数有原发恶性肿瘤病史。

（2）MRI 检查见肝内大小不等，形态不一，边缘不锐的多发病灶，T_1WI 呈低信号，T_2WI 呈高信号，信号强度不均匀。多无假包膜和血管受侵。

（3）可见“靶征”或“牛眼征”，“晕征”。

（六）鉴别诊断

肝转移瘤需与多中心性肝癌、多发性肝海绵状血管瘤以及肝脓肿鉴别。

三、肝血管瘤（Hepatic Hemangioma）

（一）概述

肝血管瘤通常称为海绵状血管瘤（cavernous hemangioma），为肝脏最常见的良性肿瘤，可见于任何年龄，女性居多。随着影像技术的发展，血管瘤为经常遇到的肝内良性病变，其重要性在于与肝内原发和继发性恶性肿瘤鉴别。

（二）病理

血管瘤外观呈紫红色，大小不一，直径为 1~10cm，单个或多发，主要为扩大的、充盈血液的血管腔隙构成，窦内血流缓慢地从肿瘤外周向中心流动。边界锐利，无包膜。肿瘤可位于肝内任何部位，但以右叶居多，尤其是右叶后段占总数 1/3 以上，亦可突出到肝外。瘤体内常可见纤维瘢痕组织，偶可见出血、血栓和钙化。

（三）临床表现

绝大部分肝血管瘤无任何症状和体征，查体偶然发现。少数大血管瘤因压迫肝组织和邻近脏器而产生上腹不适，胀痛或可能触及包块，但全身状况良好。血管瘤破裂则发生急腹症。

（四）MRI 表现（图 15-3，图 15-4）

MRI 检查见肝内圆形或卵圆形病灶，边界清楚锐利，T_1WI 呈均匀性或混杂性低信号，T_2WI 呈均匀性高信号，特征是随着回波时间（TE）的延长肿瘤的信号强度递增，与肝内血管的信号强度增高一致，此点对诊断血管瘤、囊肿、癌肿有帮助，在重 T_2 加权像上，血管瘤信号甚亮有如灯泡称为“灯泡征”。

病灶周围无水肿等异常。纤维瘢痕、间隔和钙化在 T_2WI 上呈低信号，如并发出血和血栓，则在 T_1WI 上可见高信号影。Gd－DTPA 增强扫描，血管瘤腔隙部位明显增强，纤维瘢痕不增强。

（五）诊断要点

（1）肝内圆形或卵圆形病灶，边界清楚锐利。

（2）T_1WI 呈均匀低信号，T_2WI 呈均匀高信号，Gd－DTPA 增强扫描明显强化，病灶周围无水肿。

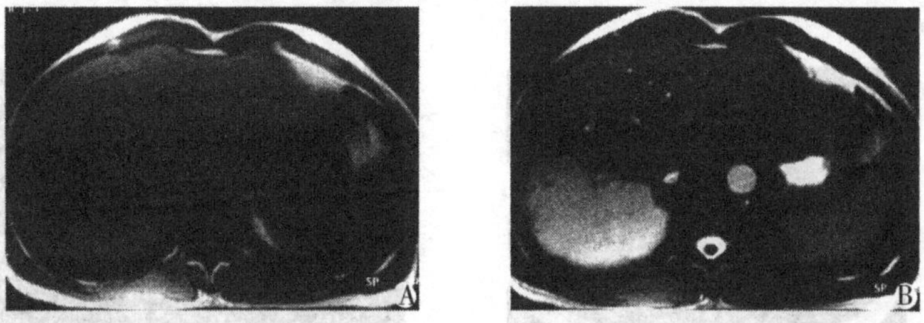

图 15－3　肝右叶后段血管瘤，女性，42 岁。T_2WI（B）显示肝脏右叶后段与血管信号一致的高信号区，边缘锐利；T_1WI（A）显示肿瘤为均匀一致的低信号

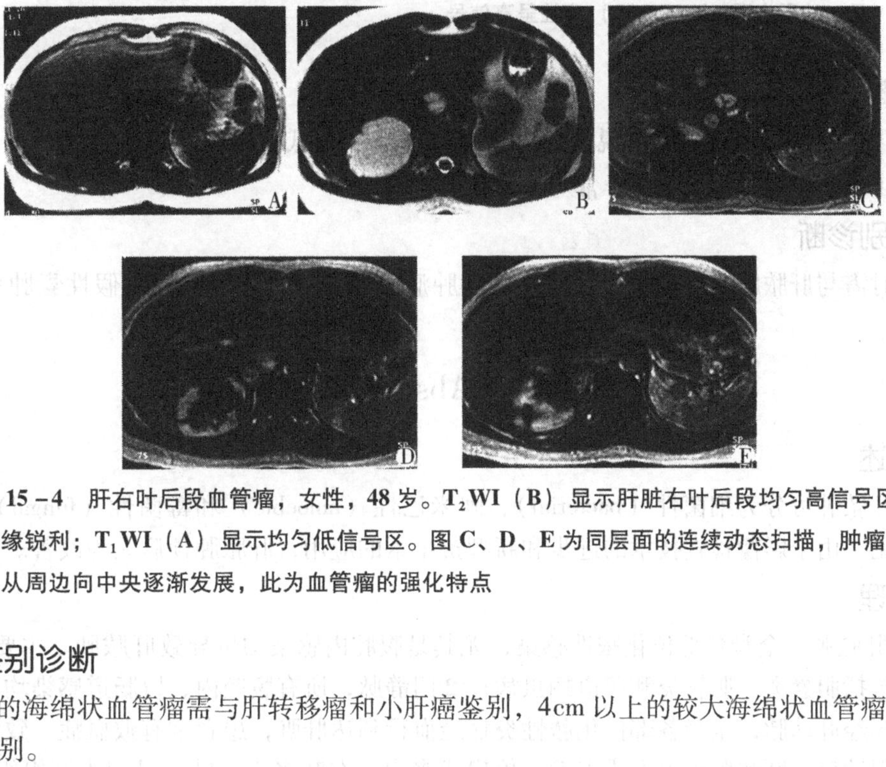

图 15－4　肝右叶后段血管瘤，女性，48 岁。T_2WI（B）显示肝脏右叶后段均匀高信号区，边缘锐利；T_1WI（A）显示均匀低信号区。图 C、D、E 为同层面的连续动态扫描，肿瘤强化从周边向中央逐渐发展，此为血管瘤的强化特点

（六）鉴别诊断

4cm 以下的海绵状血管瘤需与肝转移瘤和小肝癌鉴别，4cm 以上的较大海绵状血管瘤需与肝癌尤其是板层肝癌鉴别。

四、肝囊肿（Hepatic Cyst）

（一）概述

肝囊肿为较常见的先天性肝脏病变，分单纯性囊肿和多囊病性囊肿两类，一般认为系小胆管扩张演变而成，囊壁衬以分泌液体的上皮细胞，病理上无从区别。多无症状，查体偶然发现。

（二）病理

单纯性肝囊肿数目和大小不等，从单个到多个，如数量很多，单从影像学角度和多囊肝难以区别，后者为常染色体显性遗传病，常有脾、胰、肾等同时受累。囊内 95% 成分为水分。巨大囊肿可压迫邻近结构而产生相应改变。

（三）临床表现

通常无症状，大的囊肿压迫邻近结构时可出现腹痛，胀满等症状；压迫胆管时，可出现黄疸。囊肿

破入腹腔，囊内出血等可出现急腹症的症状。

（四）MRI 表现（图 15－5）

MRI 检查为典型水的信号强度表现，即 T_1WI 呈低信号，T_2WI 呈高信号，信号强度均匀，边缘光滑锐利，周围肝组织无异常表现。肝囊肿合并囊内出血时，则 T_1WI 和 T_2WI 均呈高信号。当囊液蛋白含量较高或由于部分容积效应的关系，有时单纯囊肿在 T_1WI 上可呈较高信号。Gd－DTPA 增强扫描，肝囊肿无异常对比增强。

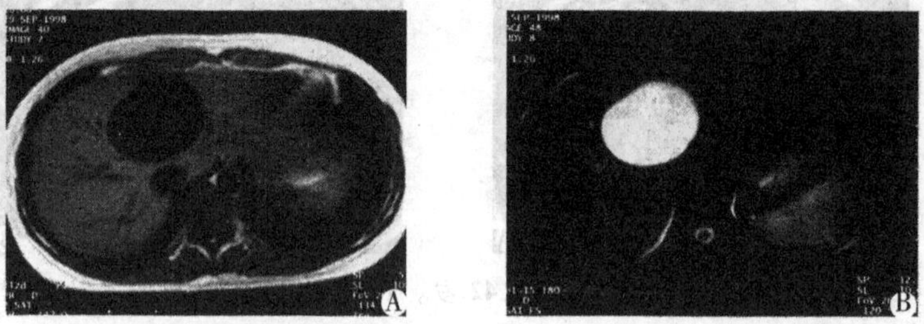

图 15－5　肝右叶前段及左内叶囊肿，女性，24 岁。T_1WI（A）病灶呈均匀低信号，边界光滑；T_2WI（B）病灶呈高信号

（五）诊断要点

（1）肝内圆球形病变，边缘光滑锐利，信号均匀，T_1WI 呈低信号，T_2WI 呈高信号。

（2）Gd－DTPA 增强扫描病变无异常对比增强。

（六）鉴别诊断

肝囊肿有时需与肝脓肿、肝包虫病、转移性肝肿瘤以及向肝内延伸的胰腺假性囊肿和胆汁性囊肿鉴别。

五、肝脓肿（Abscess of Liver）

（一）概述

从病因上肝脓肿可分为细菌性（bacterial）、阿米巴性（amoebic）和霉菌性（fungal）三类，前者多见，后者少见。由于影像检查技术的进步和新型抗生素的应用，肝脓肿预后大为改善。

（二）病理

1. 细菌性肝脓肿　全身各部位化脓性感染，尤其是腹腔内感染均可导致肝脓肿。主要感染途径为：①胆道炎症，包括胆囊炎、胆管炎和胆道蛔虫病；②门静脉，所有腹腔内、胃肠道感染均可经门静脉系统进入肝脏；③经肝动脉，全身各部位化脓性炎症经血行到达肝脏，患者常有败血症。致病菌以革兰阴性菌多于革兰阳性菌。肝脓肿可单发或多发，单房或多房，右叶多于左叶。早期为肝组织的局部炎症、充血、水肿和坏死，然后液化形成脓腔；脓肿壁由炎症充血带或/和纤维肉芽组织形成。脓肿壁周围肝组织往往伴水肿。多房性脓肿由尚未坏死的肝组织或纤维肉芽肿形成分隔。

2. 阿米巴性肝脓肿　继发于肠阿米巴病，溶组织阿米巴原虫经门脉系统入肝，产生溶组织酶，导致肝组织坏死液化而形成脓肿。脓液呈巧克力样有臭味，易穿破到周围脏器或腔隙如膈下、胸腔、心包腔和胃肠道等。

3. 霉菌性肝脓肿　少见，为白念珠菌的机遇性感染，多发生于体质差、免疫机能低下的患者。

（三）临床表现

细菌性肝脓肿的典型表现是寒战、高热、肝区疼痛和叩击痛，肝大及白细胞和中性粒细胞计数升高，全身中毒症状，病前可能有局部感染灶，少数患者发热及肝区症状不明显。阿米巴性肝脓肿病前可有痢疾和腹泻史，然后出现发热及肝区疼痛，白细胞和中性粒细胞计数不高，粪便中可找到阿米巴滋养体。

（四）MRI 表现（图 15－6）

MRI 检查见肝内单发或多发、单房或多房的圆形或卵圆形病灶，T_1WI 脓腔呈不均匀低信号，周围常可见晕环，信号强度介于脓腔和周围肝实质之间。T_2WI 脓腔表现为高信号，多房性脓肿则于高信号的脓腔中可见低信号的间隔，故高信号的脓腔中常可见不规则的低信号区，可能为炎症细胞和纤维素所致。还可见一信号较高而不完整的晕环围绕脓腔，晕环外侧的肝实质因充血和水肿而信号稍高。脓腔可推移压迫周围的肝血管。注射 Gd－DTPA 后，脓腔呈花环状强化，多房性脓腔的间隔亦可增强，脓腔壁厚薄不均。霉菌性肝脓肿常弥散分布于全肝，为大小一致的多发性微小脓肿，脾和肾脏往往同时受累，结合病史应想到这个可能。

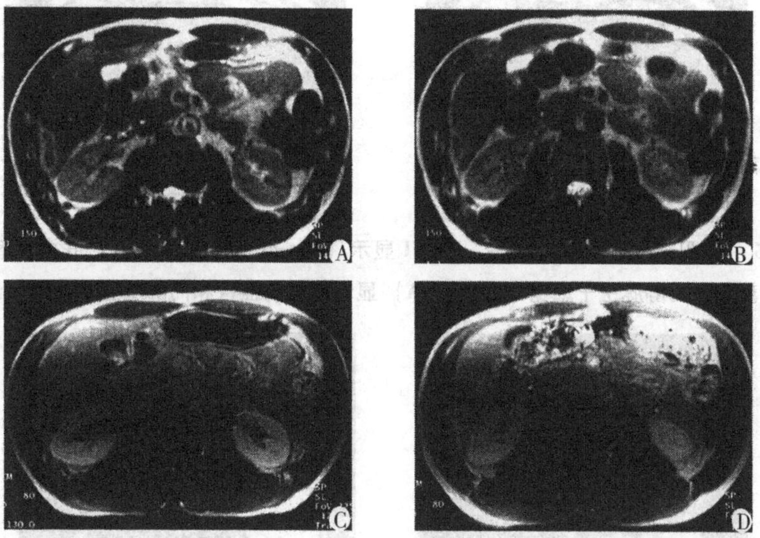

图 15－6　肝右叶多发性脓肿，男性，41 岁。T_2WI（A、B）显示肝右叶后段包膜下及其内侧类圆形高信号区，边缘模糊。增强扫描（C、D）显示病灶环形厚壁强化

（五）诊断要点

（1）典型炎性病变的临床表现。

（2）MRI 检查见肝内圆形和卵圆形病灶，T_1WI 呈低信号，T_2WI 呈高信号，可见分隔和晕环。

（3）Gd－DTPA 增强扫描呈花环状强化。

（六）鉴别诊断

不典型病例需和肝癌、肝转移瘤和肝囊肿等鉴别。

六、肝硬化（Cirrhosis of Liver）

（一）概述

肝硬化是以广泛结缔组织增生为特征的一类慢性肝病，病因复杂，如肝炎、酒精和药物中毒、淤胆瘀血等，国内以乙肝为主要病因。

（二）病理

肝细胞大量坏死，正常肝组织代偿性增生形成许多再生结节，同时伴肝内广泛纤维化致小叶结构紊乱，肝脏收缩，体积缩小。组织学上常见到直径 0.2～2cm 的再生结节。肝硬化进而引起门脉高压、脾大、门体侧支循环建立以及出现腹水等。

（三）临床表现

早期肝功能代偿良好，可无症状，以后逐渐出现一些非特异性症状，如恶心、呕吐、消化不良、乏力、体重下降等；中晚期可出现不同程度肝功能不全表现，如低蛋白血症、黄疸和门静脉高压等。

（四）MRI 表现（图 15－7，图 15－8）

MRI 检查可以充分反映肝硬化的大体病理形态变化，如肝脏体积缩小或增大，左叶、尾叶增大，各叶之间比例失调，肝裂增宽，肝表面呈结节状、波浪状甚至驼峰样改变。单纯的肝硬化较少发现信号强度的异常，但并发的脂肪变性和肝炎等可形成不均匀的信号，有时硬化结节由于脂变区的三酰甘油增多，在 T_1WI 上出现信号强度升高。无脂肪变性的单纯再生结节，在 T_2WI 表现为低信号，其机制与再生结节中含铁血黄素沉着或纤维间隔有关。肝外改变可见腹水、肝外门静脉系统扩张增粗、脾大等提示门静脉高压征象，门脉与体循环之间的侧支循环 MRI 亦能很好地显示。

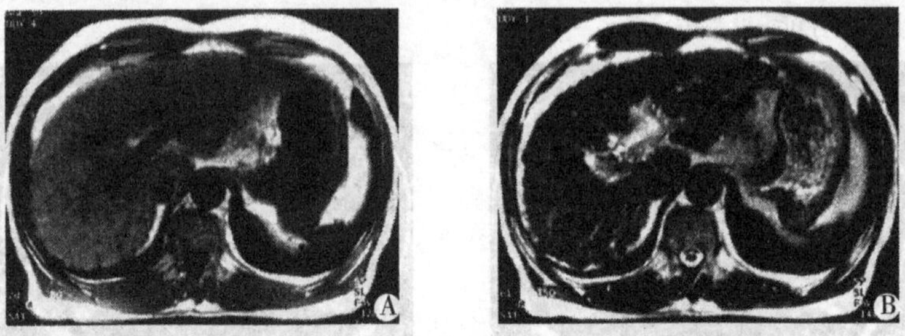

图 15－7　肝硬化，男性，70 岁。T_2WI 显示（B）肝表面呈波浪状，肝内血管迂曲、变细，门静脉主干增宽；T_1WI（A）显示迂曲的血管和门静脉呈低信号

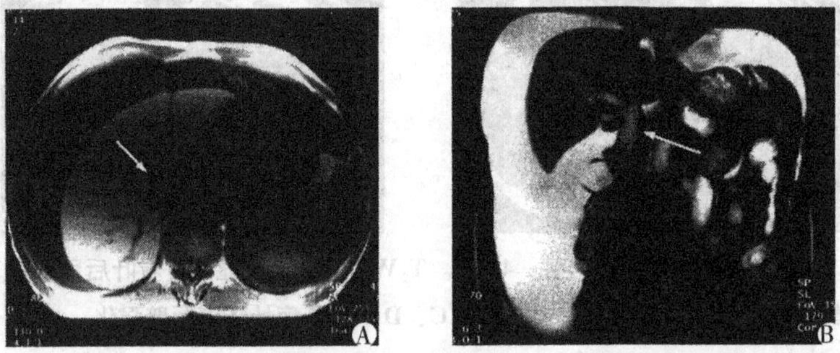

图 15－8　肝硬化、腹水，男性，52 岁。T_1WI（A）显示肝脏体积缩小，腹水呈低信号；T_2WI（B）肝内信号无异常，门静脉增粗（↑），腹水呈高信号

（五）诊断要点

（1）有引起肝硬化的临床病史，不同程度的肝功能异常。

（2）MRI 示肝脏体积缩小，肝各叶比例失调，肝裂增宽，外缘波浪状，有或无信号异常。

（3）脾大、腹水、门静脉系统扩张等。

（六）鉴别诊断

需与肝炎、脂肪肝和结节性或弥散性肝癌鉴别。

七、Budd－Chiari 综合征

（一）概述

Chiari 和 Budd 分别于 1899 年和 1945 年报告了肝静脉血栓形成病例的临床和病理特点，以后将肝静脉阻塞引起的症状群称为 Budd－Chiari 综合征。

（二）病理

可由肝静脉或下腔静脉肝段阻塞引起。主要原因有：①肝静脉血栓形成，欧美国家多见；②肿瘤压迫肝静脉或下腔静脉；③下腔静脉肝段阻塞，多为先天性，亚洲国家多见。其他原因有血液凝固性过高，妊娠，口服避孕药和先天性血管内隔膜等。

（三）临床表现

该病病程较长，同时存在下腔静脉阻塞和继发性门脉高压的临床表现。前者如下肢肿胀，静脉曲张，小腿及踝部色素沉着等，后者如腹胀，腹水，肝脾大，黄疸和食管静脉曲张等。

（四）MRI 表现（图 15－9）

MRI 可显示肝脏肿大和肝脏信号改变，肝静脉和下腔静脉的形态异常以及腹水等。在解剖上肝尾状叶的血流直接引流入下腔静脉，当肝静脉回流受阻时，尾状叶一般不受累或受累较轻，相对于其他部分瘀血较严重的肝组织，其含水量较少，因此在 T_2WI 上其信号强度常低于其他肝组织。静脉形态异常包括肝静脉狭窄或闭塞，逗点状肝内侧支血管形成和/或下腔静脉肝内段明显狭窄，以及肝静脉与下腔静脉不连接等，MRI 和腹部 MRA 均能很好显示。MRI 还可鉴别肝静脉回流受阻是由肿瘤所致还是先天性血管异常或凝血因素所致。可清楚显示下腔静脉和右心房的解剖结构，为 Budd－Chiari 综合征的治疗提供重要的术前信息。

（五）诊断要点

（1）有上腹疼痛、肝大、腹腔积液和门脉高压的典型临床表现，除外肝硬化。

（2）IRI 显示肝静脉或下腔静脉狭窄或闭塞，肝脏信号异常、腹水和门脉高压征。

（六）鉴别诊断

本病有时需与晚期肝硬化相鉴别。

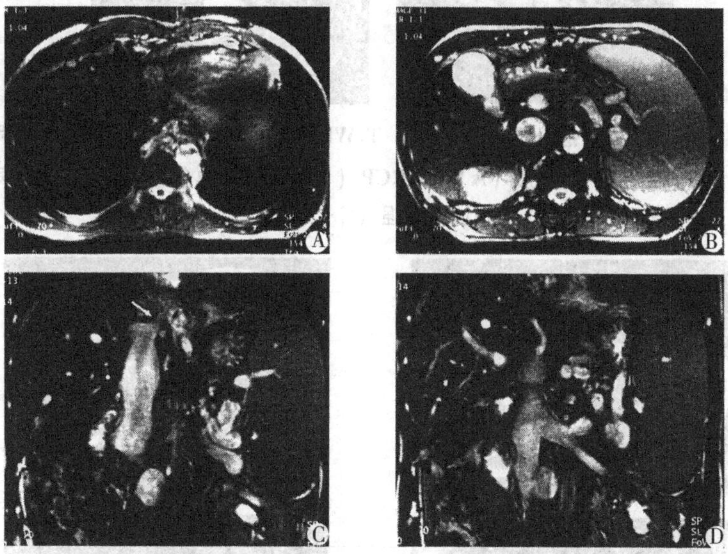

图 15－9 Budd－Chiari 综合征，男性，42 岁。MRI 显示下腔静脉和肠系膜上静脉显著扩张，下腔静脉在入右心房处狭窄（↑）。脾脏增大

（喻 晖）

第二节 胆道疾病

一、胆管癌

（一）概述

原发性胆管癌约占恶性肿瘤的 1%，多发生于 60 岁以上的老年人，男性略多于女性，约 1/3 的患者合并胆管结石。

（二）病理

病理上多为腺癌。从形态上分为三型：①浸润狭窄型；②巨块型；③壁内息肉样型，少见。据统计

8% ~31% 发生在肝内胆管，37% ~50% 发生在肝外胆管近段，40% ~36% 发生在肝外胆管远段。临床上一般将肝内胆管癌归类于肝癌。肝外胆管近段胆管癌即肝门部胆管癌是指发生在左、右主肝管及汇合成肝总管 2cm 内的胆管癌。肝外胆管远段胆管癌即中、下段胆管癌是指发生在肝总管 2cm 以远的胆管癌，包括肝总管和胆总管。

（三）临床表现

上腹痛，进行性黄疸，消瘦，可触及肿大的肝和胆囊，肝内胆管癌常并存胆石和胆道感染，所以患者常有胆管结石和胆管炎症状。

（四）MRI 表现（图 15 -10，图 15 -11）

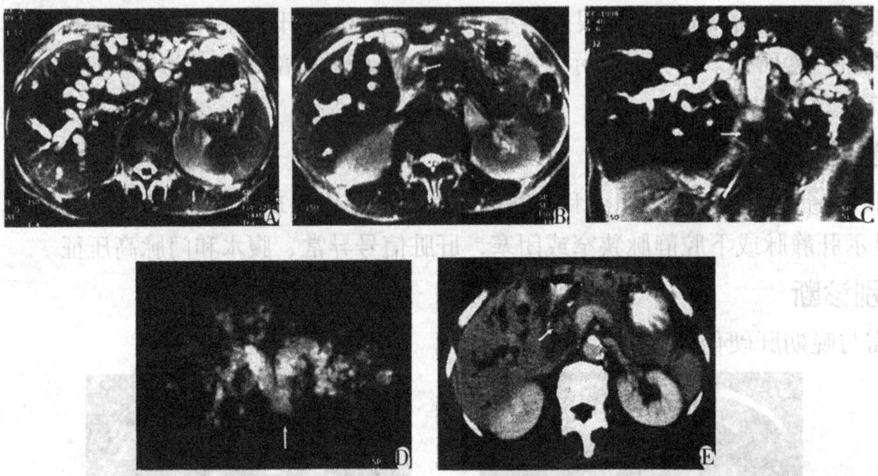

图 15 -10 肝总管癌，男性，65 岁。T_2WI 显示肝总管部位 2.0cm 高信号区（B，↑），其上胆管扩张（A）。MRCP（C、D）肝总管梗阻，肿瘤信号低（↑）。CT 增强扫描（E），肿块有增强（↑）

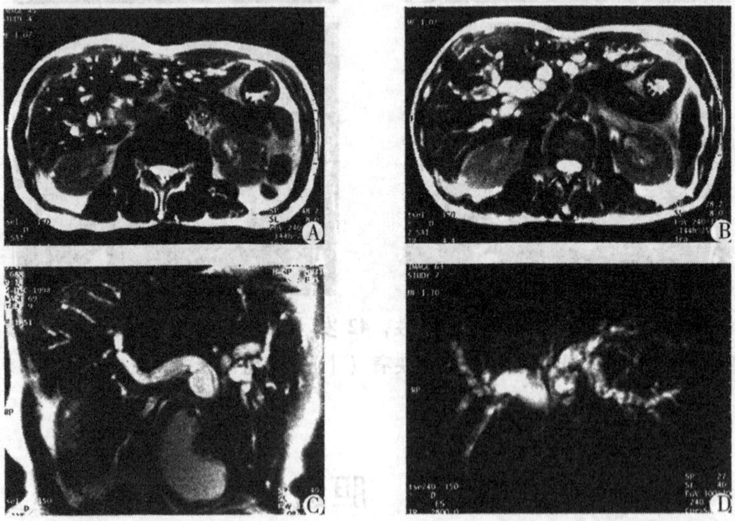

图 15 -11 胆管癌，男，68 岁。T_2WI（A、B）显示肝门部实性高信号区，边缘模糊，肝内胆管扩张。MRCP（C、D）显示左右肝管汇合部梗阻，其远端胆管扩张

胆管癌的 MRI 表现取决于癌的生长部位和方式，但都有不同程度和不同范围的胆管扩张。根据胆管扩张的部位和范围可以推测癌的生长部位是在左肝管、右肝管或肝总管。MRCP 能很好显示肝内外胆管扩张，确定阻塞存在的部位和原因，甚至能显示扩张胆管内的软组织块影，是明确诊断的可靠方法。较大的菜花样癌块 MRI 表现为肝门附近外形不规则、境界不清病变，T_1WI 呈稍低于肝组织信号强度，T_2WI 呈不均匀性高信号，扩张的肝内胆管呈软藤样高信号，门静脉受压移位，可见肝门区淋巴结肿大。

肝外围区的肝内小胆管癌的 MRI 表现与肝癌相似。

（五）诊断要点

（1）进行性黄疸、消瘦。

（2）MRI 显示肝内胆管扩张，MRCP 显示梗阻部位和原因，即扩张胆管内的软组织肿块。

（3）肿块 T_1WI 呈低于肝组织信号，T_2WI 呈不均匀性高信号，胆总管狭窄或管壁增厚。

（六）鉴别诊断

需与胆管系统炎症和结石、原发性肝癌及肝门区转移瘤鉴别。

二、胆囊癌（Carcinoma of Gallbladder）

（一）概述

原发性胆囊癌少见，占恶性肿瘤的 0.3% ~5%，好发于 50 岁以上女性，女性与男性之比为（4 ~ 5）：1。大多有胆囊结石，65% ~90% 合并慢性胆囊炎和胆囊结石，可能与长期慢性刺激有关。

（二）病理

病理上腺癌占 71% ~90%，鳞癌占 10%，其他如未分化癌和类癌等罕见。腺癌又分为：①浸润型（70%），早期局限性胆囊壁增厚，晚期形成肿块和囊腔闭塞；②乳头状腺癌（20%），肿瘤呈乳头或菜花状从胆囊壁突入腔内，容易发生坏死、溃烂、出血和感染；③黏液型腺癌（8%），胆囊壁有广泛浸润，肿瘤呈胶状易破溃，甚至引起胆囊穿孔。胆囊癌多发生在胆囊底、体部，偶见于颈部。肿瘤扩散可直接侵犯邻近器官（主要是肝脏）和沿丰富的淋巴管转移为主，少见有沿胆囊颈管直接扩散及穿透血管的血行转移。

（三）临床表现

胆囊癌没有典型特异的临床症状，早期诊断困难，晚期可有上腹痛、黄疸、体重下降、右上腹包块等症状。

（四）MRI 表现

MRI 检查见胆囊壁增厚和肿块，肿瘤组织在 T_1WI 为较肝实质轻度或明显低的信号结构，在 T_2WI 则为轻度或明显高的信号结构，且信号强度不均匀。胆囊癌的其他 MRI 表现是：①侵犯肝脏，85% 胆囊癌就诊时已侵犯肝脏或肝内转移，其信号表现与原发病灶相似。②65% ~95% 的胆囊癌合并胆石，MRI 可显示胆囊内或肿块内无信号的结石，并能发现 CT 不能发现的等密度结石。当肿块很大，其来源不清时，如能在肿块内发现结石，则可帮助确诊胆囊癌。③梗阻性胆管扩张，这是由于肿瘤直接侵犯胆管和肝门淋巴结转移压迫胆管所致。④淋巴结转移，主要是转移到肝门、胰头及腹腔动脉周围淋巴结。

（五）诊断要点

（1）长期慢性胆囊炎和胆石症病史，并出现黄疸、消瘦和体重下降。

（2）MRI 检查见胆囊肿块，T_1WI 呈低信号，T_2WI 呈混杂高信号，可见无信号结石影。

（3）可见肝脏直接受侵和转移征象，梗阻性黄疸及肝门和腹膜后区淋巴结转移。

（六）鉴别诊断

胆囊癌需与肝、胰等组织肿瘤侵犯胆囊窝或胆囊感染后的肿块样增厚以及其他胆囊良性病变如息肉和乳头状瘤鉴别。

三、胆石症（Gallstones）

（一）概述

胆石占胆系疾病的 60%，胆石可位于胆囊或胆管内，多见于 30 岁以上的成年人。

（二）病理

按化学成分可将胆石分为三种类型：①胆固醇类结石，胆固醇含量占80%以上；②胆色素类结石，胆固醇含量少于25%；③混合类结石，胆固醇含量占55%～70%。胆囊结石以胆固醇结石最常见，其次为混合性结石。

（三）临床表现

与结石的大小、部位及有无并发胆囊炎和胆道系统梗阻有关。1/3～1/2的胆囊结石可始终没有症状。间歇期主要为右上腹不适和消化不良等胃肠症状。急性期可发生胆绞痛、呕吐和轻度黄疸。伴发急性胆囊炎时可出现高热、寒战等。

（四）MRI表现（图15－12～图15－14）

胆石症的MRI专题研究不多，很少有用MRI诊断胆石症的专题报道，无论胆囊结石或是胆管结石，多是在检查上腹部其他器官时偶然发现。胆石的质子密度很低，其产生的磁共振信号很弱。一般而论，在T_1WI上多数胆石不论其成分如何，均显示为低信号，与低信号的胆汁不形成对比，如胆汁为高信号，则低信号的胆石显示为充盈缺损；在T_2WI上，胆汁一概为高信号，而胆石一般为低信号充盈缺损。少数胆石可在T_1和T_2加权图像上出现中心略高或很高的信号区。当结石体积小，没有胆管扩张，且又位于肝外胆管时MRI诊断困难。3%～14%的胆囊结石并发胆囊癌。

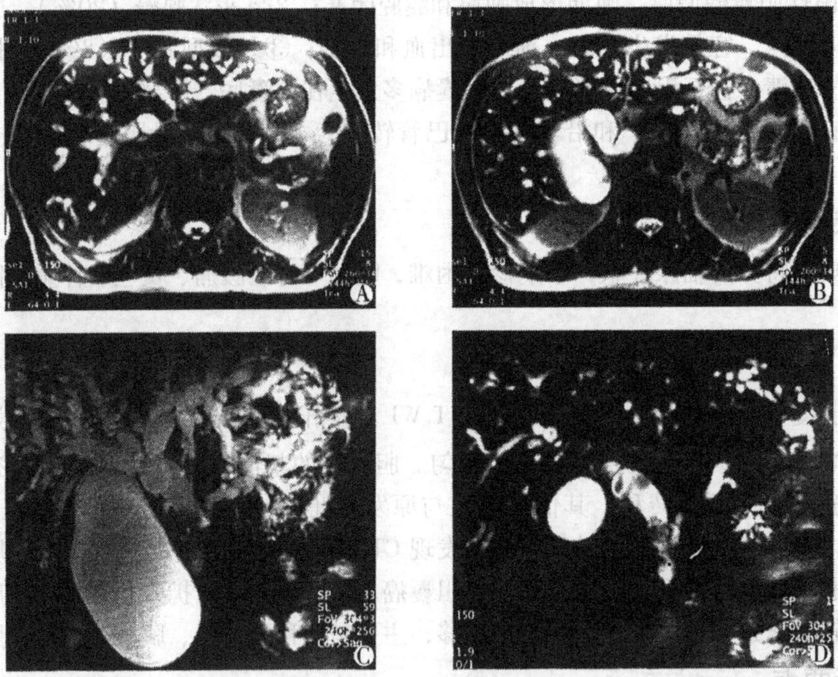

图15－12　胆总管内多发性结石，男性，62岁。MRCP（C、D）显示肝内外胆管普遍扩张，胆总管内有多个低信号结石，胆囊扩大。T_2WI（A、B）显示肝内胆管普遍扩张，呈高信号

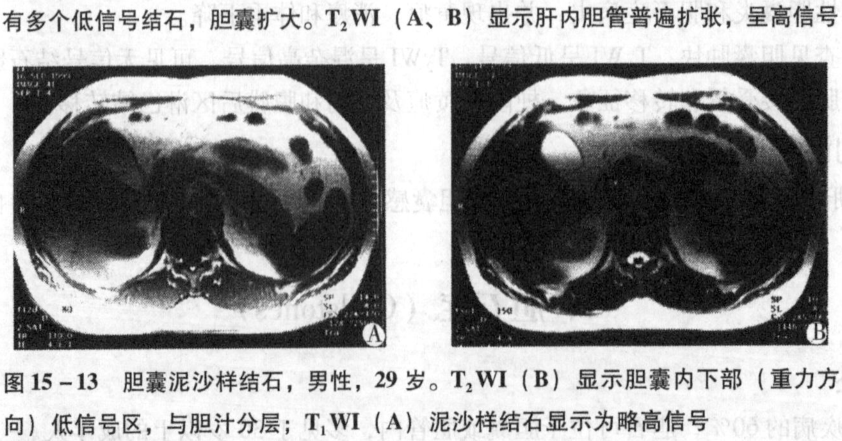

图15－13　胆囊泥沙样结石，男性，29岁。T_2WI（B）显示胆囊内下部（重力方向）低信号区，与胆汁分层；T_1WI（A）泥沙样结石显示为略高信号

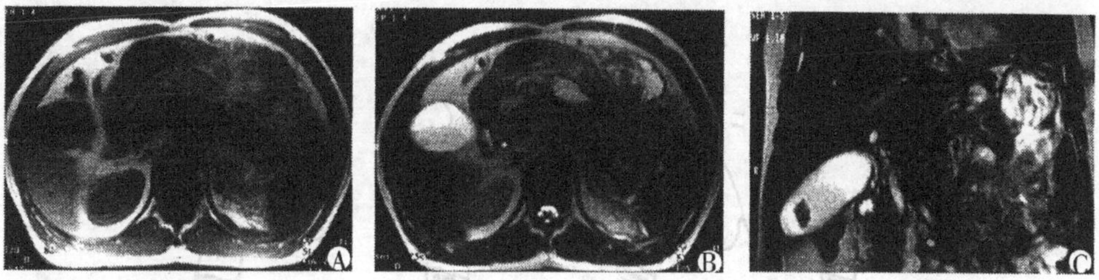

图 15－14　胆囊炎、胆石症，男性，45 岁。T_2WI（B、C）胆囊壁稍厚，其内信号有分层现象，下部结石为低信号，其中更低信号为块状结石，上部高信号为胆汁；T_1WI（A）胆囊内信号仍不均匀

（五）诊断要点

（1）有右上腹痛和黄疸等症状或无症状。

（2）MRI 检查发现胆囊或胆管内低信号充盈缺损。结石阻塞胆管可引起梗阻性胆管扩张。

（六）鉴别诊断

有时需与胆囊癌、胆癌息肉和息肉样病变鉴别。

四、先天性胆管囊肿

（一）概述

先天性胆管囊肿又称先天性胆管扩张症，女性较男性多见，临床上约 2/3 见于婴儿，原因不明。

（二）病理

Todani 根据囊肿的部位和范围将胆管囊肿分为五型（图 15－15）：Ⅰ型最常见，又称为胆总管囊肿，局限于胆总管，占 80%～90%；它又分 3 个亚型，即ⅠA 囊状扩张，ⅠB 节段性扩张，ⅠC 梭形扩张。Ⅱ型系真性胆总管憩室，占 2%。Ⅲ型为局限在胆总管十二指肠壁内段的小囊性扩张，占 1.4%～5.0%。Ⅳ型又分为ⅣA 肝内外多发胆管囊肿和ⅣB 肝外胆总管多发囊肿，非常罕见。Ⅴ型即 Caroli 病，为单发或多发肝内胆管囊肿，它又分两个亚型，即Ⅰ型特点是肝内胆管囊状扩张，多数伴有胆石和胆管炎，无肝硬化或门脉高压；Ⅱ型非常少见，特点是肝内末端小胆管扩张而近端大胆管无或轻度扩张，不伴结石和胆管炎，有肝硬化和门脉高压。

（三）临床表现

临床上主要有三大症状：黄疸、腹痛和腹内包块，但仅 1/4 患者同时出现这三大症状，婴儿的主要症状是黄疸、无胆汁大便和肝大。儿童则以腹部肿块为主。成人常见腹痛和黄疸。

（四）MRI 表现

MRI 可以显示囊肿的大小、形态和走行，尤其 MRCP。囊肿内液体在 T_1WI 表现为低信号，T_2WI 呈高信号。

（五）诊断要点

（1）有黄疸、腹痛和腹内包块典型症状。

（2）MRI 和 MRCP 见胆道系统扩张，而周围结构清楚正常，无肿瘤征象。

（六）鉴别诊断

当胆管囊肿发生在肝外胆管，须与肾上腺囊肿、肾囊肿、肠系膜囊肿和胰头假性囊肿鉴别。

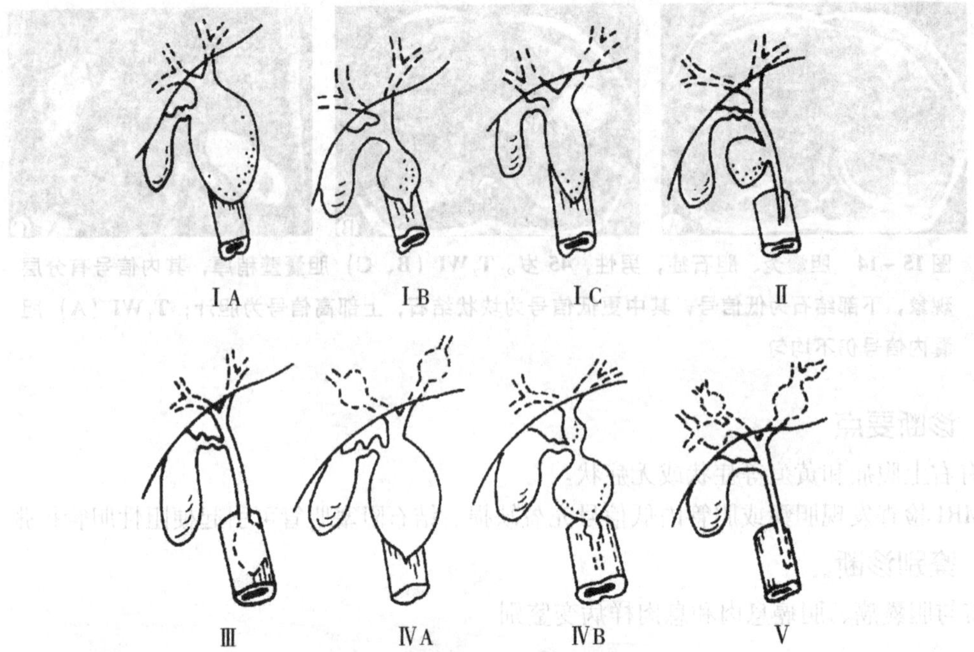

图 15－15　胆管囊肿 Todani 分型

ⅠA. 胆总管全部囊状扩张；ⅠB. 胆总管部分囊状扩张；ⅠC. 胆总管梭形扩张；Ⅱ. 胆总管憩室；Ⅲ. 十二指肠内胆总管囊肿；ⅣA. 肝内外多发胆管囊肿；ⅣB. 肝外多发胆管囊肿；Ⅴ. Caroli 病，肝内胆管单发或多发囊肿

（马彦高）

第三节　胰腺疾病

一、胰腺癌（Pancreatic Carcinoma）

（一）概述

胰腺癌是最常见的一种胰腺肿瘤，近年来，其发病率有明显增长趋势，男性多于女性，以 50～70 岁发病率高，早期诊断困难，预后极差。

（二）病理

胰腺癌起源于腺管或腺泡，大多数发生在胰头部，约占 2/3，体尾部约占 1/3。大多数癌周边有不同程度的慢性胰腺炎，使胰腺癌的边界不清，只有极少数边界较清楚。部分肿瘤呈多灶分布。胰头癌常累及胆总管下端及十二指肠乳头部引起阻塞性黄疸，胆管及胆囊扩大；胰体癌可侵及肠系膜根部和肠系膜上动、静脉；胰尾癌可侵及脾门、结肠。胰腺癌可经淋巴转移或经血行转移到肝脏及远处器官；还可沿神经鞘转移，侵犯邻近神经如十二指肠胰腺神经、胆管壁神经和腹腔神经丛。

（三）临床表现

胰腺癌早期症状不明显，临床确诊较晚。癌发生于胰头者，患者主要以阻塞性黄疸而就诊；发生于胰体、胰尾者，则常以腹痛和腹块来就诊。如患者有下列症状应引起注意：①上腹疼痛；②体重减轻；③消化不良和脂肪泻；④黄疸；⑤糖尿病；⑥门静脉高压。

（四）MRI 表现（图 15－16，图 15－17）

MRI 诊断胰腺癌主要依靠它所显示的肿瘤占位效应引起的胰腺形态学改变，与邻近部位相比，局部有不相称性肿大。肿块形状不规则，边缘清楚或模糊。胰腺癌的 T_1 和 T_2 弛豫时间一般长于正常胰腺和正常肝组织，但这种弛豫时间上的差别不是每例都造成信号强度上的差别。在 T_1WI 约 60% 表现为低信号，其余表现为等信号；在 T_2WI 约 40% 表现为高信号，其余表现为等或低信号。肿瘤可压迫侵犯周围组织如肝、肾以及压迫或包绕胰后的血管组织。肿瘤侵犯胰导管使之阻塞，发生胰导管扩张，扩张胰管内的胰汁在 T_2WI 为高信号。胰头癌阻塞胆总管，引起胆总管扩张。如出现腹膜后淋巴结转移，则可见淋巴结肿大。癌向胰周脂肪组织浸润，显示为中等信号的结节状或条索状结构伸向高信号的脂肪组织，边界可清楚锐利，也可模糊不清。胰周血管受侵犯表现为血管狭窄、移位或闭塞。脾静脉或门静脉闭塞常伴有侧支循环形成，在脾门和胃底附近可见增粗扭曲的条状或团状无信号血管影。肿瘤内部可出现坏死、液化和出血等改变，在 T_2WI 表现为混杂不均的信号，肿瘤性囊腔表现为不规则形的高信号，有时难与囊肿鉴别。

（五）诊断要点

（1）有上腹痛、消瘦、黄疸等临床症状。

（2）MRI 检查见胰腺肿块和轮廓改变，肿块 T_1WI 呈低或等信号，T_2WI 呈高信号或低等信号。

（3）胰周血管和脂肪受侵，淋巴结肿大，胰管和肝内胆管扩张。

（六）鉴别诊断

胰腺癌需与伴胰腺肿大的慢性胰腺炎、胰腺假性囊肿、胰腺囊腺瘤等鉴别。

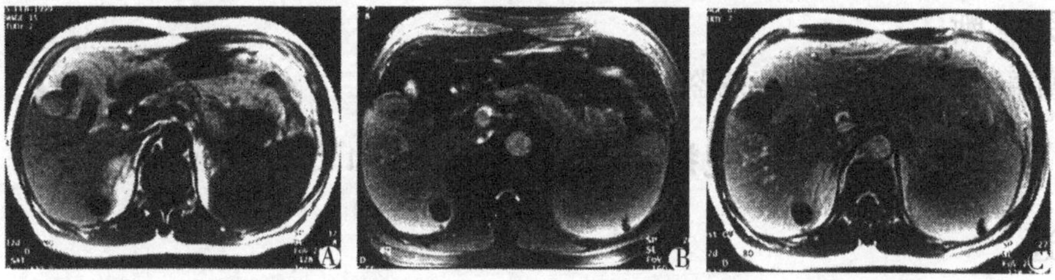

图 15－16　胰尾癌，男性，60 岁。T_2WI（B）显示胰腺尾部不规则增大，信号不均匀；T_1WI（A）肿瘤区可见不均匀低信号，增强扫描（C）肿瘤轻度强化

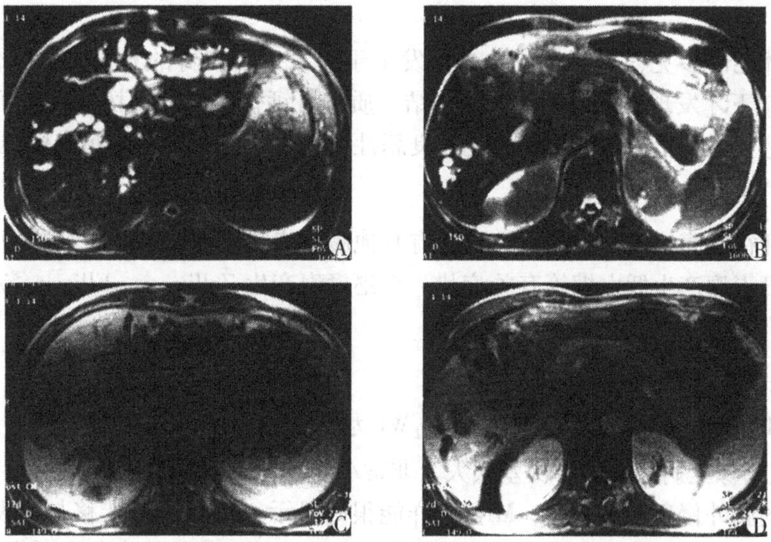

图 15－17　胰头癌，女性，41 岁。T_2WI（A、B）显示胰头增大，信号不均匀，边缘不清；肝内胆管扩张。增强扫描（C、D）胰头肿块仍无明显强化

二、胰腺转移瘤（Pancreatic Metastases）

（一）概述

胰腺实质的转移性肿瘤并不少见，尸检报道胰腺转移瘤发生率占恶性肿瘤的 3% ~11.6%。肺癌、乳腺癌、黑色素瘤、卵巢癌以及肝、胃、肾、结肠等部位的恶性肿瘤都可以发生胰腺转移。

（二）病理

胰腺转移癌可以多发，也可以单发，除血行和淋巴转移外，胰腺常被邻近器官的恶性肿瘤直接侵犯。胃癌、胆囊癌和肝癌可以直接侵犯胰腺组织。

（三）临床表现

胰腺转移癌常缺少相关的临床症状和体征。

（四）MRI 表现

胰腺转移癌 MRI 表现与胰腺癌相似，T_1WI 表现为低或等信号，T_2WI 表现为混杂的高信号，可像胰腺癌那样累及邻近器官和解剖结构。胰腺转移性肿瘤单发时，在影像上与原发癌不能区分，发现为多发病灶时应考虑为转移性肿瘤的可能。

（五）诊断要点

（1）有其他部位原发恶性肿瘤病史及相关的临床症状和体征。

（2）MRI 检查见胰腺单发或多发病灶，T_1WI 呈低或等信号，T_2WI 呈混杂高信号。病灶多发、有助于诊断。

（六）鉴别诊断

胰腺转移癌单发时需与胰腺原发癌鉴别。

三、胰岛细胞瘤（Pancreatic Islet Cell Tumor）

（一）概述

胰岛细胞瘤多是良性肿瘤，分功能性和非功能性两种。功能性胰岛细胞瘤中，以胰岛素瘤和胃泌素瘤最常见，前者占60%～75%，后者约占20%。胰岛细胞癌少见。

（二）病理

多为单发性，体尾部多见，头部较少，亦可发生于十二指肠和胃的异位胰腺。体积较小，一般为0.5～5cm，可小至镜下才发现。圆或椭圆实性小结，质实可钙化，伴出血坏死时质可变软，界限清楚。瘤组织可纤维化、透明变、出血、坏死、钙化。良恶性以有无转移及包膜浸润为标准。

（三）临床表现

无功能性肿瘤往往以腹块为首发症状，多伴有其他腹部症状。功能性胰岛细胞瘤往往因其功能所致症状而就诊，如胰岛素瘤产生低血糖等有关症状，胃泌素瘤产生 Zollinger－Ellison 综合征。化验检查时发现血中相关激素升高。

（四）MRI 表现

胰岛细胞瘤的 T_1 和 T_2 弛豫时间相对较长，T_1WI 为低信号，T_2WI 为高信号，圆形或卵圆形，边界锐利。T_1 和 T_2 加权图像上病灶的信号反差很大，非常小的甚至尚未引起胰腺轮廓改变的胰岛素瘤也能检出。胰岛细胞瘤的胰外侵犯和肝转移，MRI 同样能很好显示。特别是肝转移与原发灶相仿，即 T_1 和 T_2 时间均较长，因此在 T_2WI 上可呈现为单发或多发、边界清楚、信号强度很高的高信号区，即所谓的“灯泡征”，与肝海绵状血管瘤十分相似。因为胰岛细胞瘤的初步普查基于临床和实验室检查，仅有限的患者必须做影像学检查，目前提倡直接使用 MRI 这样昂贵的影像技术对这些病灶进行影像学普查。

（五）诊断要点

（1）典型的临床症状，激素测定以及阳性激发试验等。

（2）MRI 表现为胰腺占位，T_1WI 呈低信号，T_2WI 呈高信号，两者信号反差大。

（六）鉴别诊断

功能性胰岛细胞瘤结合典型临床表现和化验结果诊断容易，无功能胰岛细胞瘤需与胰腺癌和胰腺转移癌等鉴别。

四、胰腺炎（Pancreatitis）

（一）概述

胰腺炎是一种常见的胰腺疾病，分为急性胰腺炎和慢性胰腺炎。诊断主要依靠临床和实验室检查，影像诊断技术主要用来了解胰腺损害的范围以及观察并发症的发展情况。目前 MRI 对胰腺炎症性病变的诊断价值不大。

（二）病理

急性胰腺炎的主要病理改变：①急性水肿型（间质型），占 75% ~95%，胰腺肿大发硬，间质有充血水肿及炎症细胞浸润，可发生局部轻微的脂肪坏死，但无出血，腹腔内可有少量渗液。②急性坏死型（包括出血型），少见，占 5% ~25%，胰腺腺泡坏死，血管坏死性出血及脂肪坏死为急性坏死型胰腺炎的特征性改变。此型病死率甚高，如经抢救而存活，胰腺的病理发展可能有以下两个途径即：①继发细菌感染，在胰腺或胰周形成脓肿；如历时较久，可转变为胰腺假性囊肿（pancreatic pseudocyst）。②急性炎症痊愈后，可因纤维组织大量增生及钙化而形成慢性胰腺炎。

慢性胰腺炎是复发性或持续性炎症病变，主要病理改变为胰腺的纤维化改变，可累及胰腺局部或全部，使胰腺增大、变硬，后期可发生萎缩，常有胰管扩张、钙化、结石及假性囊肿形成，病变可累及胃和十二指肠，使之发生粘连和狭窄，甚至可压迫胆总管，导致胆总管扩张，有时亦可引起脾静脉血栓形成或门脉梗阻。

（三）临床表现

急性胰腺炎的临床症状和体征与其病理类型有关，轻重不一，但均有不同程度的腹痛、伴有恶心、呕吐、发热。坏死性胰腺炎病情较重，可有休克。体检有腹部压痛、反跳痛，严重时有肌紧张，少数可有腹腔积液和腹块体征，实验室检查可发现血清淀粉酶与脂肪酶活性升高。

慢性胰腺炎多为反复急性发作，急性发作时症状与急性胰腺炎相似，表现为腹痛、恶心、呕吐和发热。平时有消化不良症状如腹泻等，甚至可产生脂肪下痢，严重破坏胰岛时可产生糖尿病，病变累及胆道可引起梗阻性黄疸。腹部检查若有假性囊肿形成可扪及囊性肿块。血清淀粉酶活性可以升高或正常。

（四）MRI 表现（图 15 - 18）

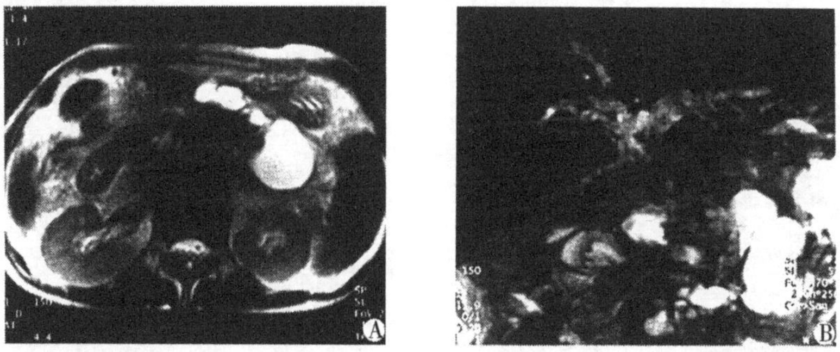

图 15 - 18　慢性胰腺炎，男性，59 岁。T_2WI（A）显示胰腺边缘不清，胰尾部及体部前方多个大小不等水样高信号区，边缘清楚。MRCP（B）显示肝内胆管轻度扩张，粗细不均匀

急性胰腺炎时，由于水肿、炎性细胞浸润、出血、坏死等改变，胰腺明显增大，形状不规则，T_1WI 表现为低信号，T_2WI 表现为高信号，因胰腺周围组织炎症水肿，胰腺边缘多模糊不清。小网膜囊积液时，T_2WI 上可见高信号强度积液影；如出血，在亚急性期见 T_1WI 和 T_2WI 均为高信号的出血灶。炎症累及肝胃韧带时，使韧带旁脂肪水肿，于 T_2WI 上信号强度升高。慢性胰腺炎时胰腺可弥漫或局限性肿大，T_1WI 表现为混杂低信号，T_2WI 表现为混杂高信号。30% 慢性胰腺炎有钙化，小的钙化灶 MRI 难于发现，直径大于 1cm 的钙化灶表现为低信号。慢性胰腺炎也可使胰腺萎缩。胰腺假性囊肿在 T_1WI

表现为境界清楚的低信号区，T_2WI 表现为高信号。MRI 不能确切鉴别假性囊肿和脓肿，两者都表现为长 T_1 长 T_2 信号，炎症包块内如有气体说明为脓肿。

（五）诊断要点

（1）有腹痛、恶心、呕吐和发热等典型临床表现。化验检查血、尿淀粉酶活性升高。

（2）急性胰腺炎 MRI 示胰腺肿大，T_1WI 呈低信号，T_2WI 呈高信号，组织界面模糊，可并发脓肿、积液、蜂窝织炎、出血等。

（3）慢性胰腺炎 MRI 示胰腺体积可增大或缩小，T_1WI 呈混杂低信号，T_2WI 呈混杂高信号，常伴胰腺钙化、胰管结石和假性囊肿。

（六）鉴别诊断

急性胰腺炎若主要引起胰头局部扩大，需与胰头肿瘤鉴别。慢性胰腺炎引起的局限性肿块需与胰腺癌鉴别。慢性胰腺炎晚期所致胰腺萎缩，需与糖尿病所致胰腺改变及老年性胰腺改变进行鉴别。

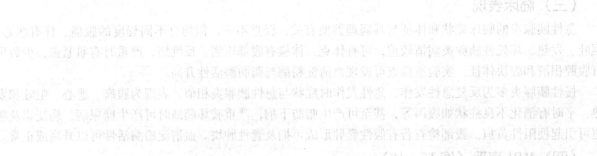

（邱金霞）

参考文献

[1] 赵斌，祁吉，郭启勇．医学影像基础诊断学．济南：山东科学技术出版社，2007.
[2] 邢伟，丁乙．临床 X 线鉴别诊断学．南京：江苏科学技术出版社，2011.
[3] 赵见喜，韩书明，戎雪冰．X 线诊断入门与提高．北京：人民军医出版社，2011.
[4] 刘广月，邓新达，徐道民．临床影像技术学．南京：江苏科学技术出版社，2009.
[5] 孟庆学，柳澄，田军．实用 CT 诊断学．北京：科学技术文献出版社，2009.
[6] 张雪林．磁共振成像诊断学．北京：人民军医出版社，2013.
[7] 高剑波，郭华，张永高．实用临床放射和 CT 影像学．郑州：郑州大学出版社，2013.
[8] 郭启勇．介入放射学．北京：人民卫生出版社，2013.
[9] 唐光健，奉乃姗．现代全身 CT 诊断学．北京：中国医药科技出版社，2013.
[10] 祁吉．放射学高级教程．北京：人民军医出版社，2011.
[11] 郭晓山，焦俊．腹部影像诊断学图谱．贵阳：贵州科技出版社，2009.
[12] 郑穗生，高斌，刘斌．CT 诊断与临床．合肥：安徽科学技术出版社，2011.
[13] 白人驹，张雪林．医学影像诊断学．第 3 版．北京：人民卫生出版社，2014.
[14] 金征宇．医学影像学．北京：人民卫生出版社，2013.
[15] 李治安．临床医学影像学．北京：人民卫生出版社，2009.
[16] 李宏军．实用传染病影像学．北京：人民卫生出版社，2014.
[17] 曹丹庆，蔡祖龙．全身 CT 诊断学．北京：人民军医出版社，2013.
[18] 陈方满．放射影像诊断学．合肥：中国科学技术大学出版社，2015.
[19] 孙青，张成琪．肿瘤影像学与病理学诊断．北京：人民军医出版社，2012.
[20] 杨建勇，陈伟．介入放射学理论与实践．北京：科学出版社，2014.
[21] 韩萍，于春水．医学影像诊断学．第 4 版．北京：人民卫生出版社，2017.
[22] 王鸣鹏．医学影像技术学（CT 检查技术卷）．北京：人民卫生出版社，2012.
[23] 杨舒萍，沈浩霖．临床心脏超声影像学．北京：人民卫生出版社，2011.
[24] 冯晓源．现代影像学．上海：复旦大学出版社，2016.
[25] 曹厚德，詹松华．现代医学影像技术学．上海：上海科学技术出版社，2016.
[26] 谭天秩．临床核医学．第 3 版．北京：人民卫生出版社，2013.